女性の美を追究する
最先端レーザー治療

大城医博のレーザー美容

慶應義塾大学
医学部客員教授
大城 俊夫 著

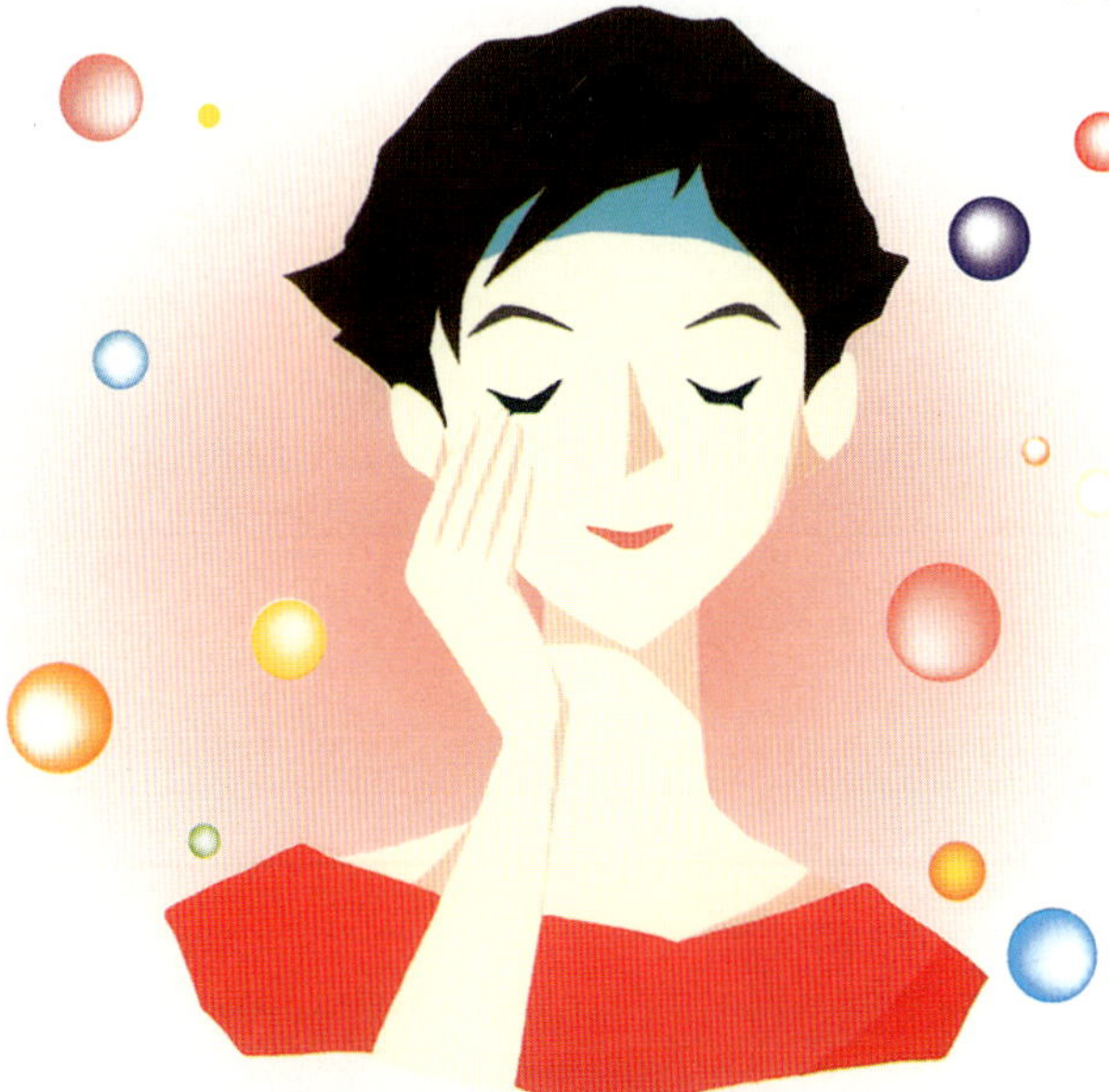

【治療前】　【治療後】

CASE 1　二重まぶた

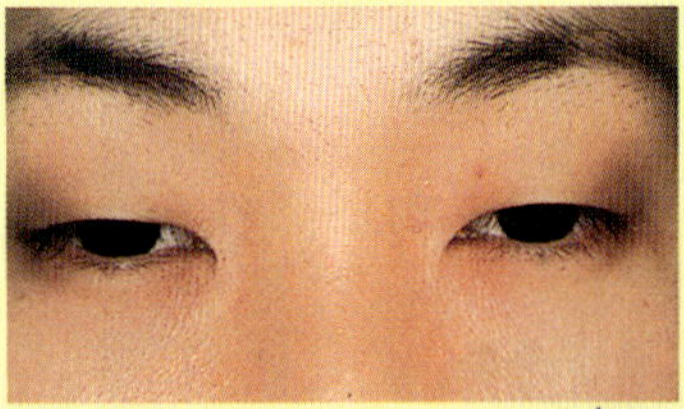

1a

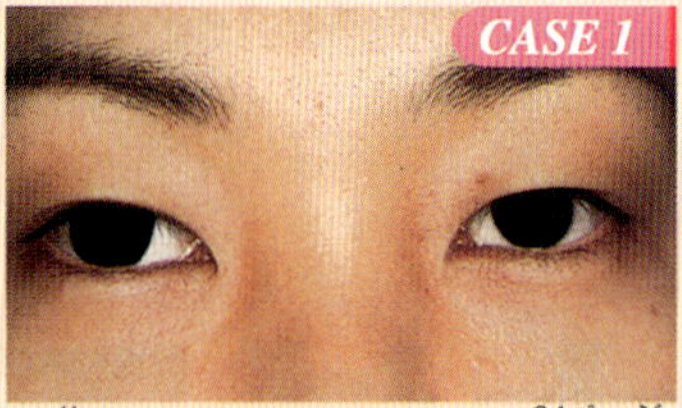

1b

94ページ

CASE 2　下まぶたのたるみ

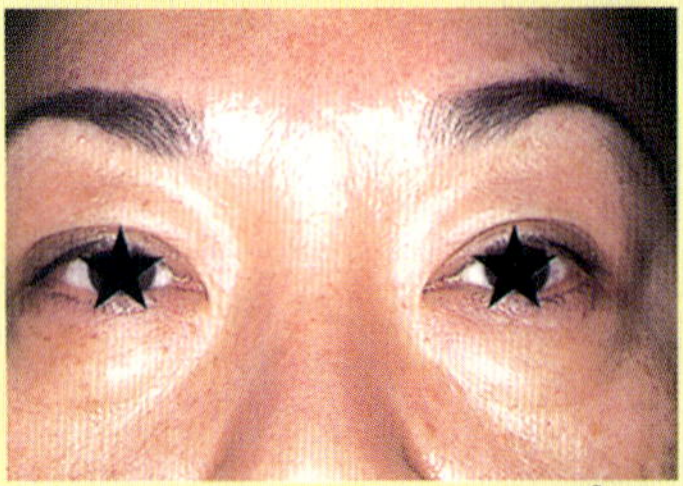

2a

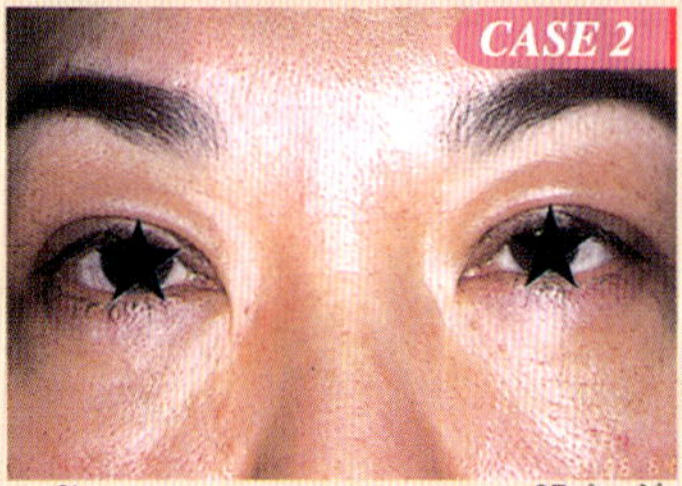

2b

97ページ

CASE 3　ピアッシング

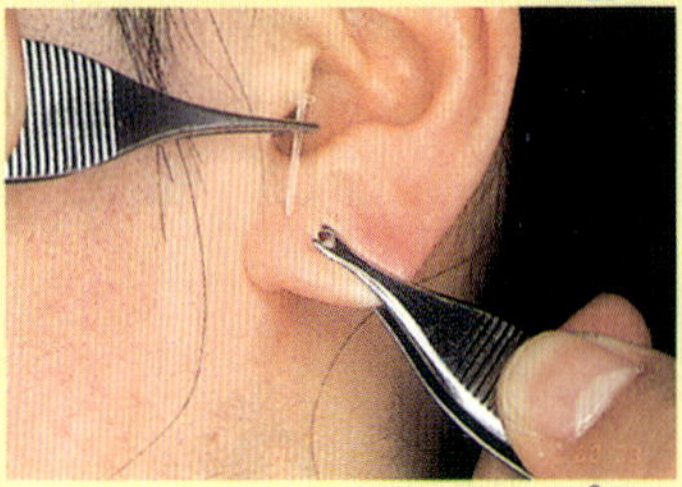

3a

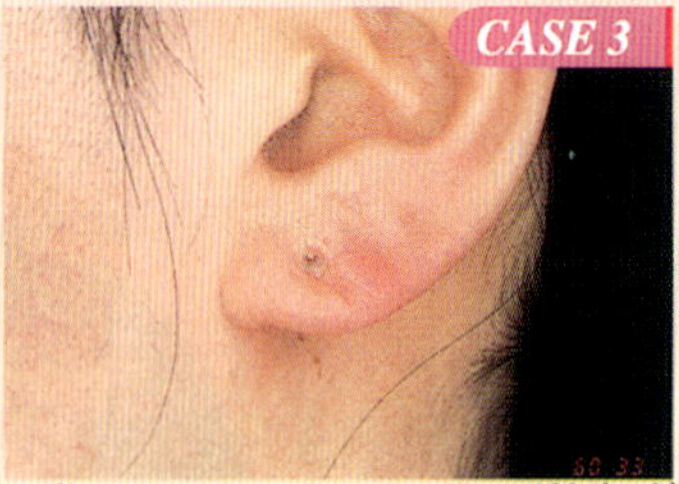

3b

100ページ

CASE 4　瘢痕

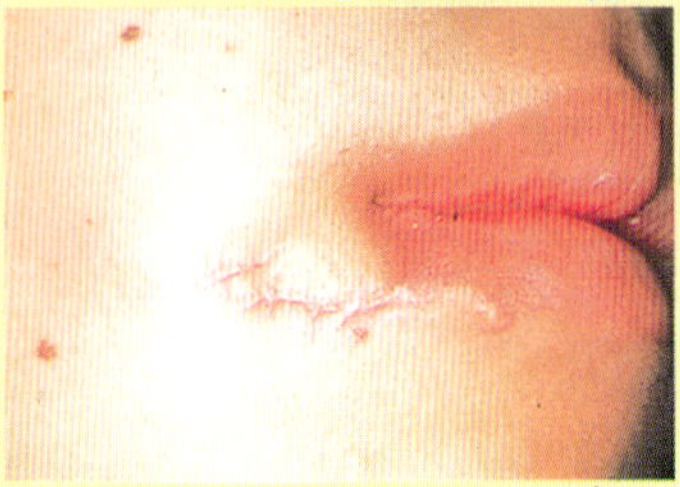

4a

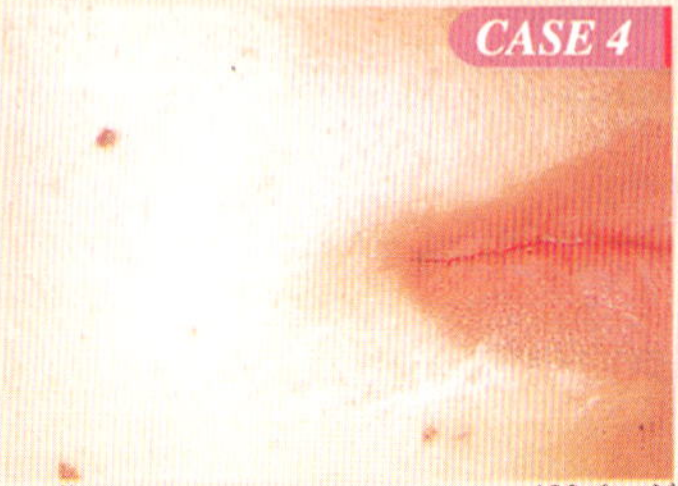

4b

103ページ

CASE 5　ケロイド

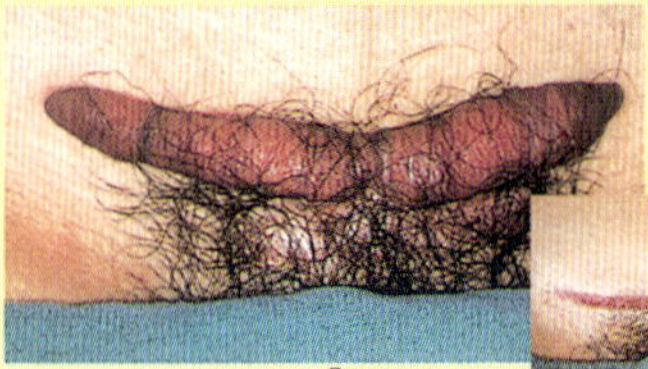

5a

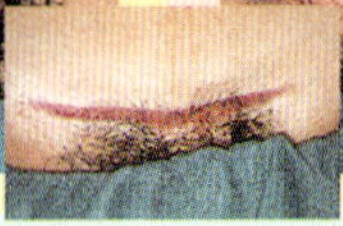

5b

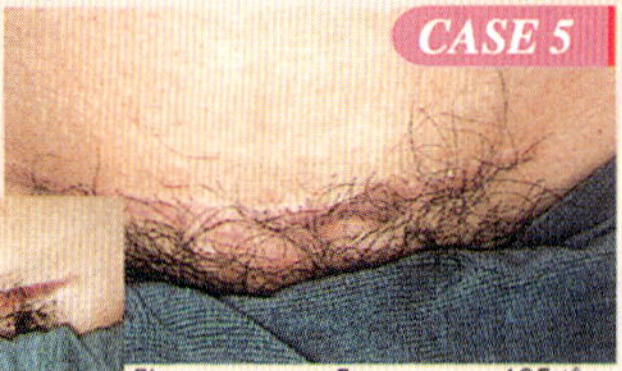

5c

105ページ

【治療前】　【治療後】

CASE 6　シミ

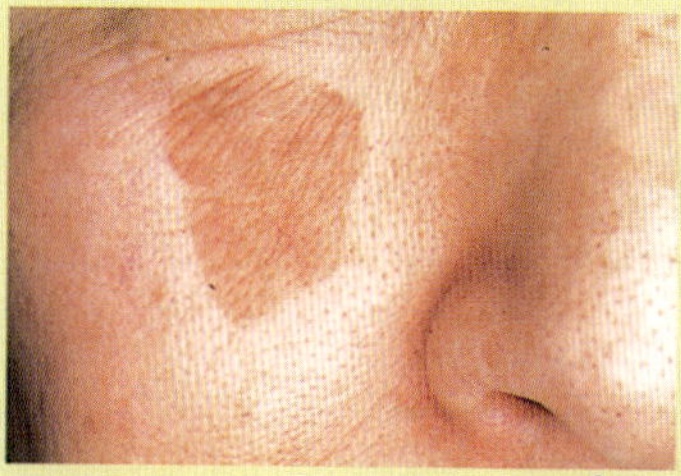
6a

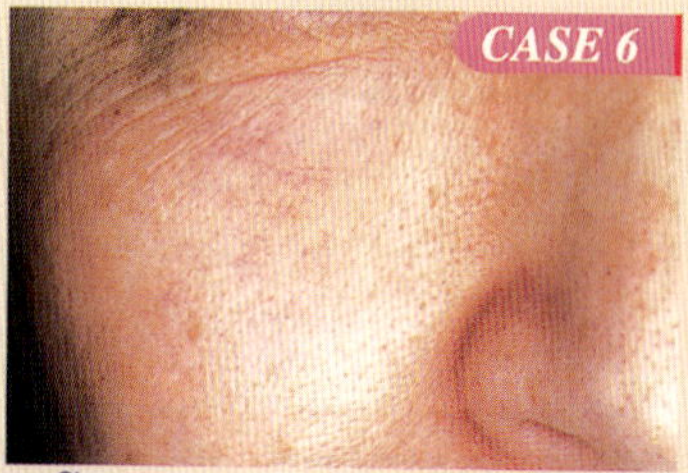
6b

109ページ

CASE 7　ソバカス

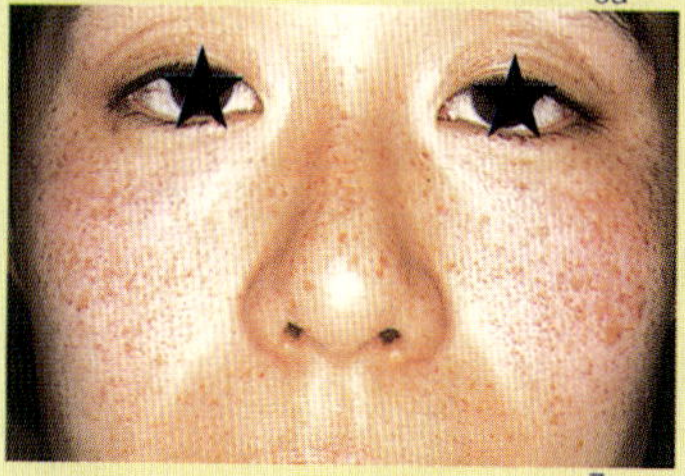
7a

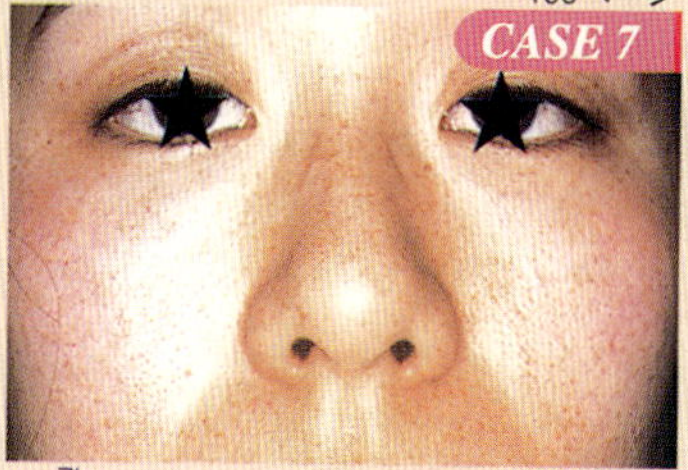
7b

112ページ

CASE 8　毛細血管拡張症

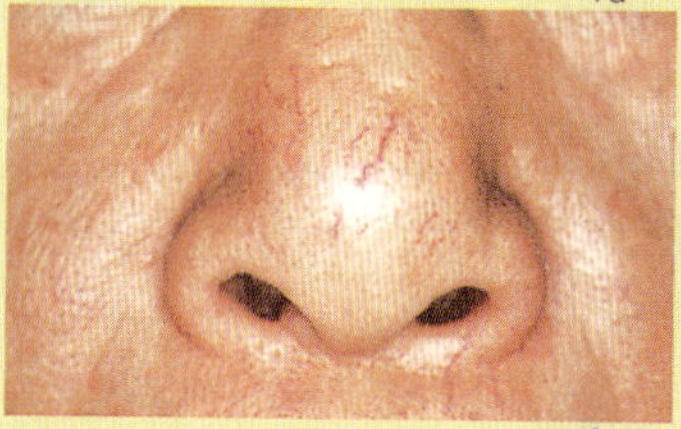
8a

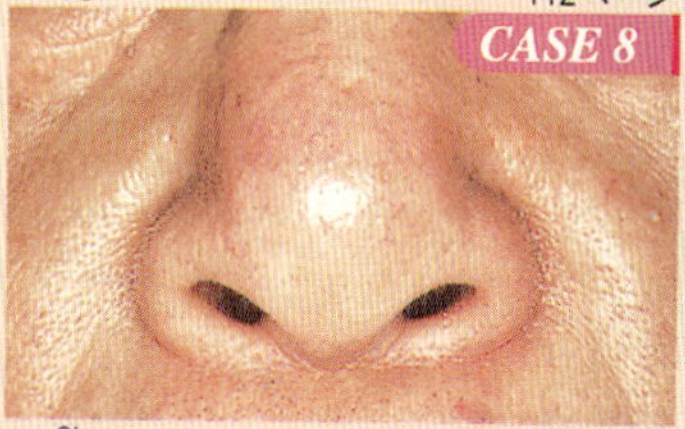
8b

114ページ

CASE 9　ホクロ

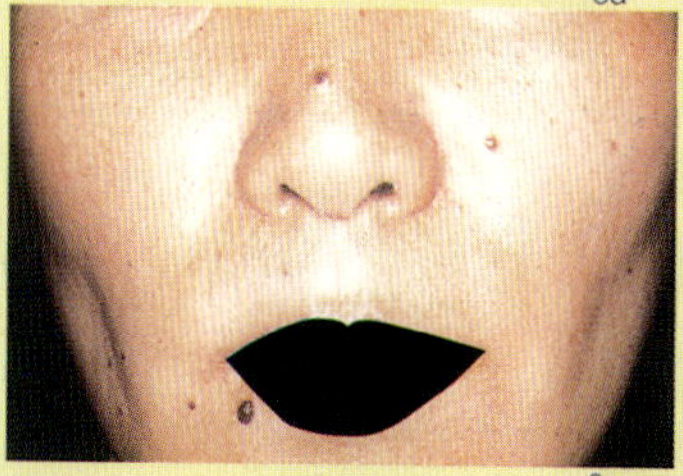
9a

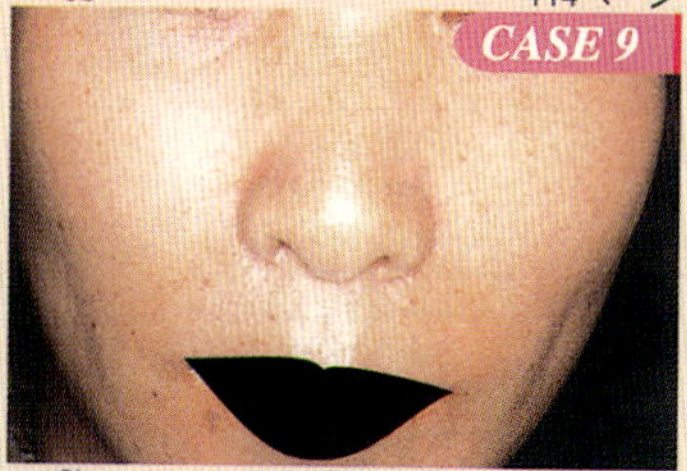
9b

117ページ

CASE 10　シワ

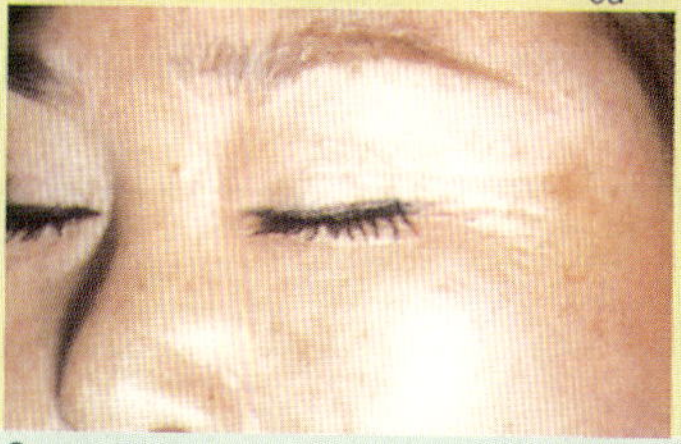
10a

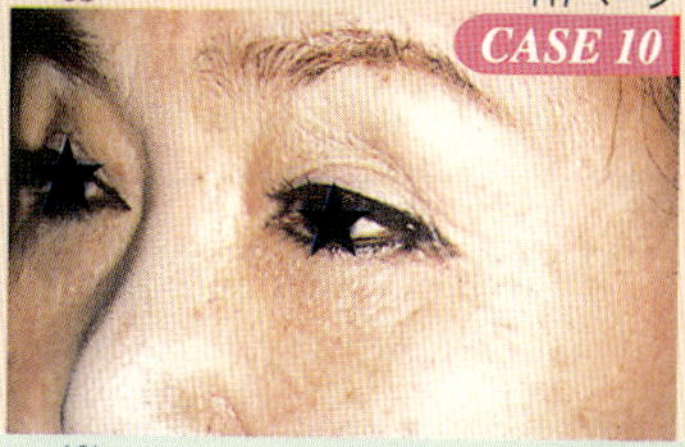
10b

120ページ

【治療前】　【治療後】

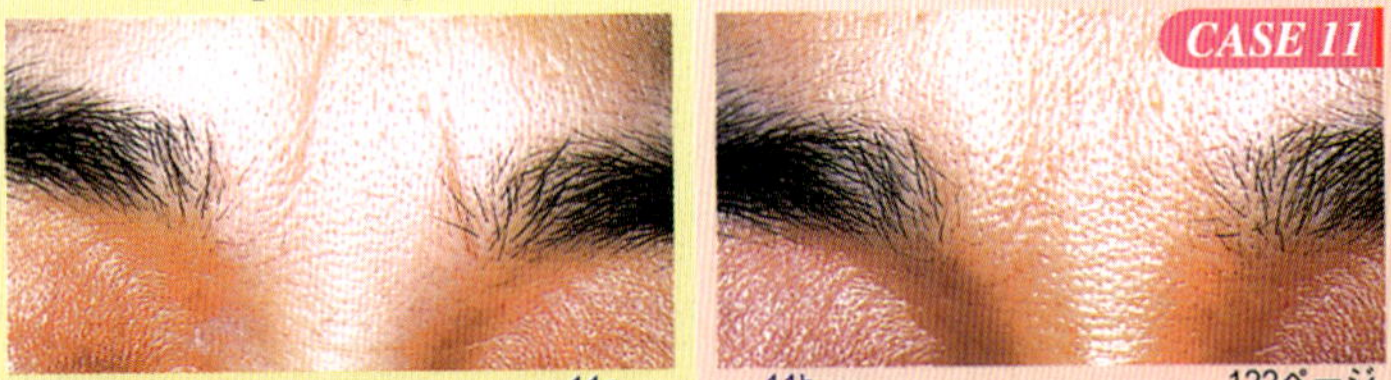

11a　11b

シワ・ヒアルロン酸

122ページ

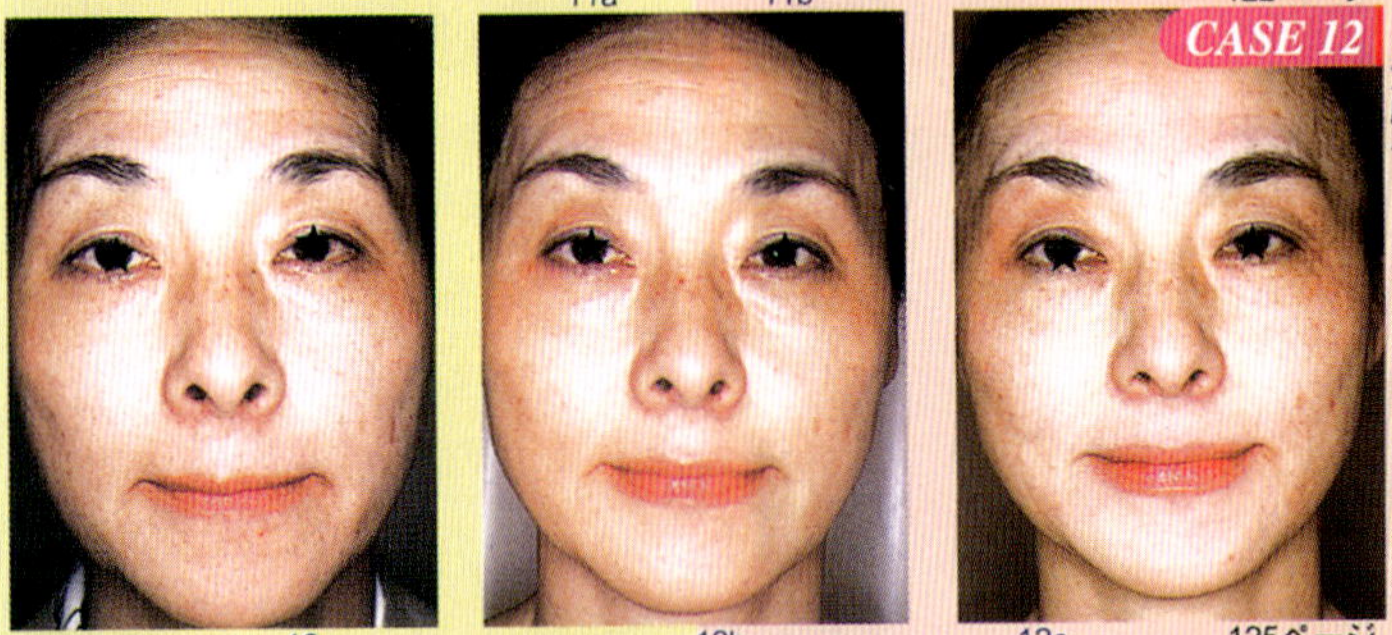

12a　12b　12c

小顔作り

125ページ

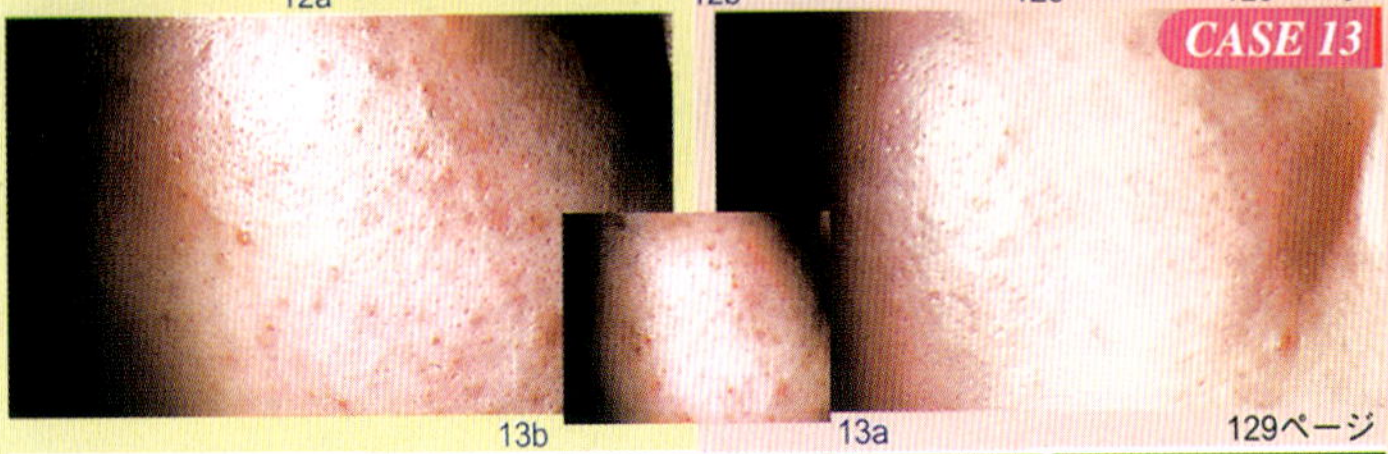

13b　13a

若いニキビ

129ページ

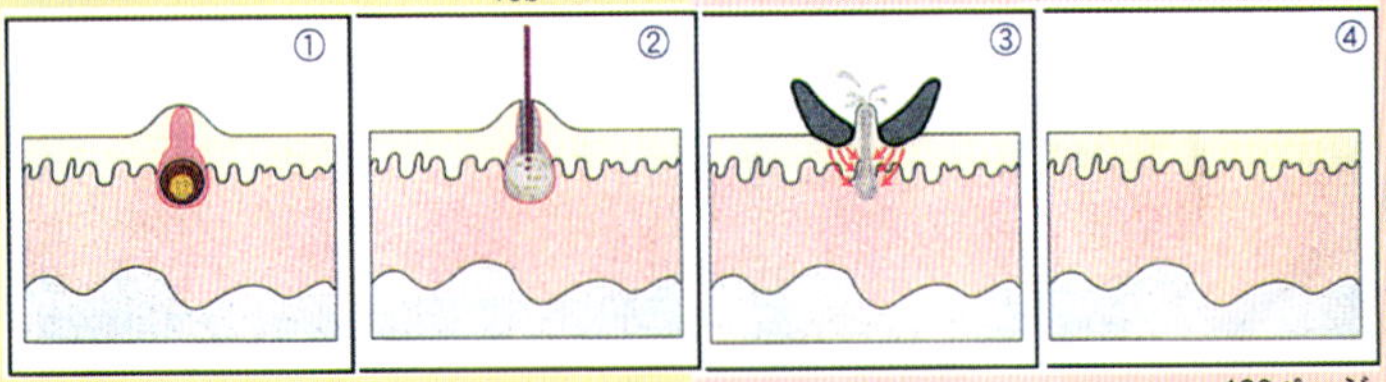

ニキビ治療の模式図

130ページ

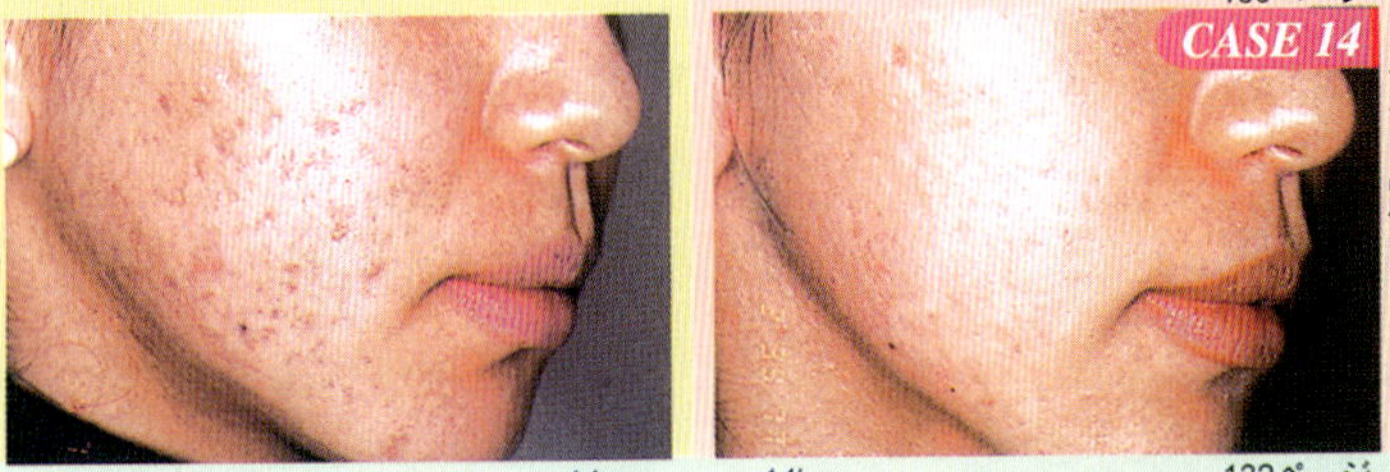

14a　14b

ニキビ跡

132ページ

【治療前】　【治療後】

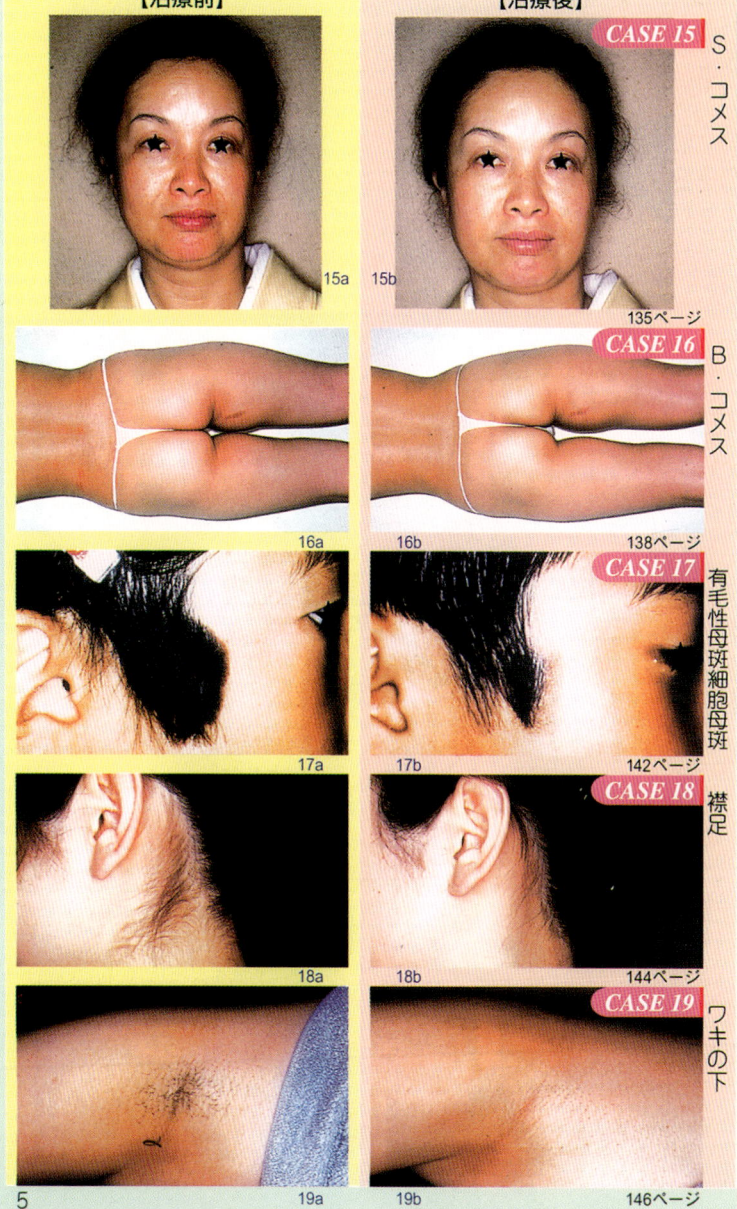

CASE 15　S・コメス

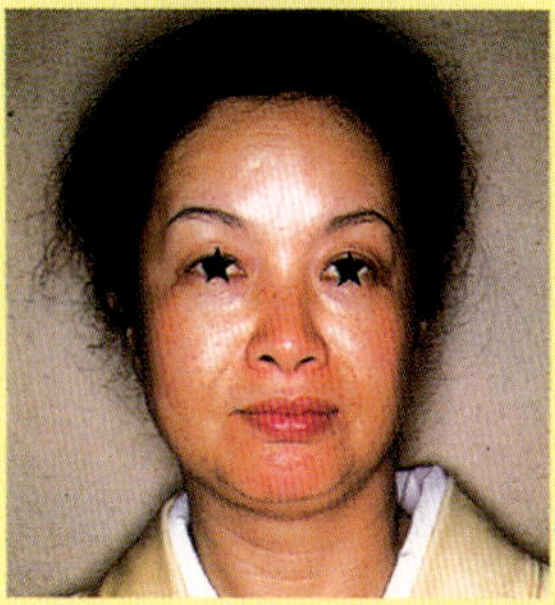

15a

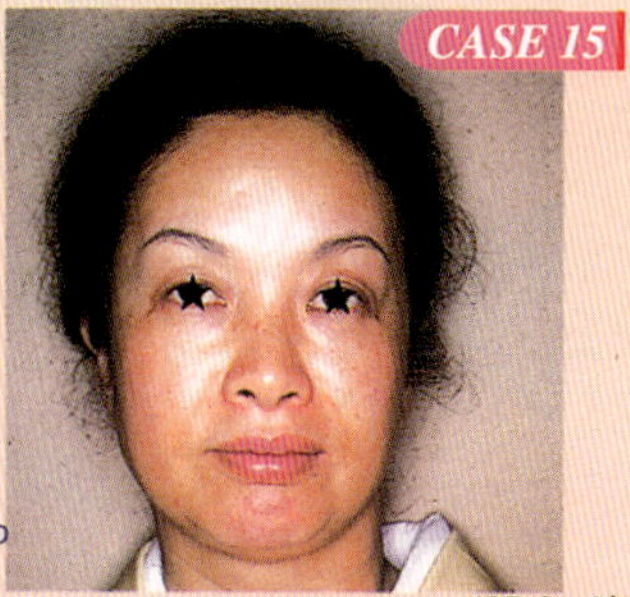

15b

135ページ

CASE 16　B・コメス

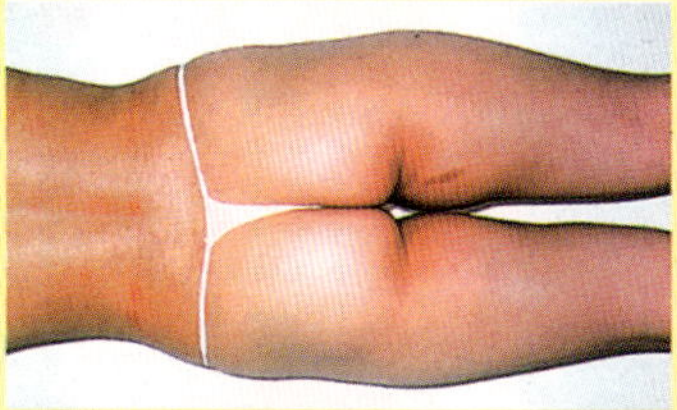

16a

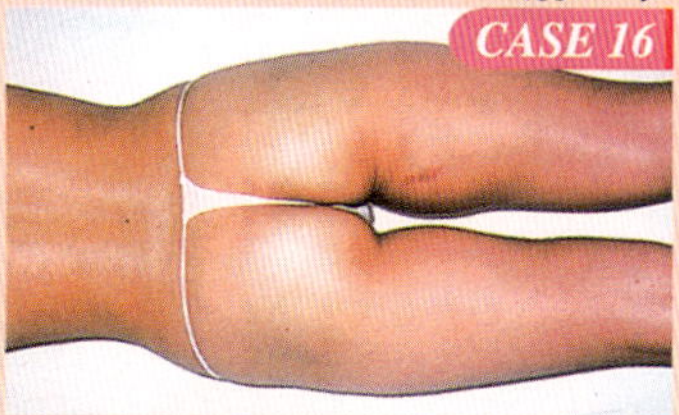

16b

138ページ

CASE 17　有毛性母斑細胞母斑

17a

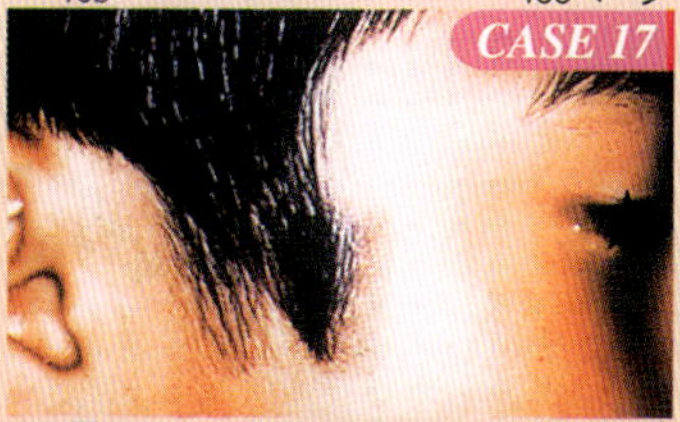

17b

142ページ

CASE 18　襟足

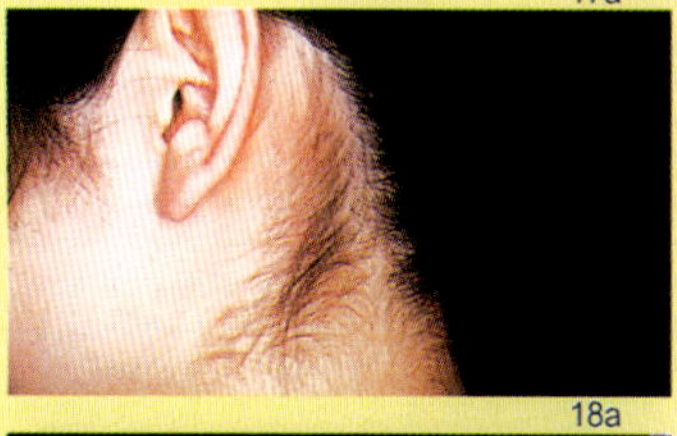

18a

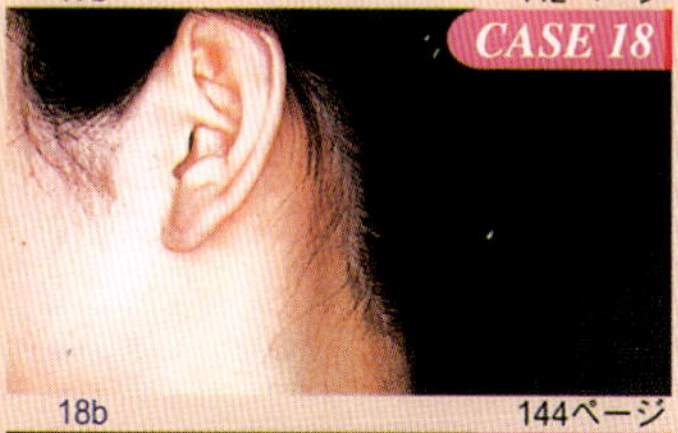

18b

144ページ

CASE 19　ワキの下

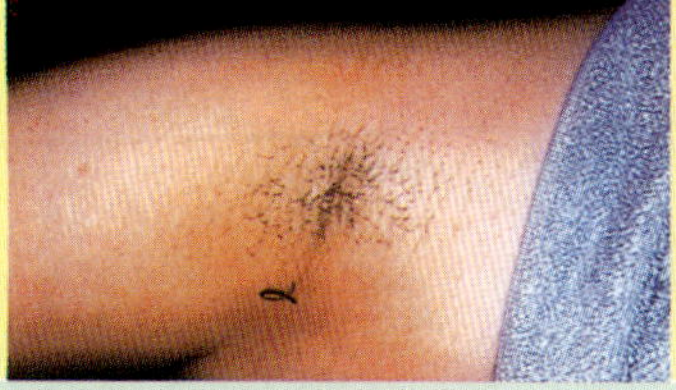

19a

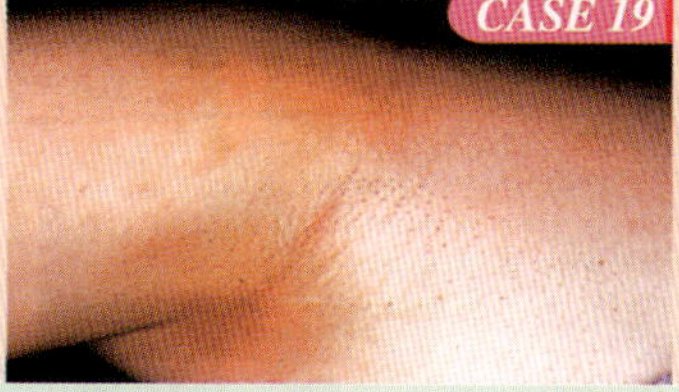

19b

146ページ

CASE20 Vライン

【治療前】 20a

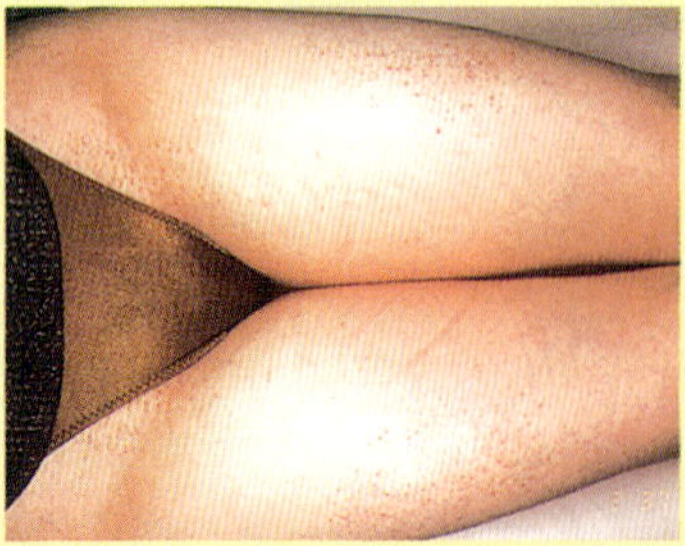

【治療後】 20b

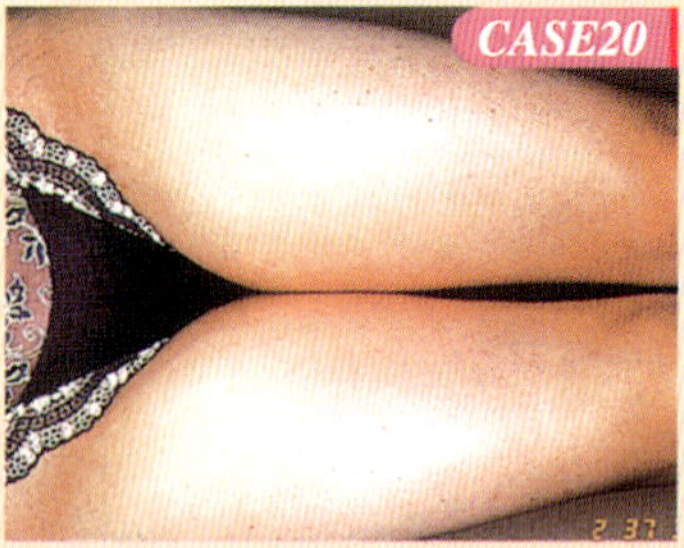

148ページ

アザの治療

CASE 1 単純性血管腫

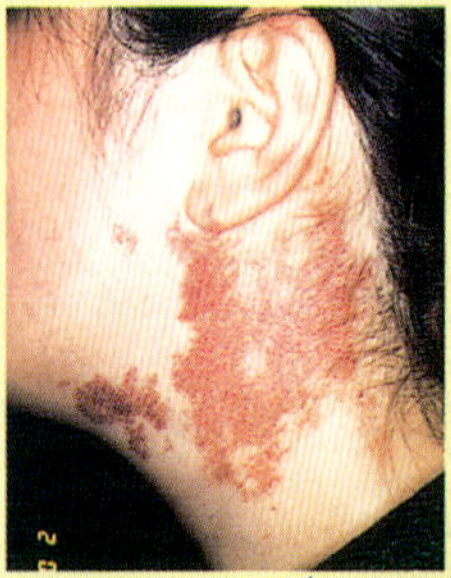

1a

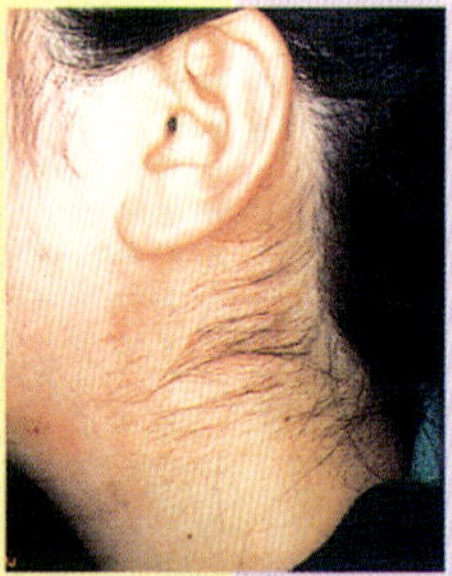

1b

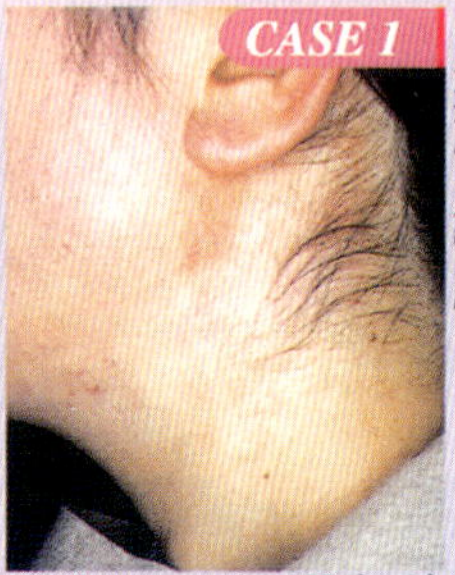

1c

155ページ

CASE 2 苺状血管腫

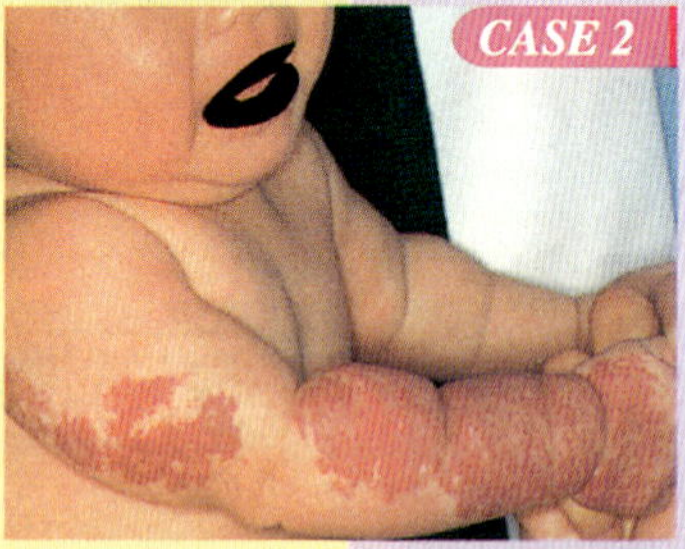

2a

158ページ

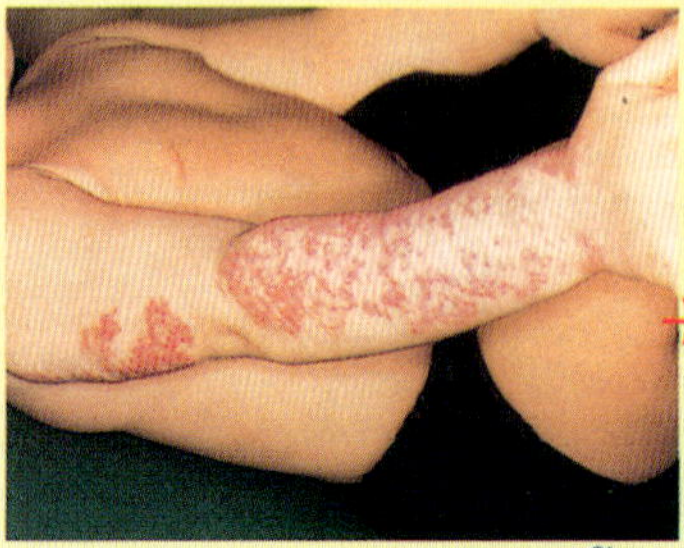

2b

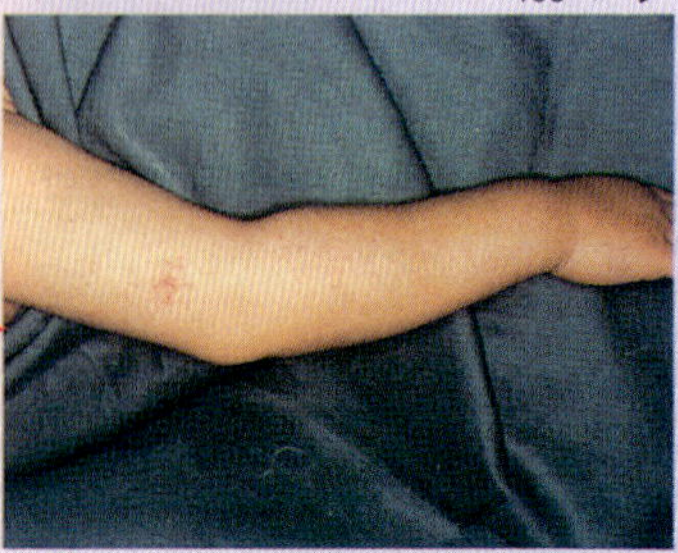

2c

【治療前】　【治療後】

CASE 3　海綿状血管腫

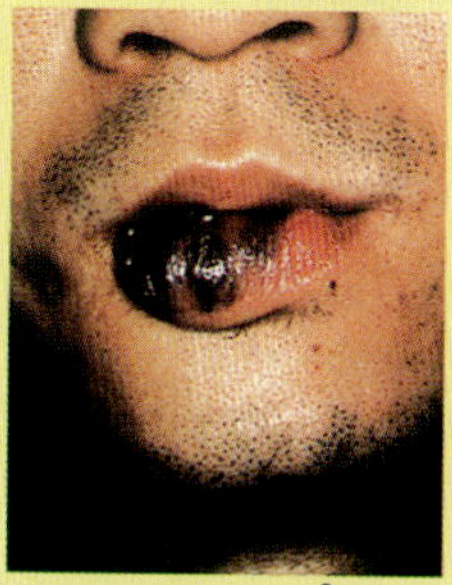
3a

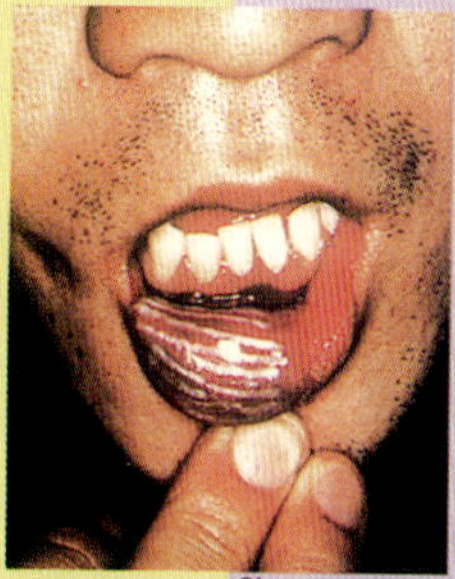
3b

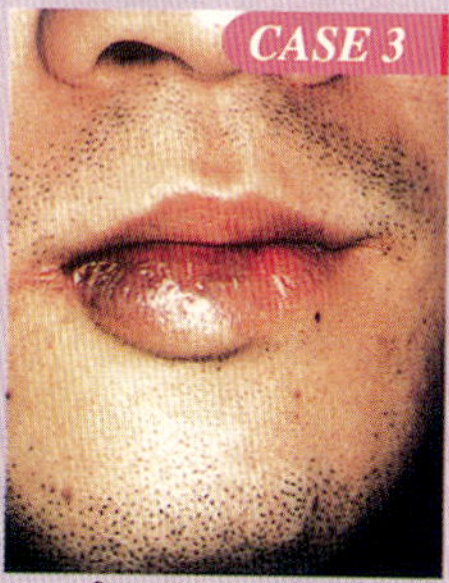
3c

161ページ

CASE 1　扁平母斑

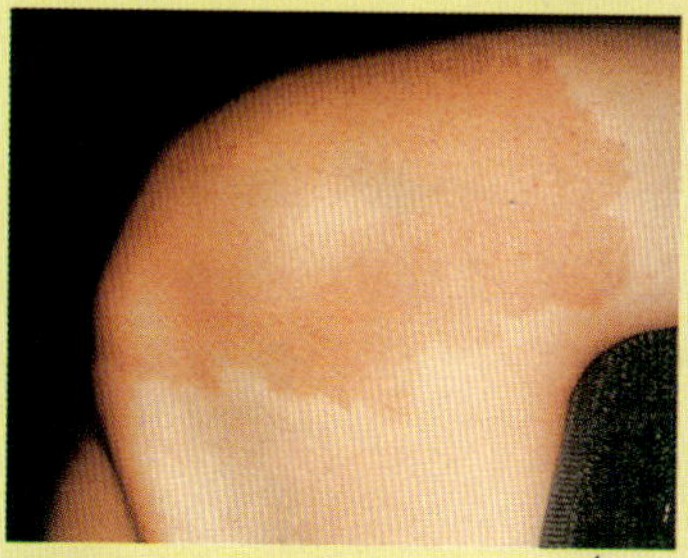
1a

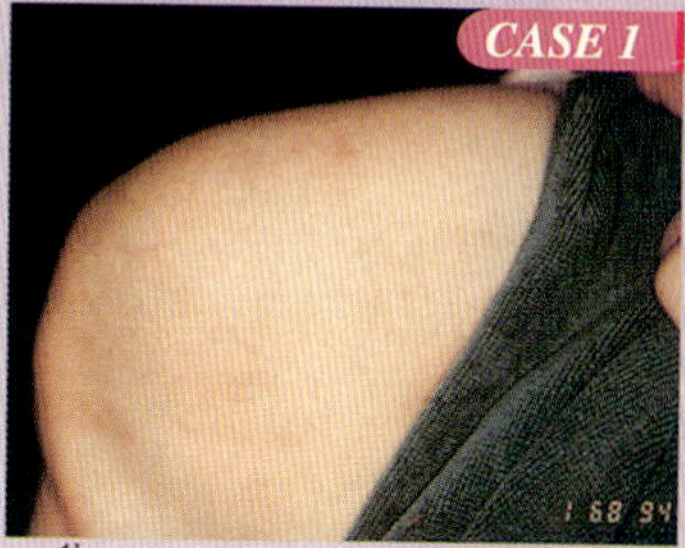
1b

164ページ

CASE 2　遅発性扁平母斑

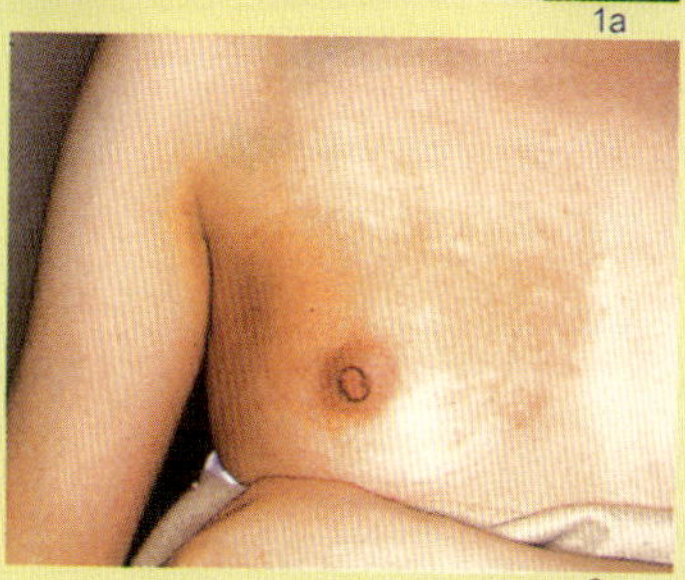
2a

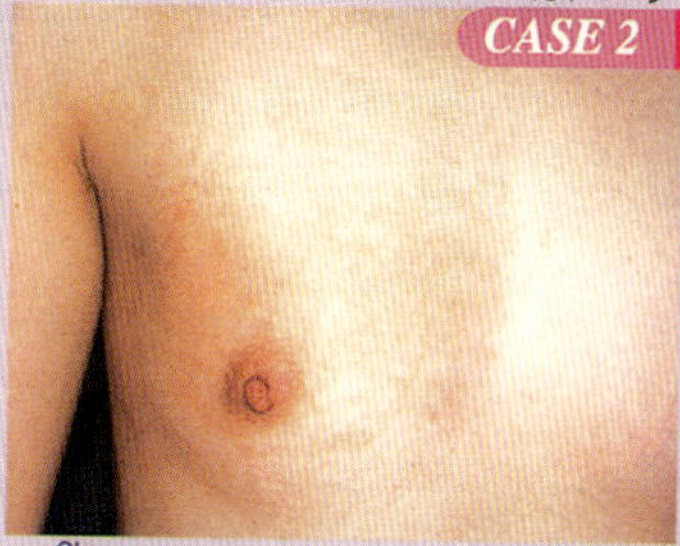
2b

165ページ

CASE 3　母斑細胞母斑

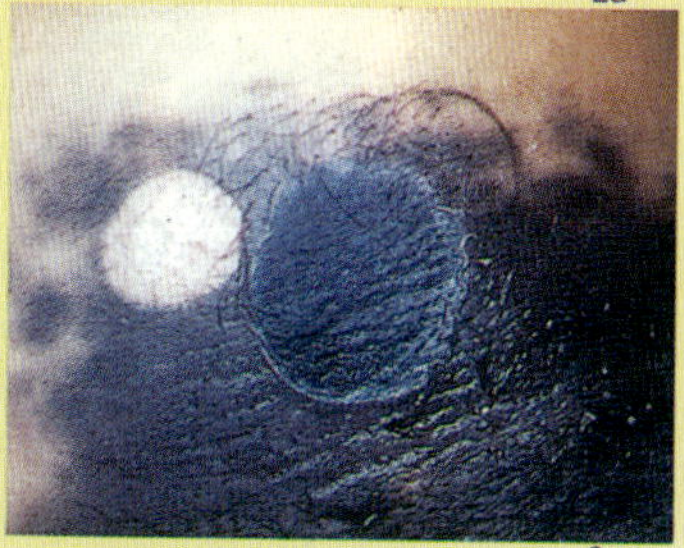
3a

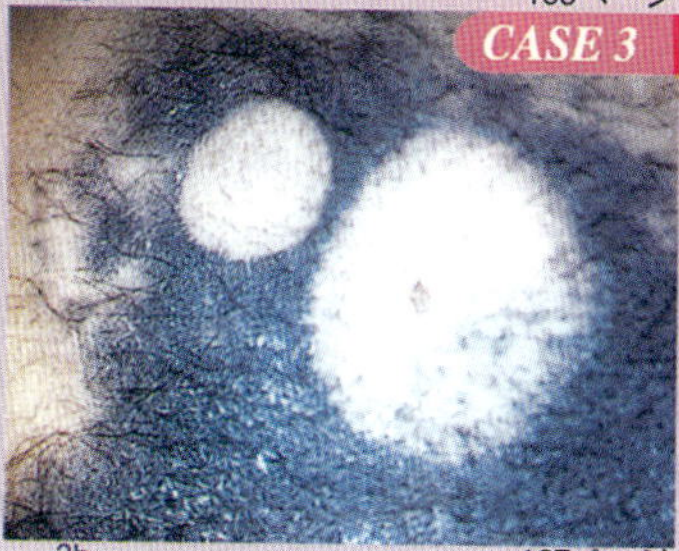
3b

167ページ

【治療前】　【治療後】

CASE 4　有毛性色素性母斑

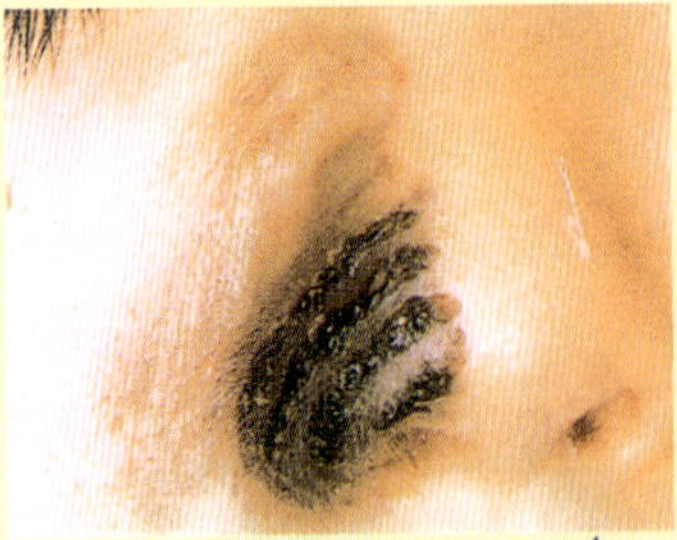
4a

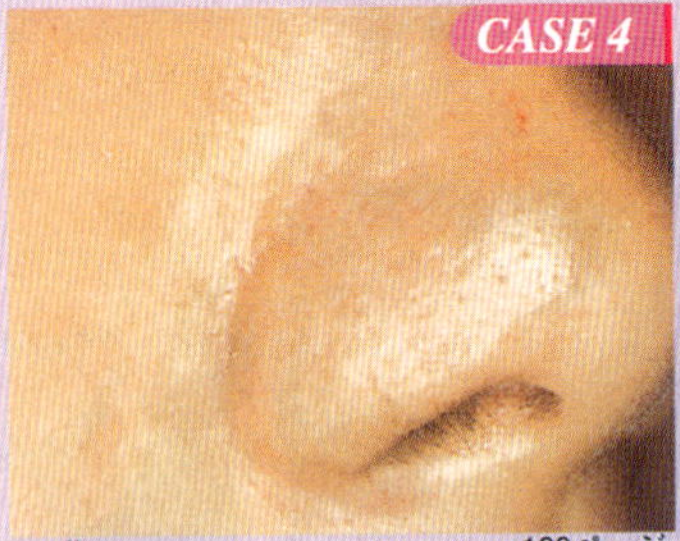
4b

168ページ

CASE 5　太田母斑

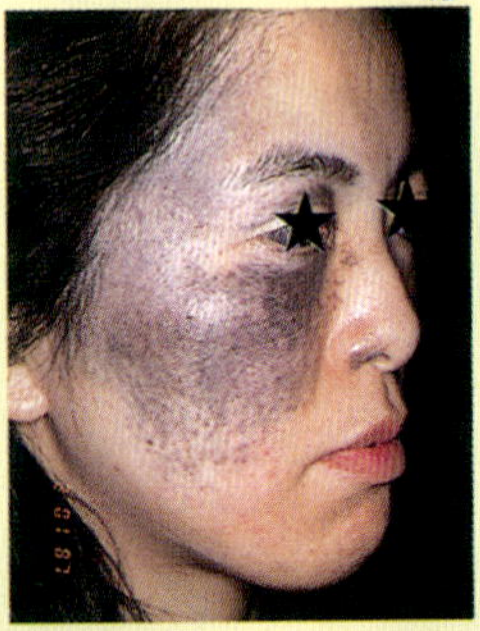
5a

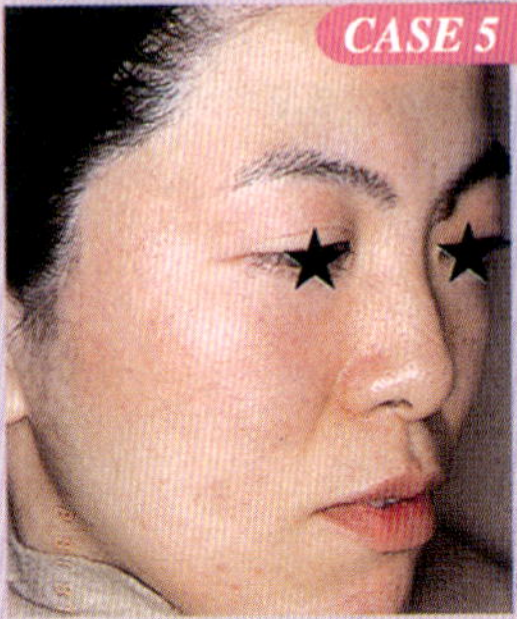
5b

170ページ

CASE 6　白斑

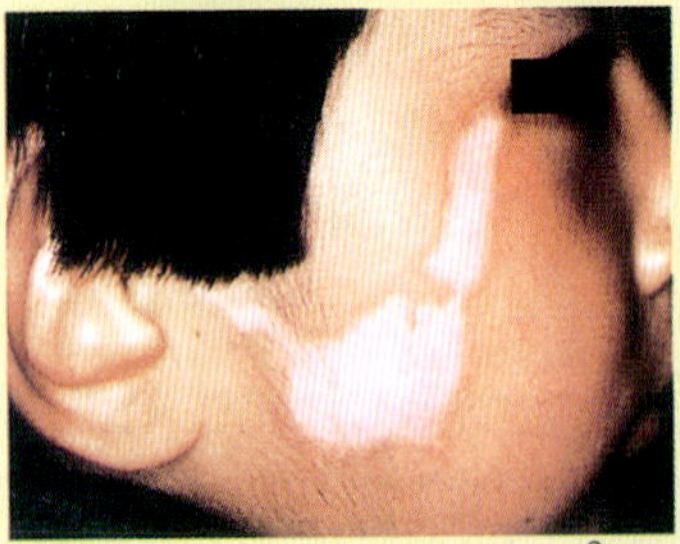
6a

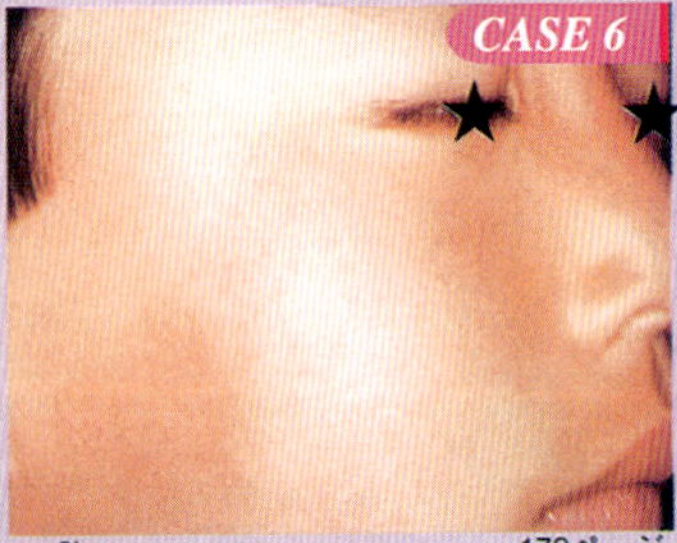
6b

172ページ

サーモグラフィ

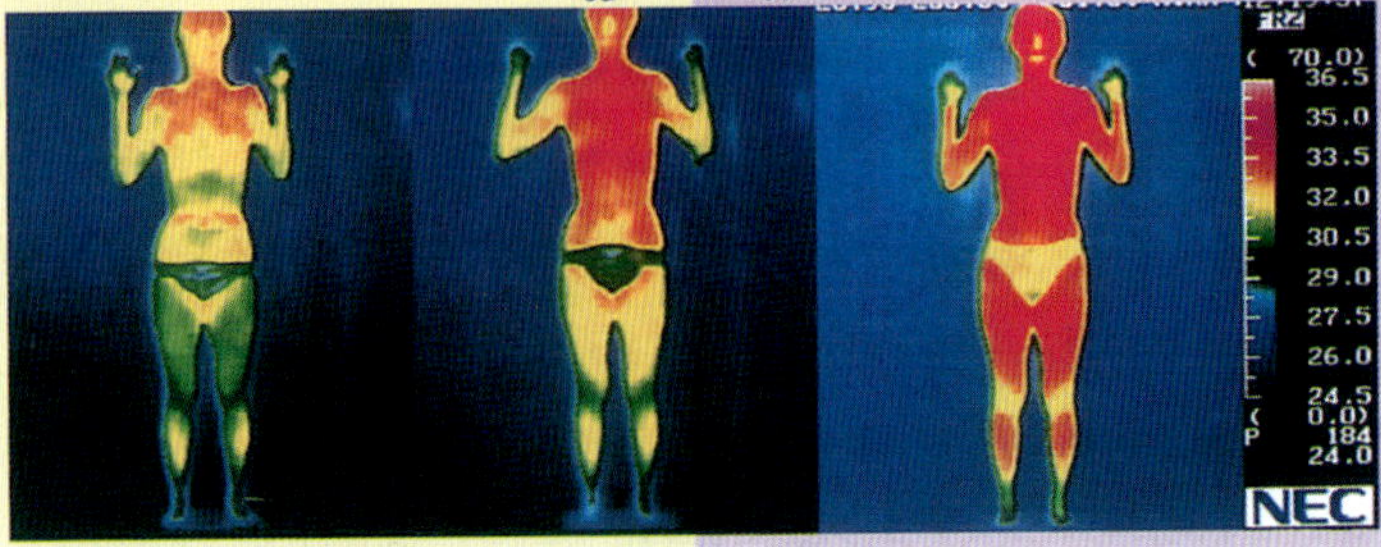

まえがき

女性はいつまでも若く健康で、美しく、華やかな生涯を送りたいと願っています。そのような女性のさまざまな悩みを、先端技術のレーザー光線によって、解決できるようになりました。

レーザー光線は人工の光です。太陽の強い光は生き物を殺してしまうほど強烈ですが、反対に太陽の弱い光は、光合成によって植物を育み、その植物を食べる動物をも育てています。

レーザーの光線も太陽の光と同じように、強い光は病気の部分を破壊したり、切り開いたりして外科的な治療（これを高反応レベルレーザー治療という）に使います。弱い光は神経の働きを増進させ、血液の循環をよくし、新陳代謝を促進させたり、体の酵素を活性化させ、免疫力を高めたりして内科的な治療（これを低反応レベルレーザー治療という）に使います。

これまで皮膚を傷つける外科的処置に頼るしかなかった赤アザや黒アザ、シミ、ソバカス、黒子などが、レーザー治療の進歩により一気に解決されるようになりました。レーザー光線を治療に生かすことにより、正常な細胞を壊さずにアザやシミなどの色だけを取り去る、選択的な外科治療ができるようになったのです。また、皮膚を切ることもなく、シワやタルミを取ったり、小顔を作ったりする外科的治療も可能になりました。

それればかりではありません。最新のレーザー治療により、頭痛や肩こり、生理痛、冷え症、更年期障害のさまざまな症状も内科的なレーザー治療で治すことができるようになりました。さらに、不任症の患者もレーザーで体質改善することによって妊娠できるようになり、お産の痛みを少なくして時間を短縮させる無痛分娩もできるようになりました。

この本がみなさんが幸福に過ごされるために、少しでもお役に立てば、著者としてこれほどの望外な喜びはありません。

Contents

もくじ

1 美しい肌をつくるための常識

1 皮膚の構造はどうなっているか──20

2 ホルモンて何なの？

Contents

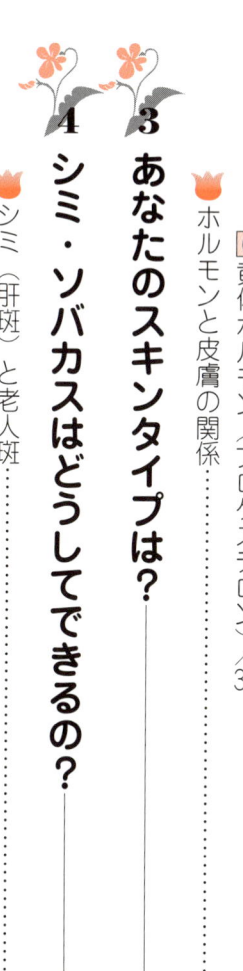

2 知っておきたいレーザー光線の常識

Contents

3 女性に役立つレーザー治療

2 アザのレーザー治療

●イラスト　佐藤　クミ

1

美しい肌をつくるための常識

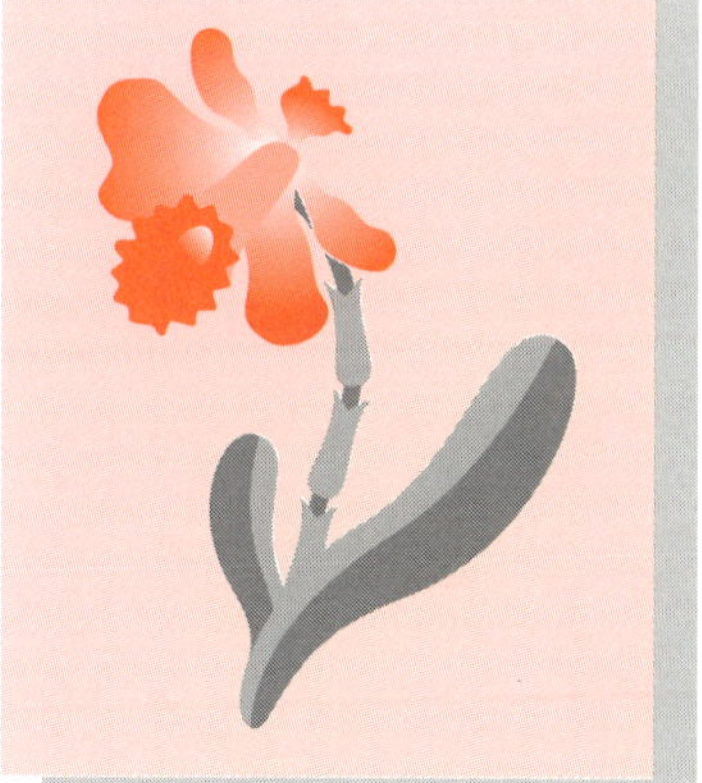

1 皮膚の構造はどうなっているか

皮膚の構造は3つに大別される

皮膚全体の構造を大別すると表皮、真皮、皮下組織の3つに分かれます。また、それぞれに細かい層があります。毛髪や爪、汗腺、皮脂腺などは表皮の変形したもので、一括して皮膚付属器と呼ばれています。

1 皮膚の表面を薄く覆っている表皮

表皮は厚さがわずか0・1ミリメートルぐらいの薄さです。そのなかで、表面から角質層、透明層、顆粒層、有棘層、基底層に分かれます。

表皮の奥に真皮との境目になる部分、基底層があります。基底層の1つ1つの細胞を基底細胞といいます。細胞分裂により新しい細胞をつくり、顆粒層、透明層、角質層へと移行します。基底層で生まれた細胞は4週間ほどで

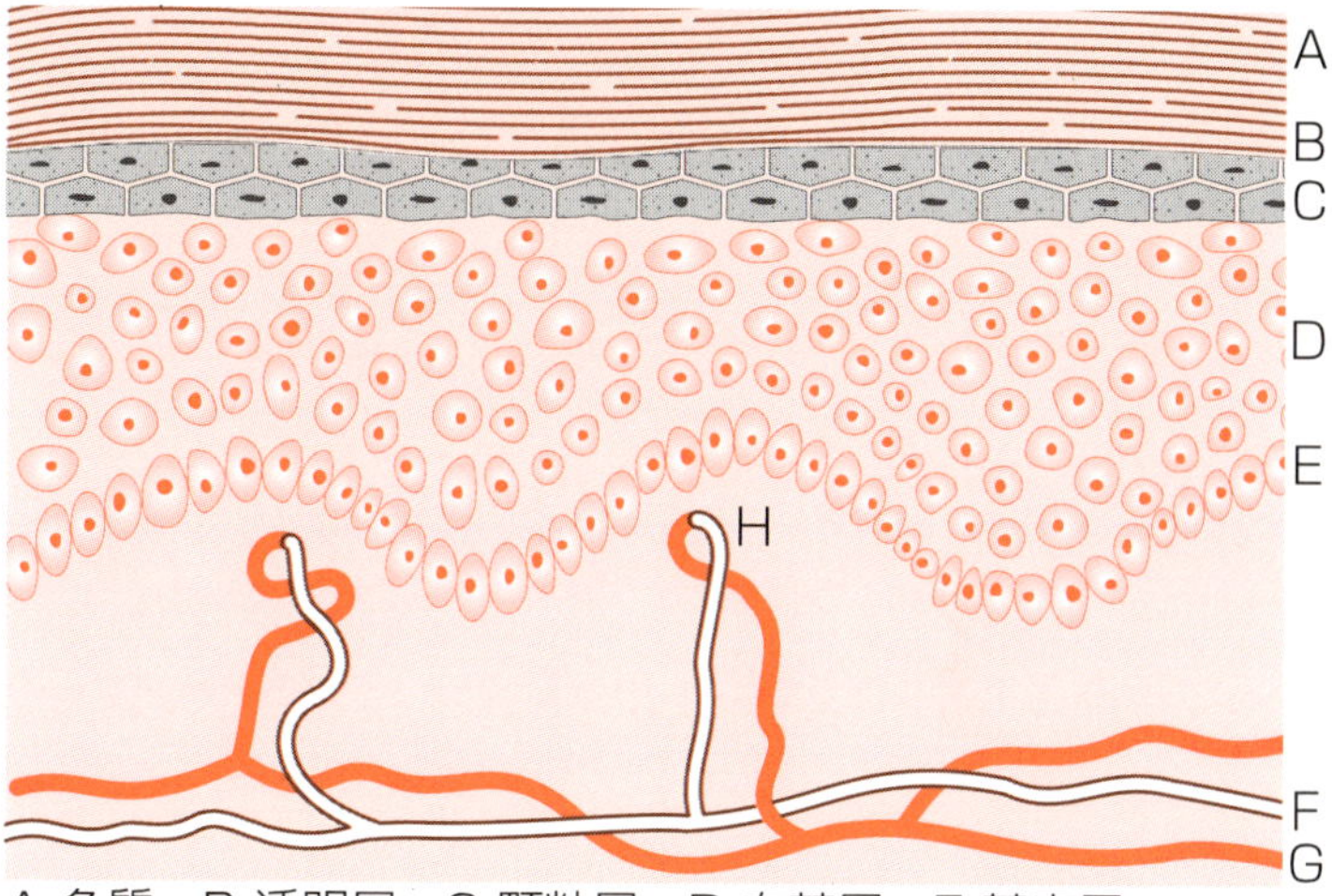

A 角質　B 透明層　C 顆粒層　D 有棘層　E 基底層
F 乳頭下層動脈　G 乳頭下層静脈　H 毛細血管係蹄

皮膚の表面に達するのですが、そのときにはすでに細胞は死んでしまいます。表皮細胞あるいはケラチノサイトと呼ばれる細胞の細胞核も消失し、ケラチンのかたまりになっており、いわゆる角質層になるのです。

このように、表皮細胞が変化することを細胞の角化といいます。

表皮にはもう1つ、色素形成細胞といわれるメラノサイトと呼ばれる細胞があります。その色素細胞にはメラニン色素をつくり出すはたらきがあります。

2 皮膚組織の95％を占める真皮

真皮は表皮の下にある厚い層で、0・5～4ミリぐらいあります。皮膚組織の95％を占めています。

表皮との境にあるのが乳頭層。水分が多く、毛細血管がループ状になっているところでもあります。以下、網状層と続き、この中は細

●皮膚の構造は３つに分かれている。

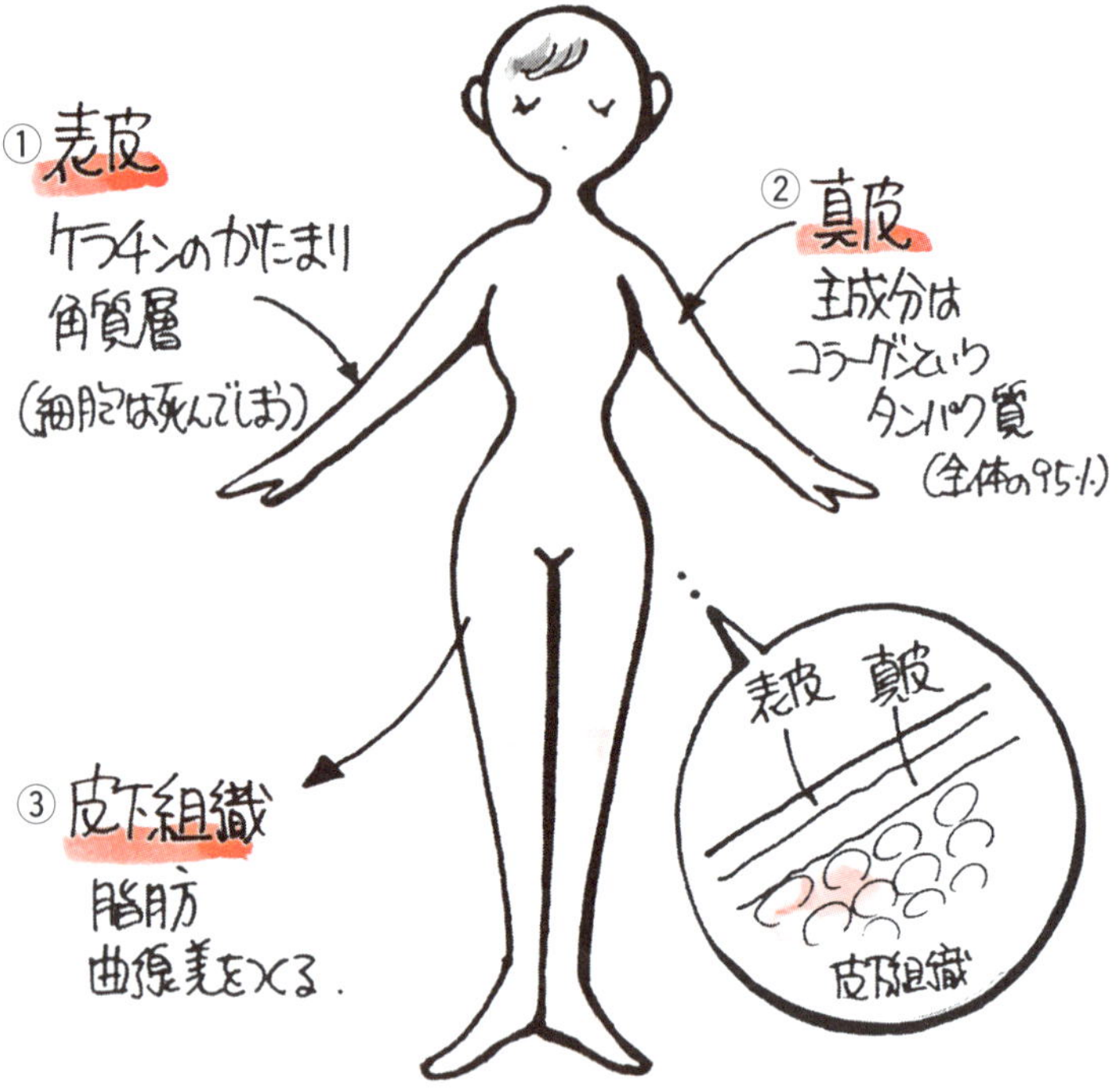

い線維が横に長く網目状にならんでいます。線維成分で多いのはコラーゲン線維（＝膠原線維）。主成分はコラーゲンというタンパク質です。最近の基礎化粧品によく使われていますから、なじみのある名称だと思います。このコラーゲン線維と弾力線維などの老化がシワやタルミの原因になっています。

3 曲線美をつくる皮下脂肪組織

いわゆる皮膚と筋肉、骨との間にある脂肪を多く含んでいるところを皮下脂肪組織といいます。女性の曲線美にも関係あるところです。少ないところでは鼻などのように骨や軟骨、筋肉

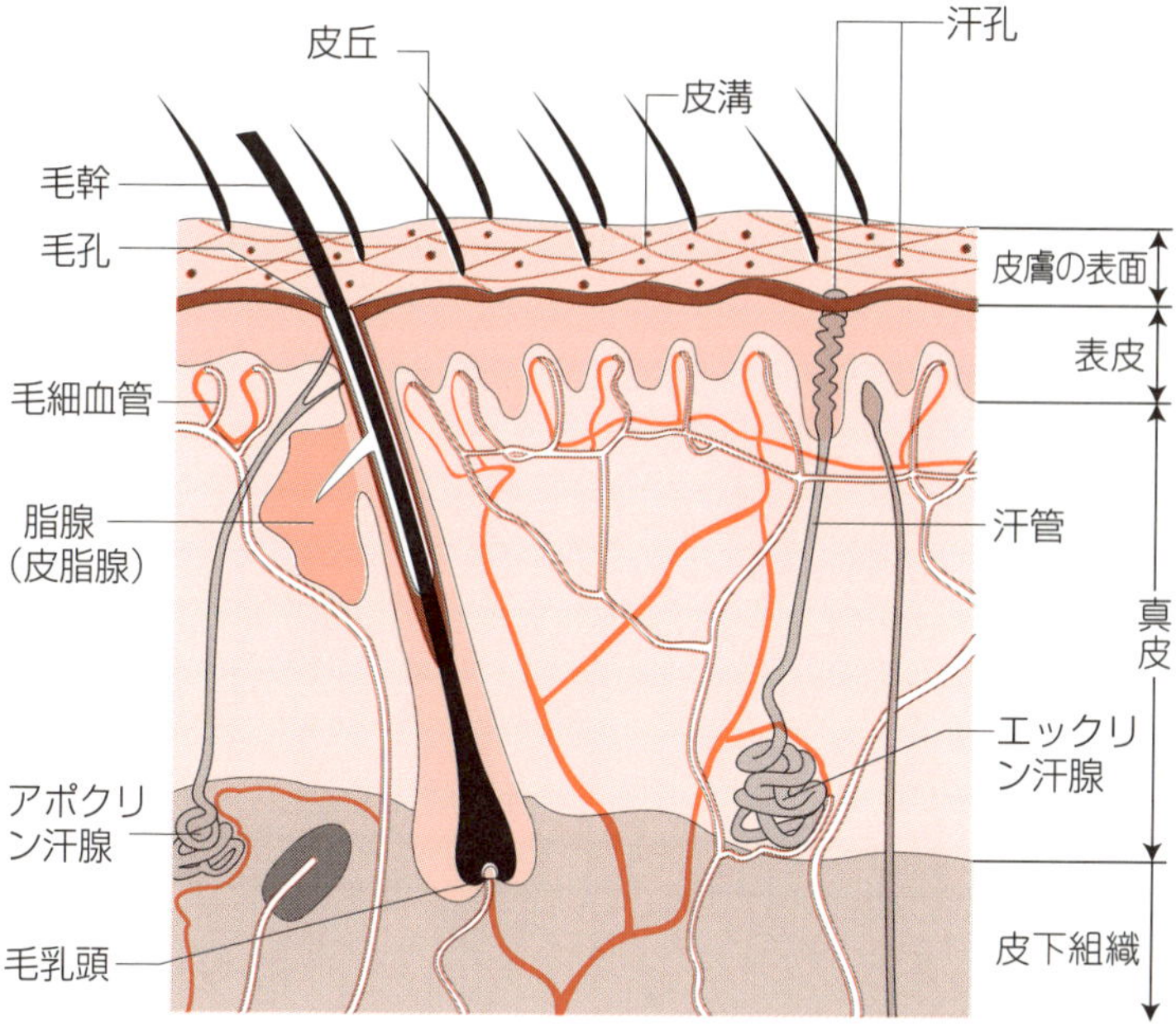

がその形で出てしまいます。

皮膚の表面はどうなっている?

皮膚の表面がスベスベしているのが良い肌であり、カサカサして乾燥している肌は不健康な肌です。しかし、どんなしっとり潤いのある肌も、虫めがねでのぞくと表面は細かくでこぼこしています。

網目状に細かい溝が走っているのが皮溝と呼ばれているところで、それらに囲まれて、高く盛り上がっているところが皮丘と呼ばれているところです。皮溝が交わっているところに毛口

●荒れた肌は皮溝の幅が広く深くなっている。

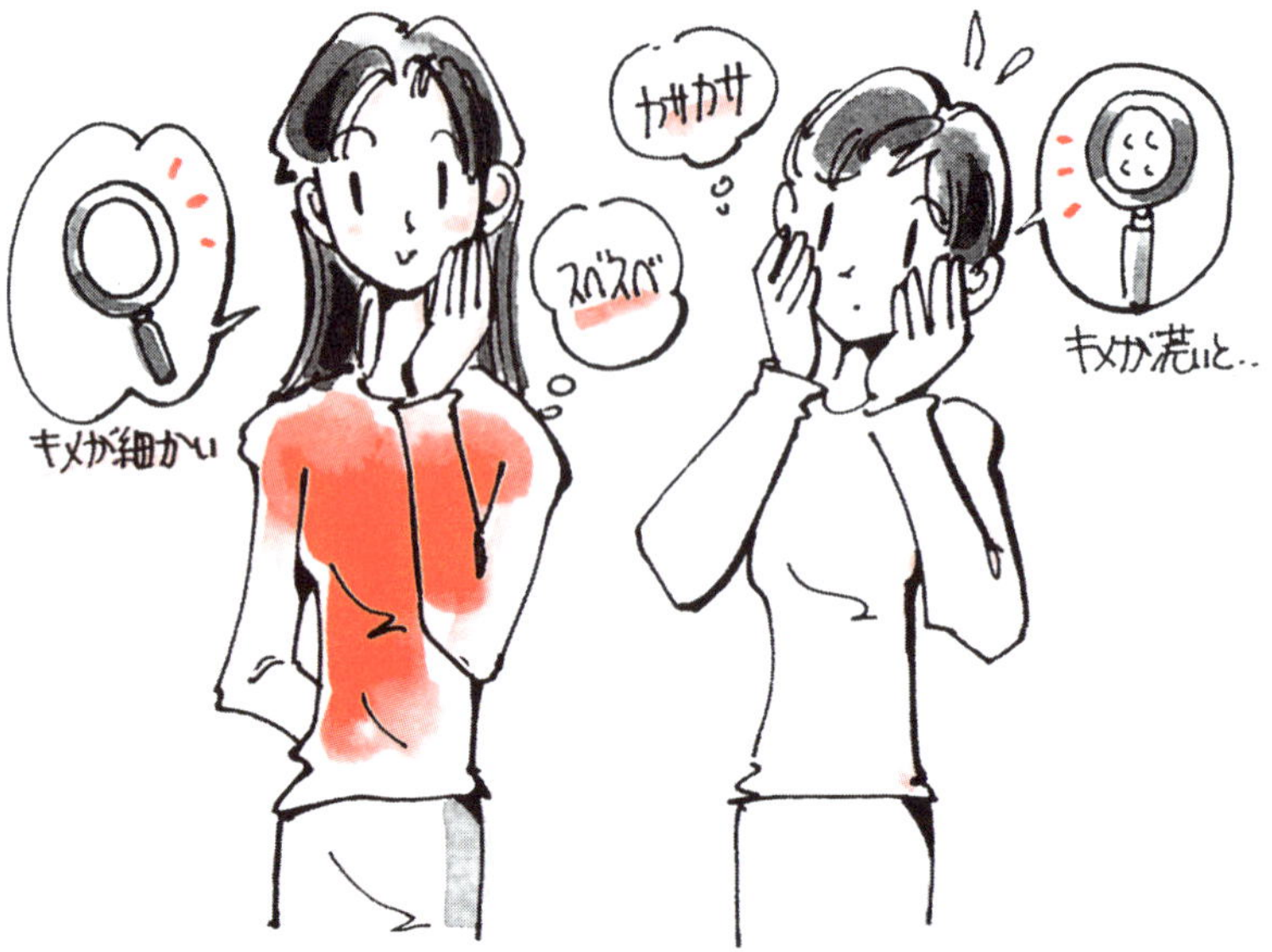

（毛孔）といわれる小さい穴があります。また、皮丘の中心部にも孔（穴）があり、汗の出口（汗孔）となっています。

皮膚がでこぼこしているのは、これら溝や孔がたくさんあるからで、成り立ちは個人差があります。キメが細かい肌というのは、皮溝の幅がせまくて浅い場合であり、逆に皮溝の幅が広く深くなっているのはキメが荒い肌といえます。一般的に女性のほうが男性の肌よりキメが細かくなっています。

皮膚の面積と厚さ・重さは

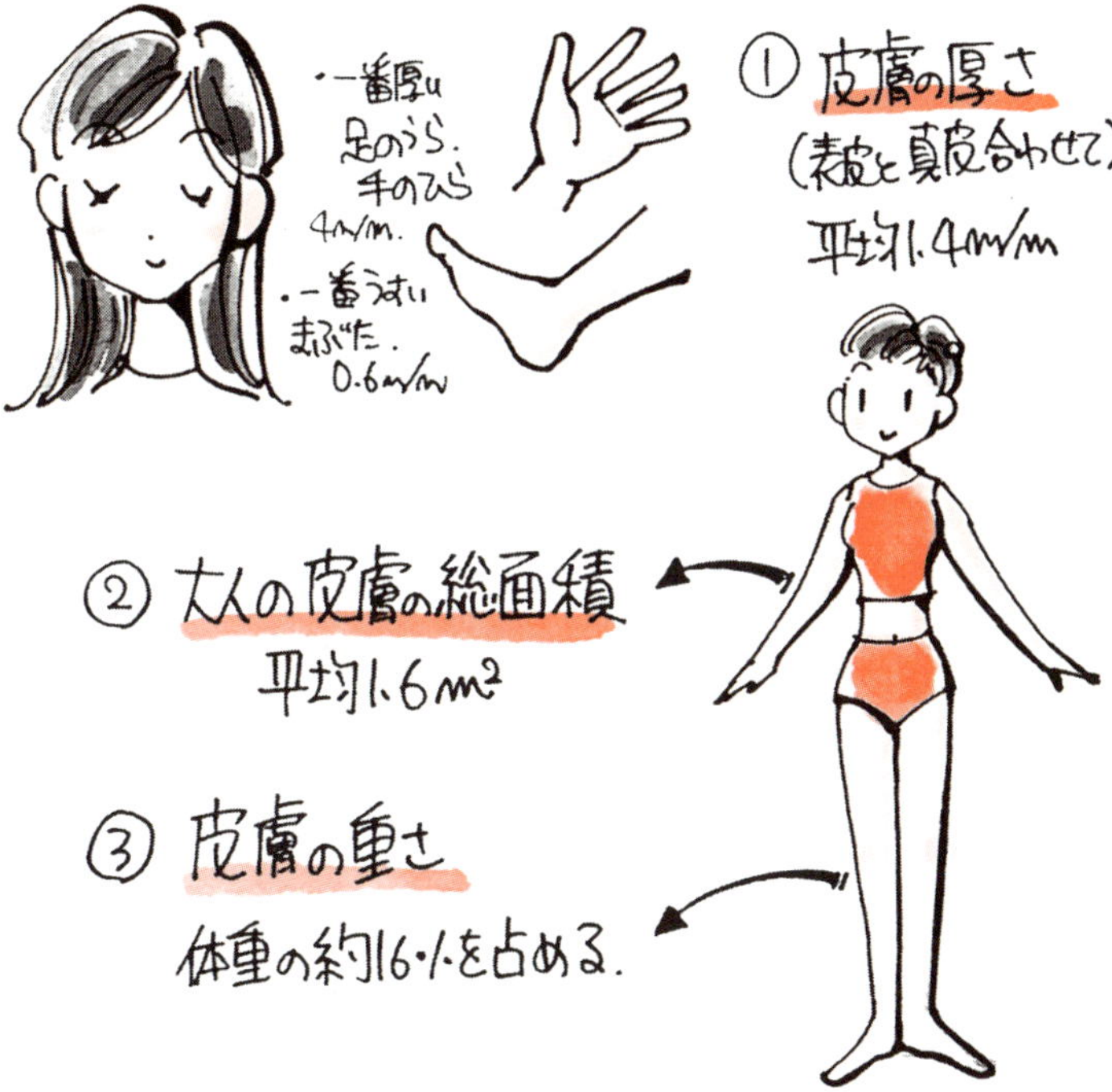

皮膚は私たちのからだを包み、いつも外の障害から守ってくれています。太陽の光、温度の変化や外気から、なるべく有害なものをシャットアウトしようとします。そんな大事な皮膚ですが、皮膚組織について、私たちは意外に知らないことが多いようです。

皮膚の厚さの平均は表皮と真皮の厚さで平均１・４ミリメートルです。しかし、からだの部位によって違い、一番薄いのは０・６ミリメートルのまぶたの皮膚で、もっとも厚いのが４・０ミリメートルの手のひらや足のウラです。大人の皮膚の総面積は平均１・６平方メートルもあり、皮膚の重さは体重の約16％を占めています。

いろいろな皮膚のはたらきを知る

私たちのからだの表面を覆っている皮膚はとても薄いものです。この薄い皮膚のはたらきは、ほかの内臓に比べて見過ごしやすいものですが、人間が生きていくうえでたいへん重要なはたらきを担っています。皮膚の次のようなはたらきを知っておくと、美しい肌を保つうえでも役に立ちます。

1 体温を調節する

皮膚は体温を調節するはたらきがあります。人間は食物をエネルギーに変えていますが、はげしい運動などでたくさんの熱エネルギーを発生し、体温が上がりそうになると皮膚から余分な熱を発散させようとします。皮膚からの余分な熱の放散はこの体温放散によって70％程度行われ、残りは呼吸をするときにも行われています。

また、暑いときには皮膚の表面積が広がり熱が放散しやすいようにします。逆に寒いときは縮み表面積を小さくして熱の放出を抑えるようにします。

2 皮膚は呼吸をする

呼吸はほとんど肺で行われています。大気から酸素をとりこみ、炭酸ガスを放出することで生命を維持しているのです。皮膚も肺にくらべると２００

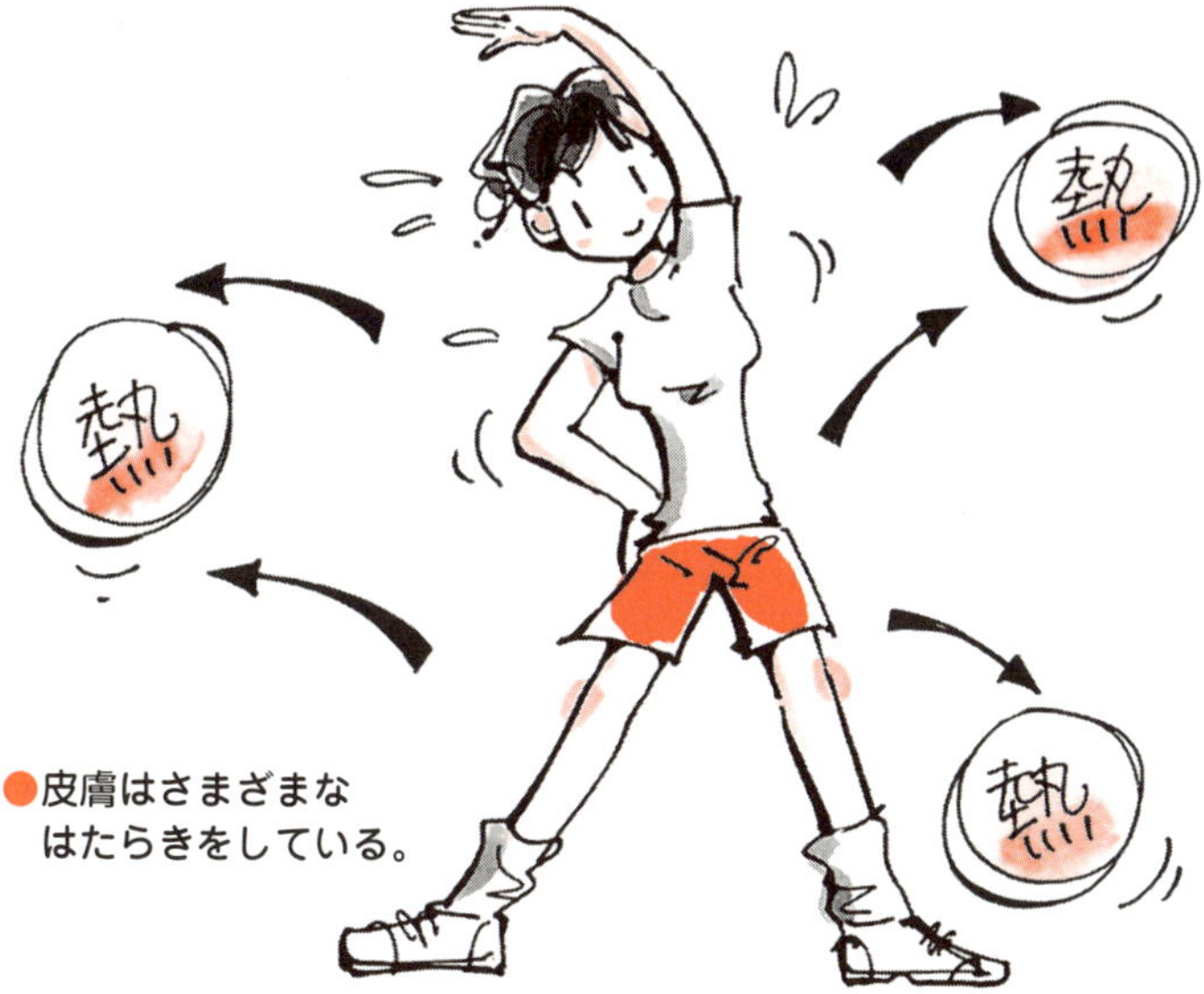

●皮膚はさまざまな
はたらきをしている。

分の１ぐらいで微々たるものですが、呼吸しています。これは皮膚をイキイキさせる重要な作用といえます。

3 汗や皮脂を分泌する

皮膚には脂質が分泌されている皮脂腺と汗（水分99％）が分泌されている汗腺が備わっています。この皮脂と水分はいつも適量分泌され、皮膚の表面でうまく混ざって、脂肪膜といわれる薄い膜をつくります。この膜が皮膚からの水分の蒸発を防ぎ、潤いと弾力性のある肌をつくっているのです。

4 酸やアルカリなどから体を守る

皮膚は体の外側を覆っていますので、物理的な外力だけでなく、外からの酸やアルカリからも体を守ってくれます。さらに、汗が多量に出ることによって、体温を下げたり、皮膚の乾燥を防いだり、皮膚組織にたまった老廃物を排出したりしているのです。

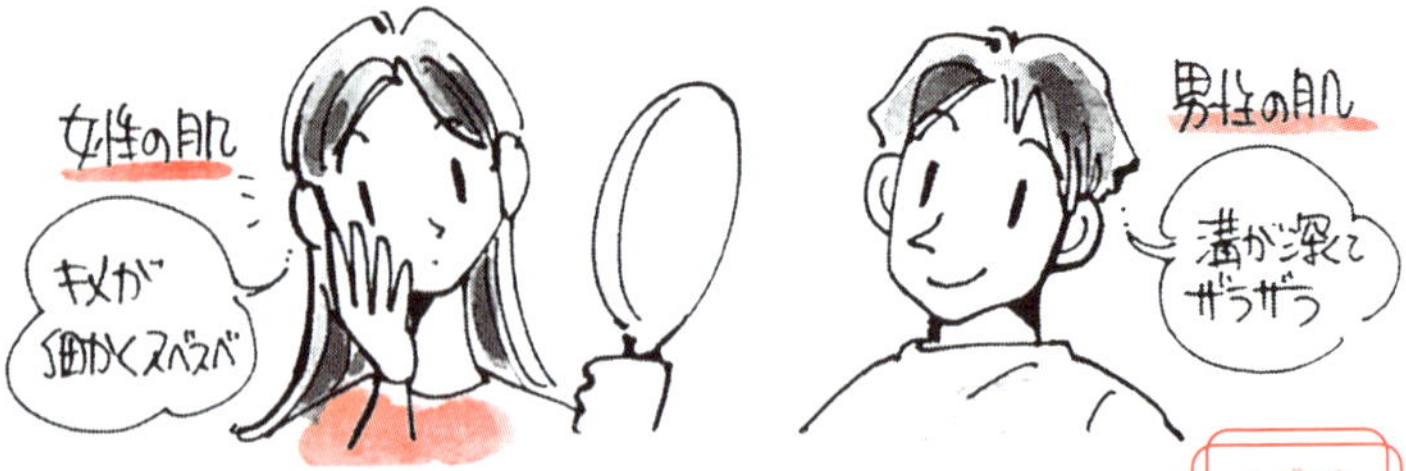

健康な肌が美しい肌をつくる

皮膚のはたらきは基本的には男性も女性も同じです。といいましても、明らかに男女の皮膚は、見ために違います。生殖器をはじめとして分泌されるホルモンのバランスが異なっていますので、皮膚自体も違ってくるのです。

女性の肌は男性よりも美しい。男性は溝が深くてザラザラしていますが、女性はキメが細かくスベスベしています。そのためでしょうか、古来より女性は男性よりも美を競う風潮が根強く、〝より美しくなりたい〟とか〝健康なみずみずしい肌を維持したい〟と願い続けて実行してきたようです。昔も今もメイクや基礎化粧品は女性の必需品といっても過言ではありません。

また、化粧品などの肌のトラブルも多いし、気にする度合いも男性より大きいようです。シミができても、男性は深く悩んだりしませんが、女性はプロポーションと同様に美容上の問題として、深刻になりやすいようです。医学の面からいえば、「病気でなければ気にする必要はありません」と言えないこともありません。しかしながら、精神的苦痛を味わったままではかえってよくありませんので、皮膚のはたらきを正常にすることを目的にした治療をすすめています。

いずれにしましても、〝健康な肌〟を追求することが、〝美しい肌〟をつくります。決して、メイクアップの美しさで肌の美しさを保てることはありません。

美しい肌を保つためのポイント

すこやかな肌は、基礎化粧品でつくられると思っている人も多いのではないでしょうか。最近、コラーゲンとかヒアルロン酸などの保湿効果の高い成分を配合しているものが、注目されているようです。確かにこれらは乾燥しやすい肌を守ってくれる効果はありますが、からだ内部の異常やその他の異常で生じた肌のトラブルを、根本から治すことはできません。医療上の皮膚のトラブルは、まず専門医に相談したほうがよいでしょう。

では、いったい何が健やかな肌をつくっているのでしょうか。肌の主なトラブルの原因になるものは、ほとんどがふだんの健康管理に関係がありますので、日ごろから注意を怠らないことが大切です。以下、美しい肌を保つためのチェックポイントをあげておきます。

1 内臓は健康か

胃腸が悪くても、肝臓や腎臓、心臓などが悪くても、皮膚に悪影響を及ぼ

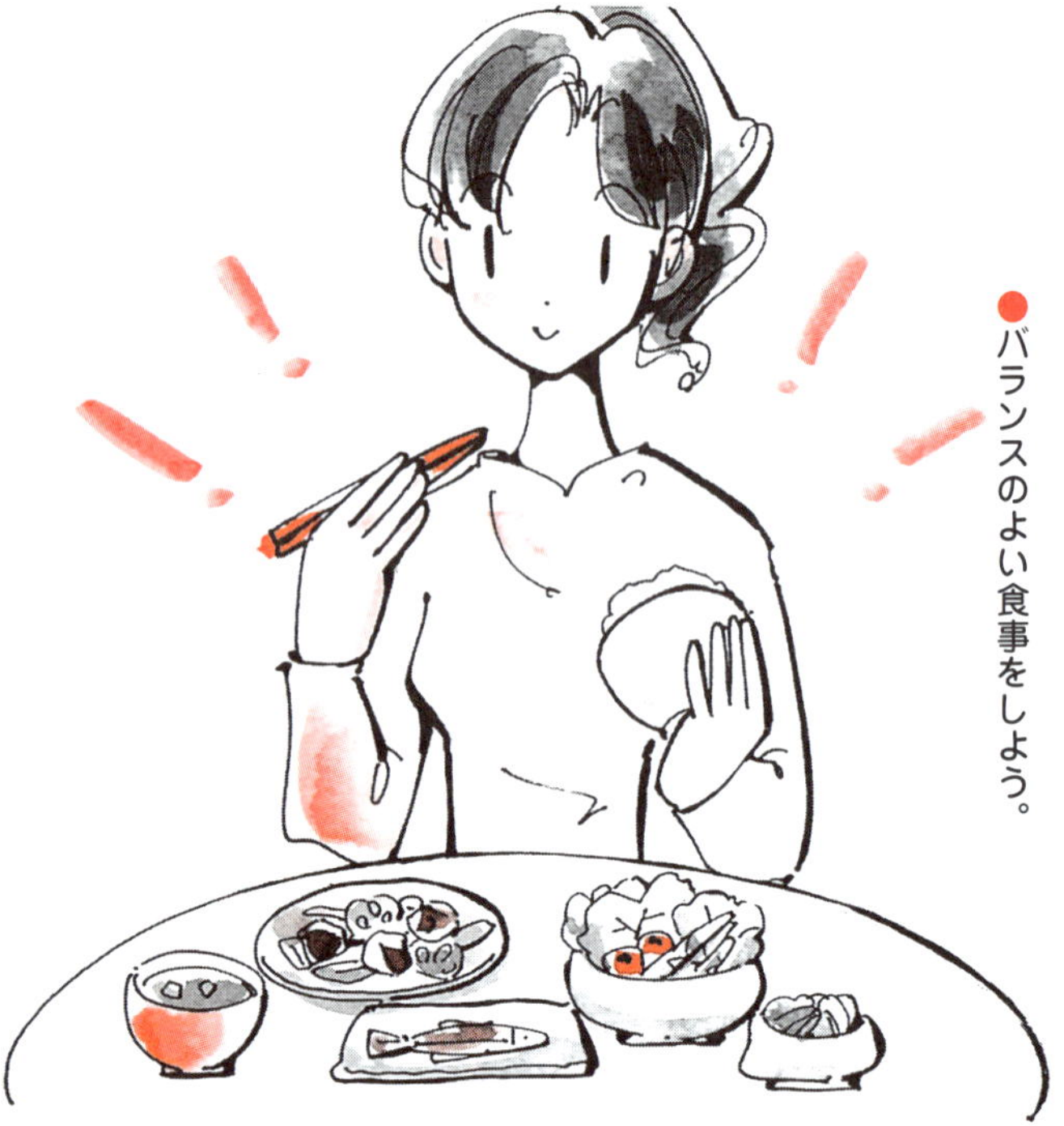

●バランスのよい食事をしよう。

します。胃腸が悪いと栄養の吸収が悪くなりますし、肝臓や腎臓が悪いと血中に有害な物質がまわることになります。血液から得られる成分で生きている皮膚は、当然その影響を受けるのです。心臓や肺が悪いと皮膚や粘膜の色が紫色となり、むくんできます。

2 血液の循環は良好か

酸素や栄養分がうまくからだ全体にいきわたるには、血液の循環が正常でなければいけません。

3 栄養のバランスのとれた食事をしているか

皮膚は生きています。からだのほかの機能にもいえることですが、皮膚が正常なはたらきを行うには、バランスのよい食事をとることが必要です。毎日30品目以上の食物を取るのが良いと

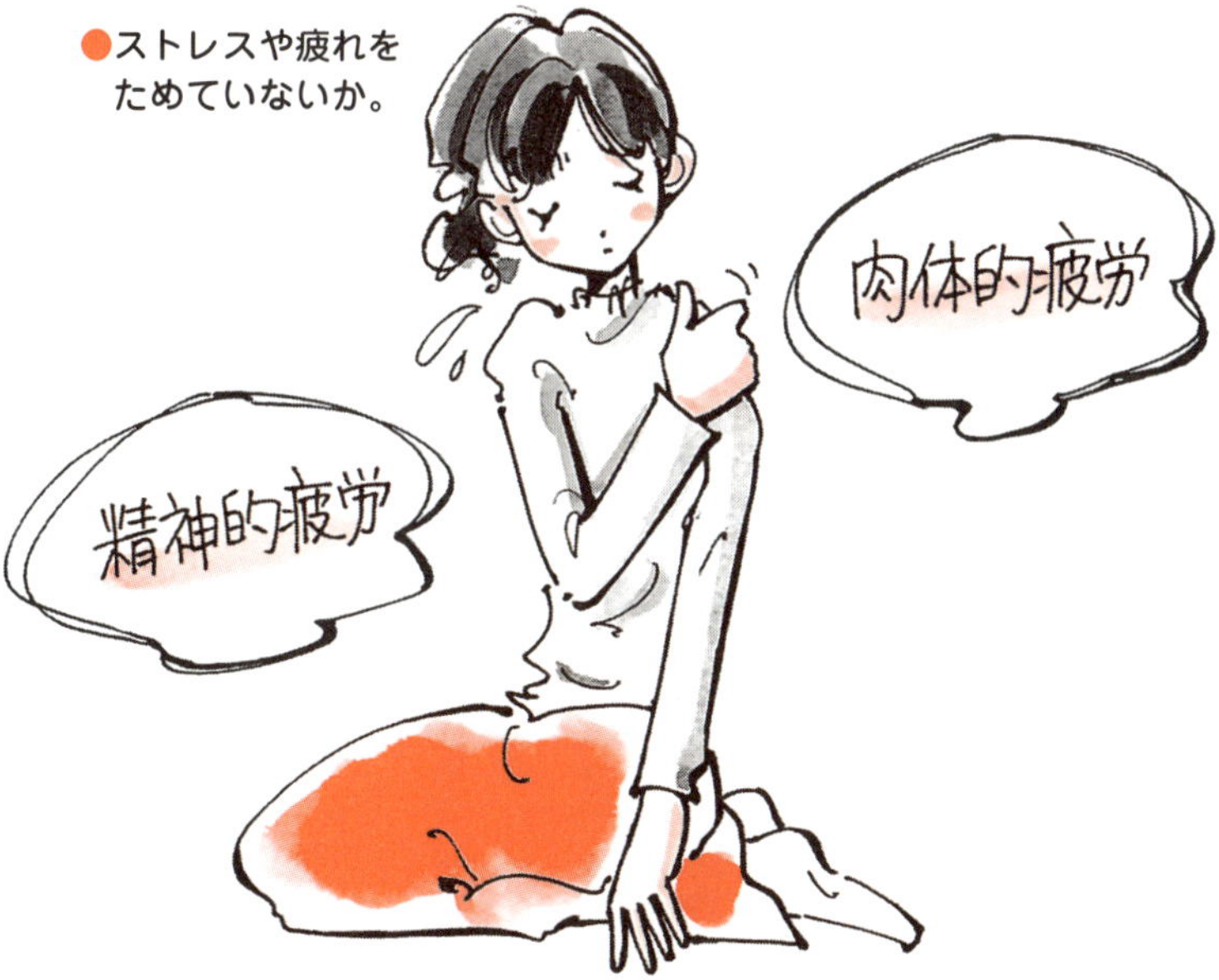
●ストレスや疲れをためていないか。
肉体的疲労
精神的疲労

も言われています。

4 十分な睡眠をとっているか

睡眠不足は美容の大敵です。睡眠不足の朝は、肌が荒れていて、胃腸のはたらきも悪くなり食欲がなくなります。血液の循環も悪くなり、生体のすべての機能が低下します。

5 ストレスがたまっていないか

精神的に不安定だとストレスがたまり、内臓疾患に影響を与えますが、皮膚も例外ではありません。自律神経系のバランスが悪いと、皮膚が荒れてきます。

6 疲れをためていないか

精神的な疲労と肉体的な疲労があります。いずれの場合も身体に疲労物質がたまり、睡眠不足と同じような状態が起こります。

2 ホルモンて何なの？

健康を維持するうえで重要なものの1つに、ホルモンがあります。個々の人間のからだのすみずみに、はたらきかけるホルモンはいろいろあります。ホルモンは多すぎても少なすぎても、からだに異常をきたします。膵臓から分泌されるインシュリンが不足すると糖尿病になるなど、ホルモンの異常がさまざまな病気の要因になっていることがわかっています。

ホルモンの指令塔のはたらきをしているところが、間脳にある視床下部です。ホルモンは血液中に含まれていますが、少なくなると視床下部が感知して、脳下垂体を介し各内分泌腺にホルモンを出させるしくみになっています。

また、女性特有のホルモンも分泌されています。女性の一生はこのホルモンによって左右されているといってもいいでしょう。初潮を迎えてから妊娠・出産、閉経など、年齢にしたがってホルモンの影響をいやでも受けざるを得ません。婦人病といわれる症状も、すべてホルモンの異常がかかわっていますが、肌の健康とトラブルもまた同様ホルモンが影響しているのです。

女性とホルモンの関係

はじめに女性とかかわりのある代表的なホルモンを、頭の方から下へ順に説明します。

1 視床下部ホルモン

視床下部は脳下垂体より上位の間脳の一部であり、身体の多くのホルモンを総合的にコントロールしているのです。

間脳や視床下部というところは自律神経、つまり心や感情のあり方とたいへん関係のあるところです。精神的なショックやダメージで月経に異常が起こったり、肌がくすむのもその反応が原因になります。

2 下垂体ホルモン

脳下垂体は視床下部の下ではたらき、全身のすべてのホルモンを統括しているのです。卵巣からの卵胞ホルモンや黄体ホルモンは、自分勝手に分泌されるわけではありません。全身のホルモンは脳の中にある脳下垂体から分泌されている各種のホルモンによって、制御されているのです。

ⓐ 成長ホルモン（GH）

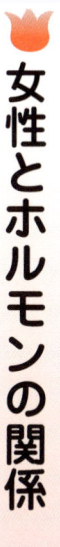

◆おもな内分泌細胞とホルモン

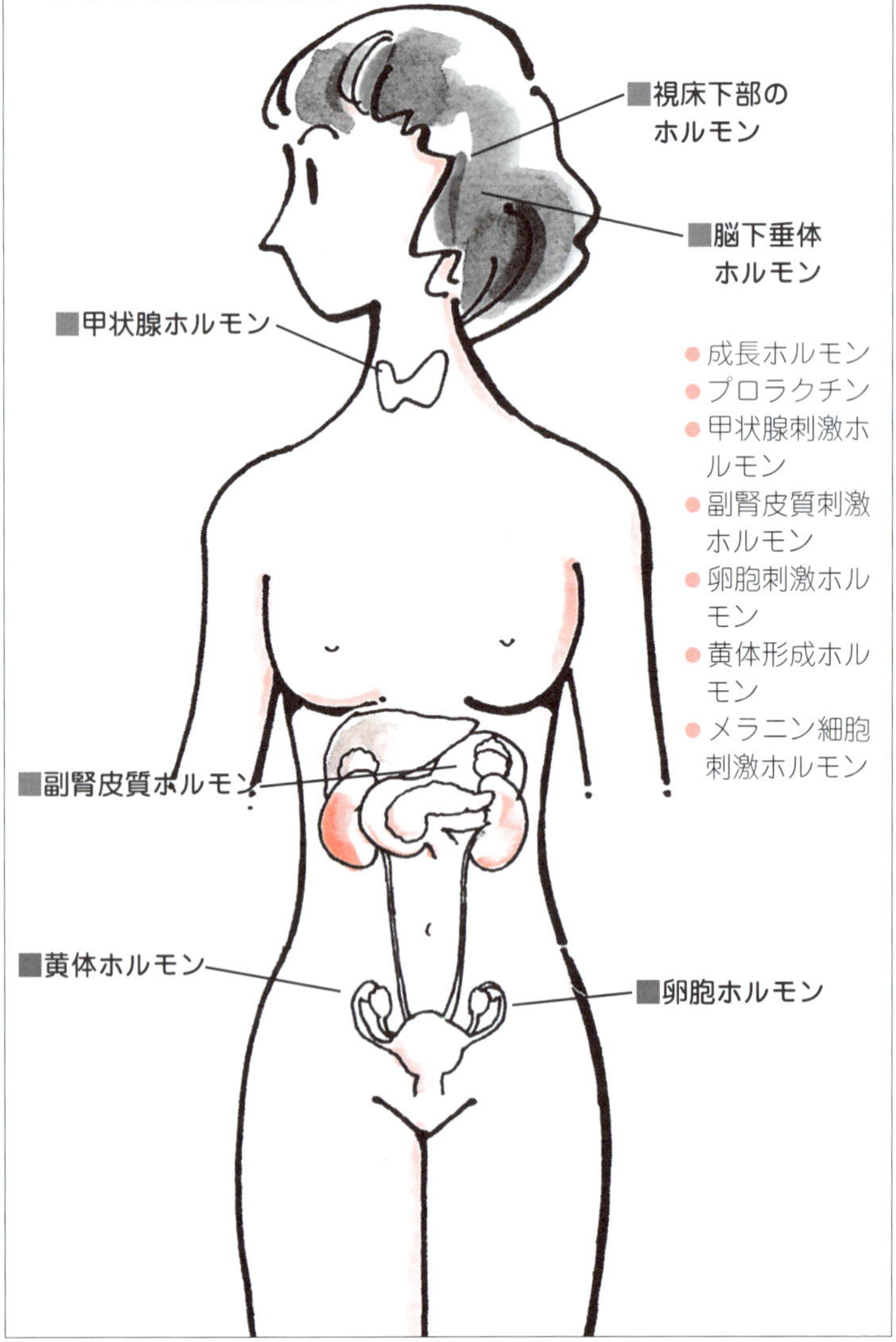

身体の成長を促進させます。

ⓑプロラクチン（ＰＲＬ）

いわゆる乳腺を刺激して乳汁の分泌を促し、母性行動を刺激します。

ⓒ甲状腺刺激ホルモン（ＴＳＨ）

甲状腺の成長と分泌を刺激します。

ⓓ副腎皮質刺激ホルモン（ＡＣＴＨ）

副腎皮質の成長と分泌を刺激します。

ⓔ卵胞刺激ホルモン（ＦＳＨ）

卵巣に作用して卵胞ホルモンを分泌させます。

ⓕ黄体形成ホルモン（ＬＨ）

卵胞刺激ホルモンと一括して性腺刺激ホルモンと言われているホルモンです。成熟した卵胞に作用して排卵を起こし黄体を形成させて、黄体ホルモンを分泌させます。

ⓖメラニン細胞刺激ホルモン（ＭＳＨ）

妊娠すると乳頭や小陰唇の色が濃くなる理由の１つは、このホルモンが増加するためです。

３ 甲状腺ホルモン（サイロキシン）

酸素の消費をはじめとして、代謝機能に重要なホルモンです。女性特有の機能としてはこのホルモンの分泌の異常が月経異常を招いたり、不妊の原因になったりします。

4 副腎皮質ホルモン

副腎皮質ホルモンにはいろいろなはたらきがあり、そのはたらきの種類によって主に3種類に大別されます。

ⓐ糖質ホルモンで、血中の糖分を維持したり、肝臓にグリコーゲンを蓄積させたりする作用があります。

ⓑ電解質ホルモンで、体内から塩分が失われるのを防いだりして、循環血液量を維持します。

ⓒ副腎性性腺ホルモンで、主に男性ホルモンの作用があります。女性の体内にある男性ホルモンは、この副腎でつくられています。

はじめの2つは女性に特有のものとはいえませんが、副腎のはたらきが悪い場合、脳下垂体のメラニン細胞刺激ホルモンの量が増加して、皮膚の色が濃くなることがあります。

5 卵胞ホルモン（エストロゲン）

黄体ホルモンと同じく女性のからだに重要なホルモンの1つです。この2つのホルモンを女性ホルモンといっています。女性らしいからだつきをつくっているのも、このホルモンがあるからです。思春期のころから、卵巣の中

●卵胞ホルモン（エストロゲン）が女性らしさをつくる。

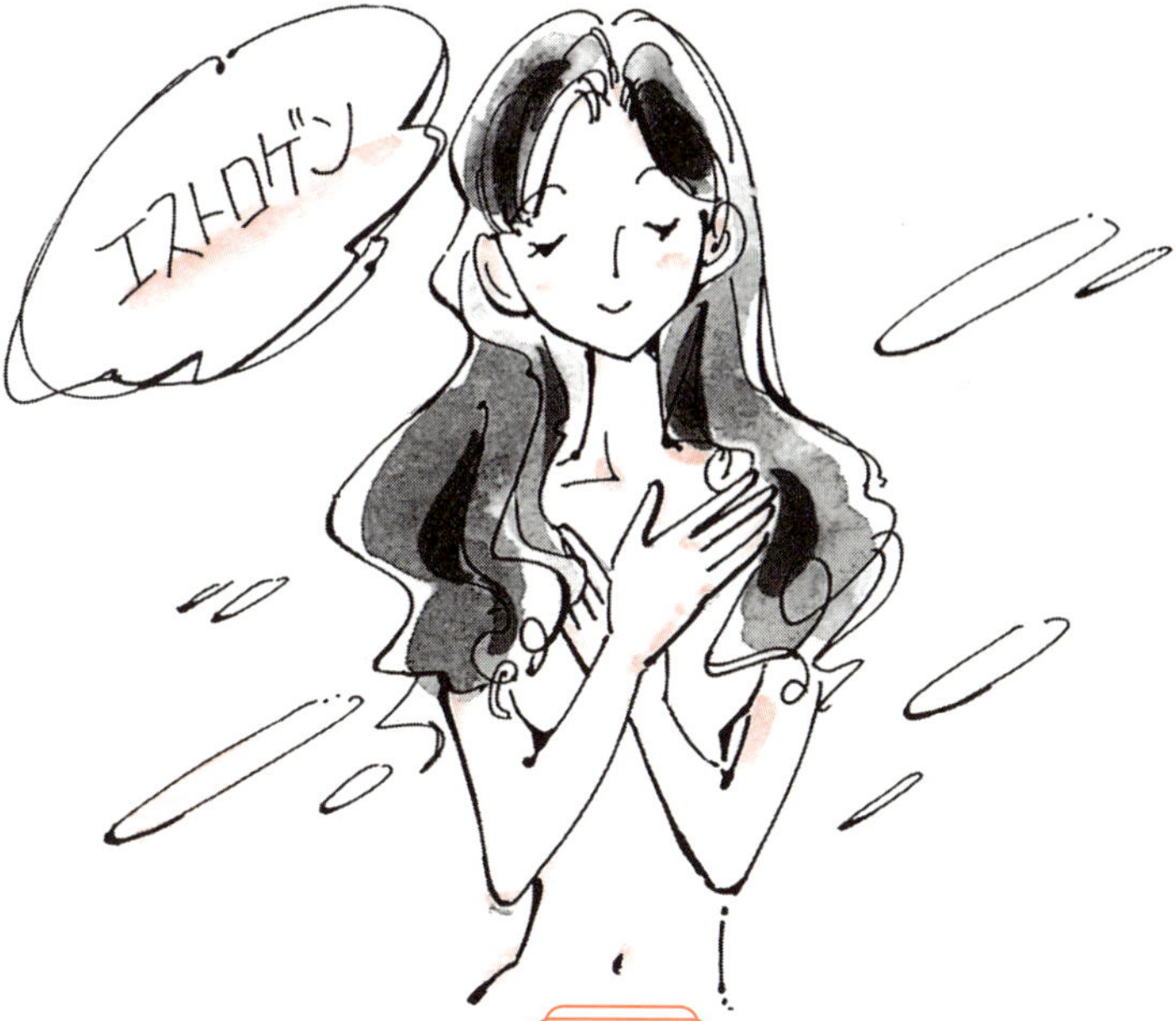

の卵胞が成熟し卵胞ホルモンは分泌されます。肌や髪に潤いがでてくるのも、このホルモンのおかげです。

6 黄体ホルモン（プロゲステロン）

子宮内膜を厚くみずみずしくして、受精卵が着床しやすいように準備するはたらきがあります。

ホルモンと皮膚の関係

女性らしさは、エストロゲンというホルモンからつくられています。皮下脂肪の発育を促すのも胸がふくらむのも、このホルモンの分泌によるものです。一般的にエストロゲンは女性ホルモンと呼ばれ、男性ホルモンとの釣り合いが重要となります。女性の美容に関係があり、男性ホルモンの特徴であ

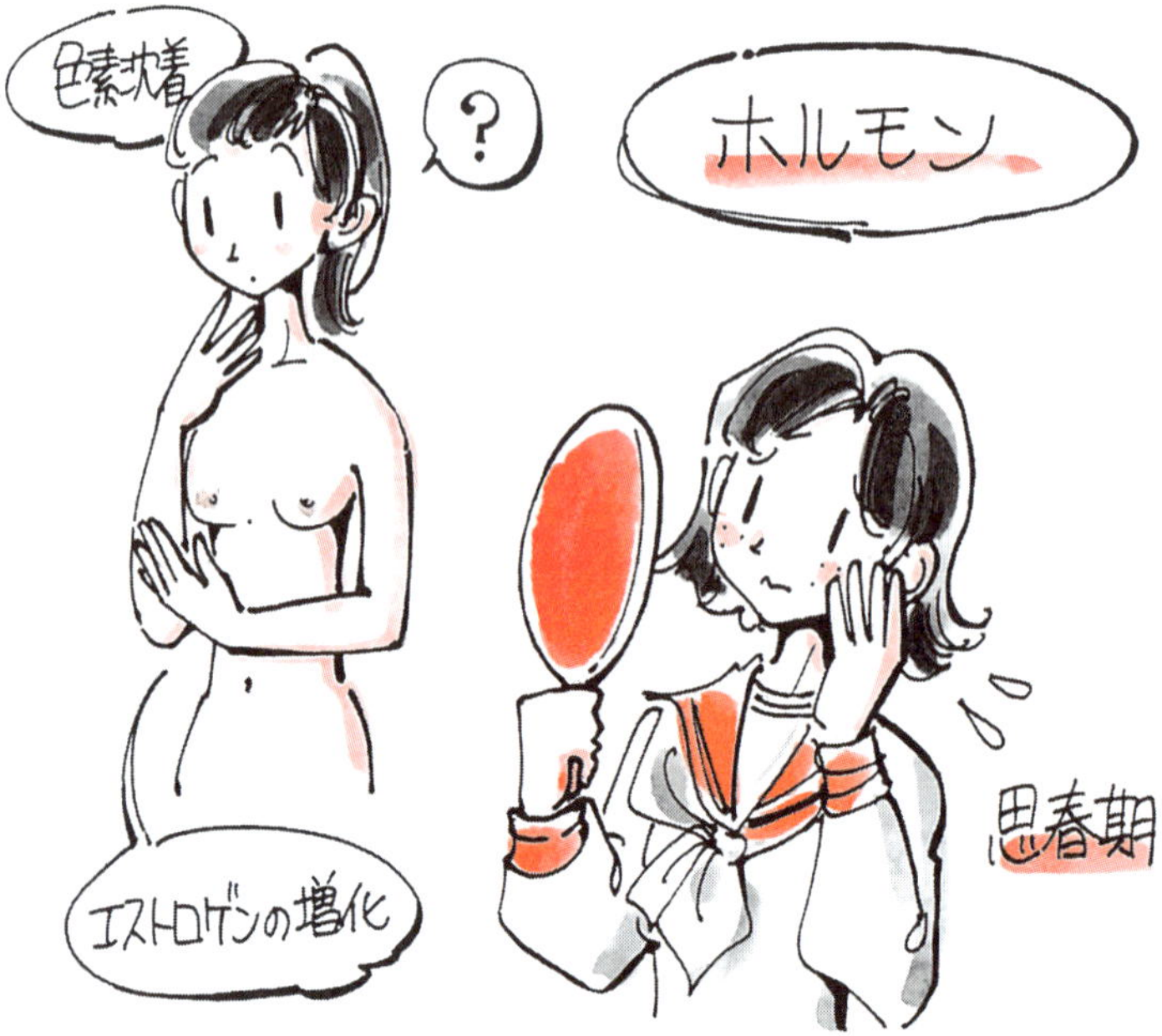

る皮脂腺のはたらきを抑えます。思春期に、男女の違いがあらわれてくるのは女性には女性ホルモン、男性には男性ホルモンが多く分泌されるからです。女性はキメの細かい肌、男性は油性に傾いた硬い肌になります。

ニキビは男性ホルモンが女性ホルモンより多い場合に、できやすいものなのです。思春期の女性でニキビがなかなか治らないと悩むケースがありますが、これは女性ホルモンに比べて男性ホルモンのはたらきが強く、片寄っているのが原因なのです。

また、年齢に応じて、ホルモンも変化しますが、これらは皮膚にも大いに影響を与えます。妊娠すると、胎盤からいろいろなホルモンが大量に合成されて、母体の体内に入り、母体内部の

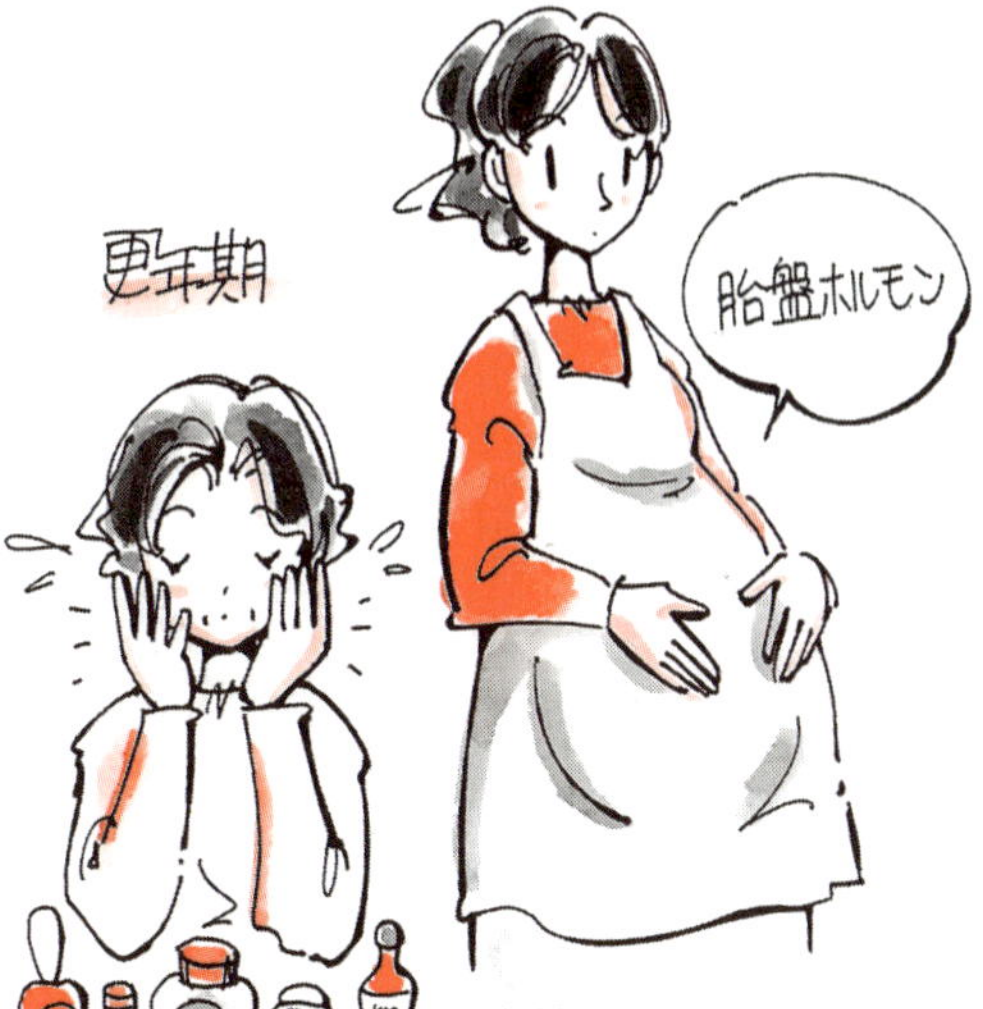

女性ホルモンが減少

器官や体内のホルモンの量にも影響を与えます。妊娠性肝斑といわれるシミは妊娠しているときだけあらわれ、自然と消える胎盤ホルモンの影響を受けるものなので、あまり気にすることはありません。ただ、妊娠をくり返すうちに消えにくくなることもありますから注意しましょう。生理周期の間に色素沈着が目立つ時期でもあります。乳首、脇の下など色が濃くなるのはエストロゲンなどの量が増えるためです。

更年期になると、閉経にともなって卵巣のはたらきが悪くなったり、女性ホルモンの分泌が減ったりします。反対に脳下垂体からの性腺刺激ホルモンの分泌は増えますから、ホルモンのバランスが急激に悪くなるのです。個人差はありますが、自律神経が乱れ、からだ全体も不安定になるなどして、皮膚も過敏になりやすいといえます。私たちの肌はいろいろなホルモンに敏感に作用しますので、皮膚に直接つける化粧品などについては、その成分に十分注意を払う必要があるのです。

3 あなたのスキンタイプは？

女性の顔のタイプを化粧品メーカーでは、4つのタイプに分けています。皮膚科学会で認められたものではありませんが、化粧するのに知っておくと便利なので、説明しておきましょう。

まず、トラブルのない正常な肌があります。それにオイリースキンとドライスキンが加わり、オイリーな部分とドライな部分が同時に存在するオイリードライスキンという混合型が加わるのです。

正常な肌でも額と鼻のTゾーンといわれるところは、皮脂腺が多く分布しているため、脂っぽくてテカテカしています。このTゾーン以外の部分は、皮脂腺が十分に作られないため乾燥しがちになります。頬で30%、口元や目元では10%近くになることがあります。普通の肌に比べて、頬の皮膚全体が脂っぽいのがオイリースキンで、乾燥しているのがドライスキンです。オイリーなTゾーンがよりオイリーで、それ以外の部分がより乾燥しているのが

肌質の見分け方

		角質の水分量	
		正常	少ない
皮脂の分泌	多い	オイリースキン	オイリードライスキン
	正常	ノーマルスキン	ドライスキン

混合型なのです。最近この混合型が増えています。〝落ちない口紅〟や〝ウォータープルーフ〟の化粧品が問題なのです。メイク落としの時に特殊なクレンジング剤が必要となり、目元や口元の皮脂が奪われることになるからです。メイクを落とし洗顔した後で、皮脂に近いさらさらした椿油やエミューオイル、スクアランオイルなどで補い、汗腺からの汗の蒸発を防ぐことが大切です。混合型のＴゾーンは、皮脂の分泌が盛んになっていますから、汚れがつきやすく、毛穴がつまりやすくなっています。外出から帰ったら、洗顔をして椿油などで肌を整えてください。洗顔後に肌を引き締める化粧品を使うと、毛穴がつまりニキビができやすくなりますから、注意しましょう。

夏に外出先で汗をふいて皮脂膜がとれた後、冷房の効いた部屋に入ると乾燥がひどくなるので、要注意です。皮脂対策は、あぶら取り紙やティッシュペーパーでおさえること、クレンジングや洗顔後は、さらさらしたオイルで補充をすることが大切です。

4 シミ・ソバカスはどうしてできるの？

シミ（肝斑）と老人斑

衣服などに汚れがついたとき、シミがついたといいます。これと同じように皮膚に薄い褐色から、濃い褐色の周囲の鮮明な色がついたとき、これをシミと呼んでいます。また、昔は肝臓を患った人の皮膚にも同様なシミがついていたので、いつの間にか肝斑《かんはん》とも呼ばれるようになりました。よくできる場所は両頬、下眼瞼《まぶた》、上口唇の周辺で、いろいろな大きさのものがあります。通常、妊婦や更年期の婦人に出現することが多いようです。

シミの部分の表皮の角質が厚くなった場合、これを老人斑と呼んでいます。若い女性でも紫外線に当たりすぎると、角質が厚くなることがあります。この場合、やはり老人斑《ろうじんはん》と呼びます。皮膚のコラーゲン線維も20歳をピークに

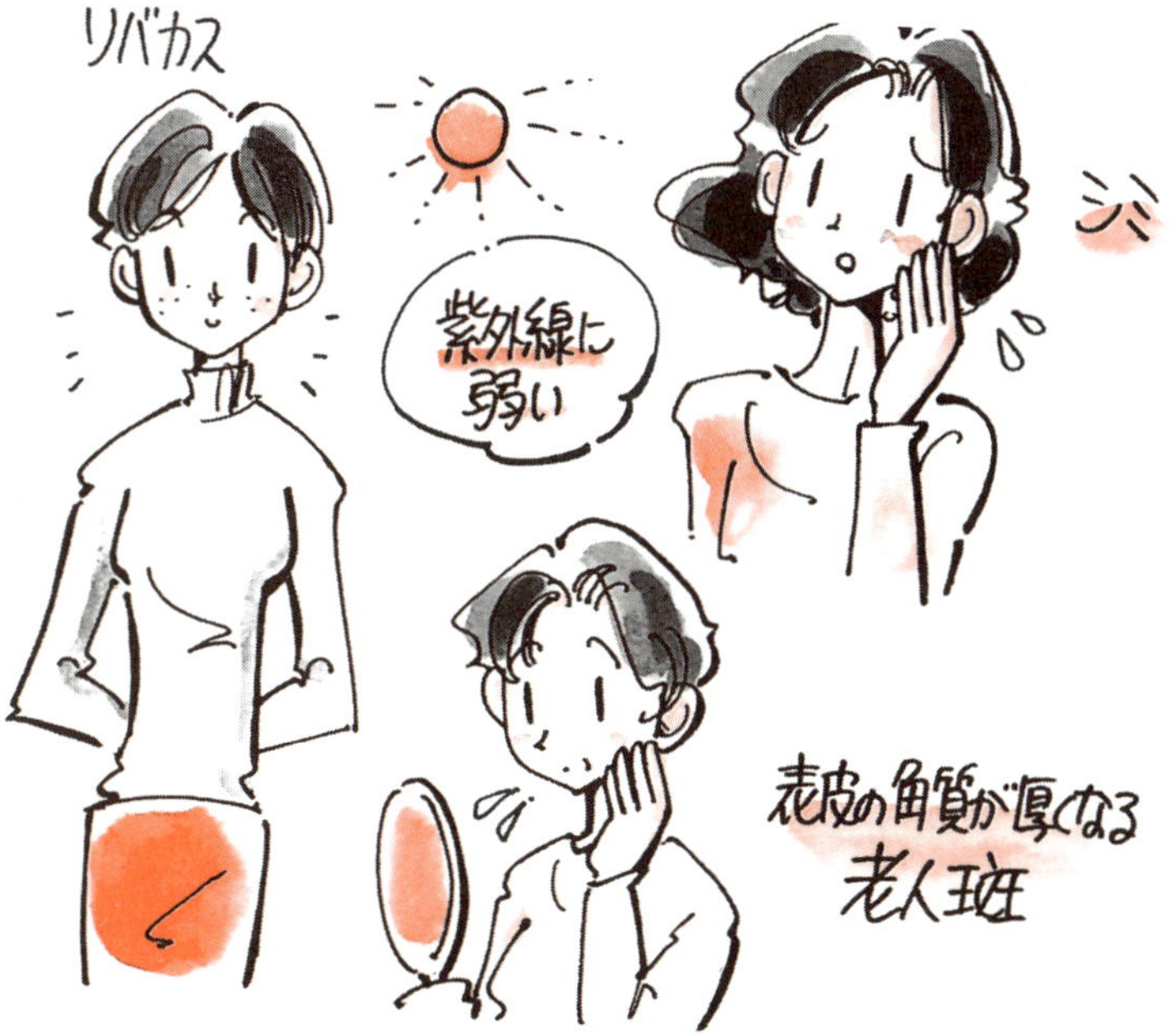
ソバカス
紫外線に弱い
シミ
表皮の角質が厚くなる
老人斑

弱くなりますから、老人斑と呼ばれてもしかたないかもしれません。しかし、年配の方の手足や顔の老人斑では、真皮のコラーゲン線維がかなり弱くなっており、老化が進んでいます。

ソバカス（雀卵斑）

日本人より欧米人に、ソバカスは多く見られます。チャームポイントにもなるくらいですから、さほど気にしなくてもいいでしょう。遺伝性のもので、思春期に目立ってきます。

　雀の卵の殻にある斑点に似ているので、雀卵斑とも言われています。シミや老人斑と同じように日光に弱く、とくに、強い紫外線を浴びると濃くなってしまいます。

過剰な化粧はシミをつくる

女性の皮膚は女性ホルモンのはたらきで、男性よりも美しいものであることは、誰もが認めていることです。この美しさは女性の特権といえるでしょう。また、年頃になると、自然に女らしさ、男らしさが現れてきますが、さらに異性の気をひこうとして、ファンデーションやアイメイクなどにこったり、地肌を傷めるヘアダイなどの使用が多くなってしまい、皮膚に負担をかけてしまいがちです。

常に自然をこころがけ、清潔と潤いを保つようにしていれば十分なのですが、女性の心理からして、それだけを守りノーメイクで社会生活を営むことは意外と難しいようです。また、お芝居をやっている女優さんなどが、普通より強いメイクのため、実は肌がボロボロになっているという話を見聞きしますが、過剰な化粧品の使用は避けたいものです。メイクは特別な場合にかぎり、ふだんはノーメイクにし、顔の皮膚への負担も軽くしたいものです。

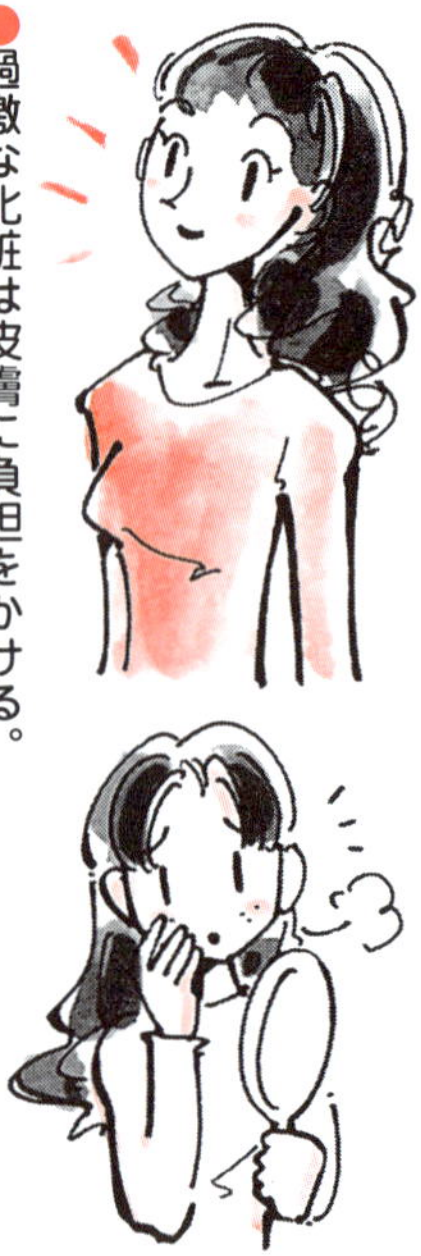

●過激な化粧は皮膚に負担をかける。

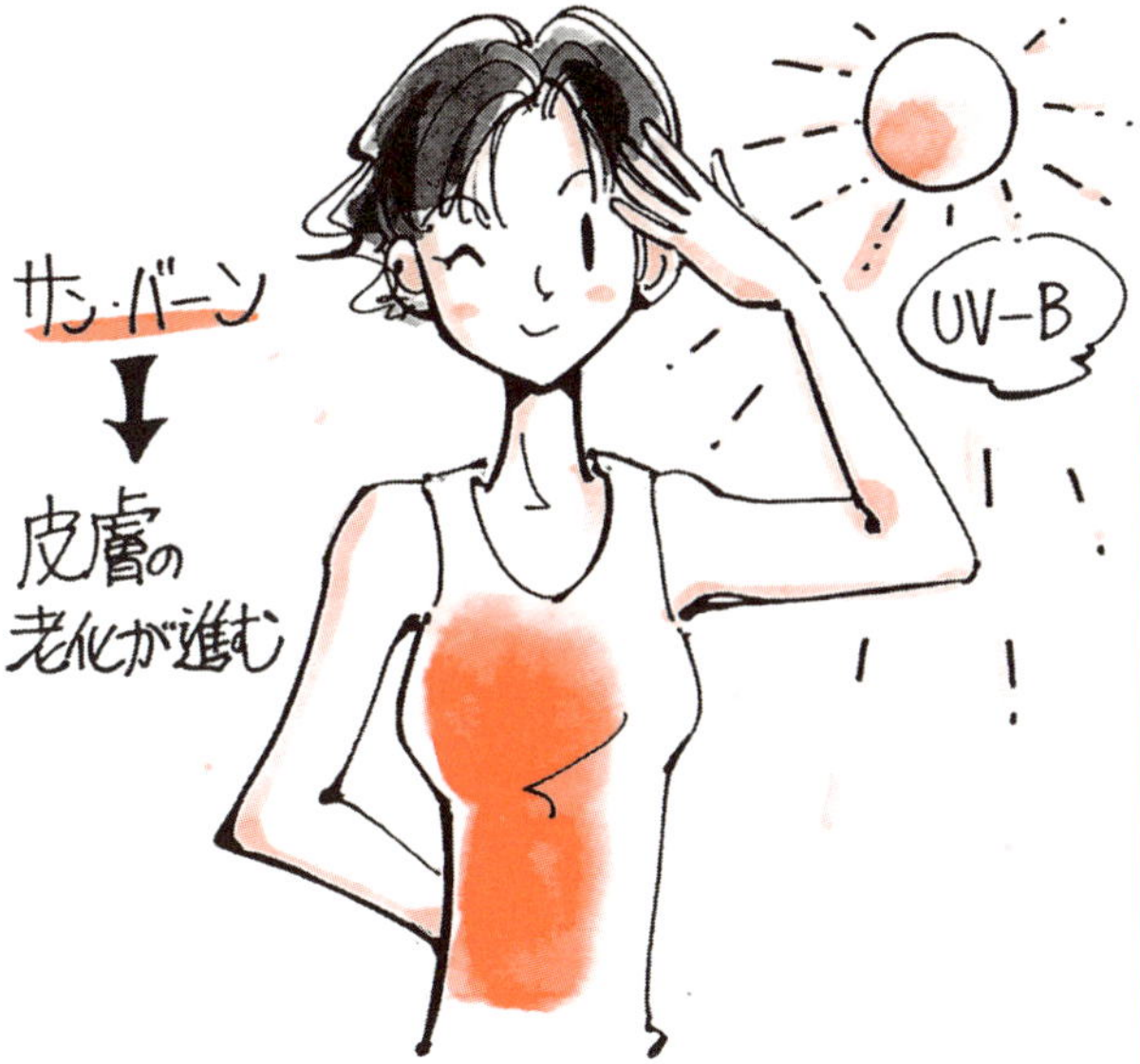

紫外線がつくるシミ

ＵＶはウルトラ・バイオレット（紫外線）のことです。ＵＶ−Ａはメラニンを短時間で黒くする光です。皮膚が黒くなる現象をサン・タン（sun-tan）と呼んでいます。ＵＶ−Ｂは皮膚に強い炎症を起こさせ、とくに、火傷を起こさせることもあります。これらの現象を、サン・バーン（sun-burn）と呼んでいます。２〜３日すると、皮膚が黒くなってきます。サン・バーンが起こると、真皮のコラーゲン線維が弱くなって、皮膚の老化が進む要因になります。ＵＶ−Ｃは生命体を破壊する光ですが、地球を取り巻く大気圏のオゾン層で吸収されるため、地上に到達しません。

したがって、地球上に届く紫外線の中で、ＵＶ−Ｂがもっとも有害です。これを防ぐた

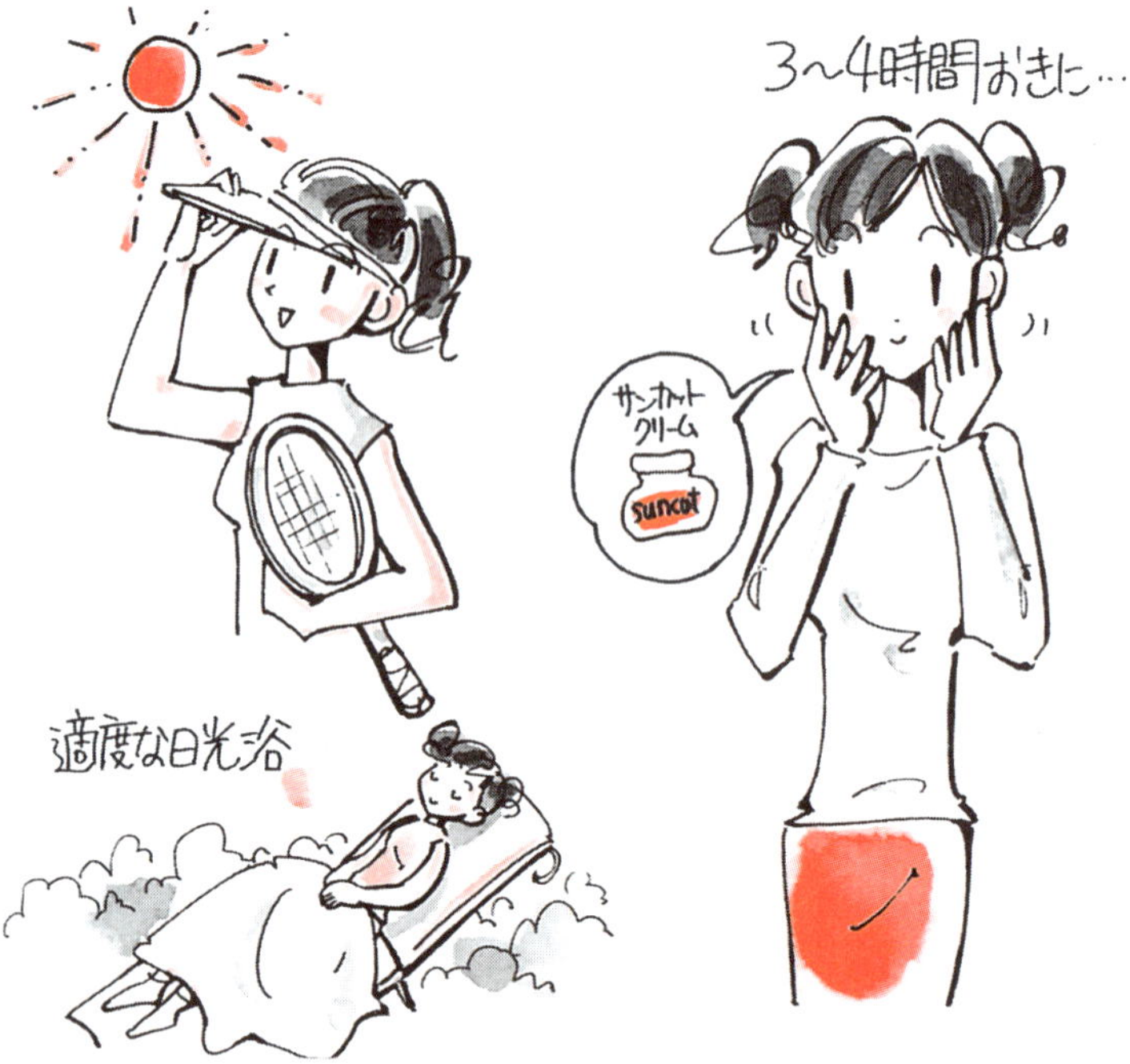

めに、日やけ止め（サンカットクリーム）があります。このクリームの効果は３～４時間持続しますので、３～４時間おきにクリームをぬることが大切です。それでもゴルフやテニスなどの運動をするときには、サンカットクリームが衣服について取れてしまい、効果がなくなりますので、強い日差しを防ぐためには、つばの広い帽子をかぶるほうが良いでしょう。

しかし、紫外線にはビタミンＤをつくるはたらきもあります。ビタミンＤが欠乏するとくる病になりますので、適度な日光浴が必要となります。

最近フロンガスや窒素酸化物などのため、オゾン層の破壊が問題になっています。今後はＵＶ―Ｃに対する対策も必要になってくるかもしれません。

ホルモンの異常はシミをつくる

脳下垂体のメラニン刺激ホルモンが増加すると、色が濃くなります。副腎皮質の働きが悪い場合に、このメラニン刺激ホルモンが刺激されます。生理前や妊娠すると、乳輪や性器が濃くなります。また、妊娠中にできる妊娠性肝斑も胎盤ホルモンの影響からおこります。

頬紅《ほおべに》はシミのもと

日光浴のしすぎは皮膚炎になります。お料理をしていて、油やお湯がはね、熱傷や火傷をしても、皮膚の炎症である皮膚炎がおこります。肌に合わない化粧品や厚化粧も皮膚炎のもとになります。皮膚炎がおこると、皮膚は赤くなります。赤く見えるのは赤い色の光を反射しているからです。赤以外の光は吸収されます。つまり、紫外線は赤い皮膚には１００％近く吸収されることになりますから、赤い皮膚にはシミができる確率が著しく高くなります。口紅や頬紅をつけると、そこの部分だけが強く〝日焼け〟して黒くなり、シミやクスミの原因になります。皮膚炎の症状がでたら、早めに皮膚科に行って治してもらいましょう。シミができてから後悔しても、後の祭りです。

汗をかいて そのままにするとシミができる

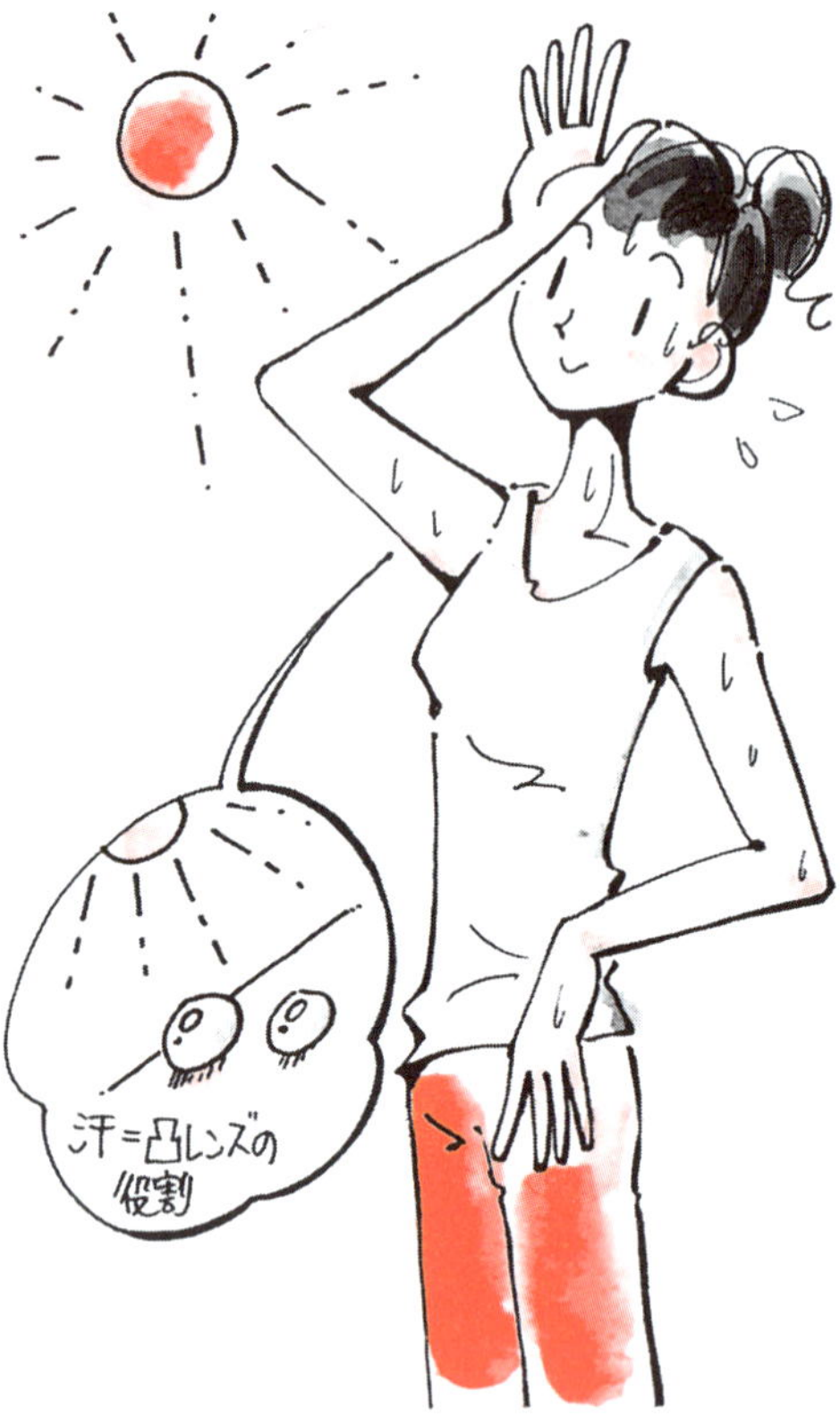

夏は汗が玉のようにふき出します。汗腺の出口に汗の水玉がついた状態で日光浴を続けると、そこにシミができてしまうのです。水玉は半球状に盛り上がりますので、皮膚に凸レンズを置いて日光浴をしていることと同じことになり、そこの部分だけが強く焼けて火傷となり、黒くシミになるというわけです。

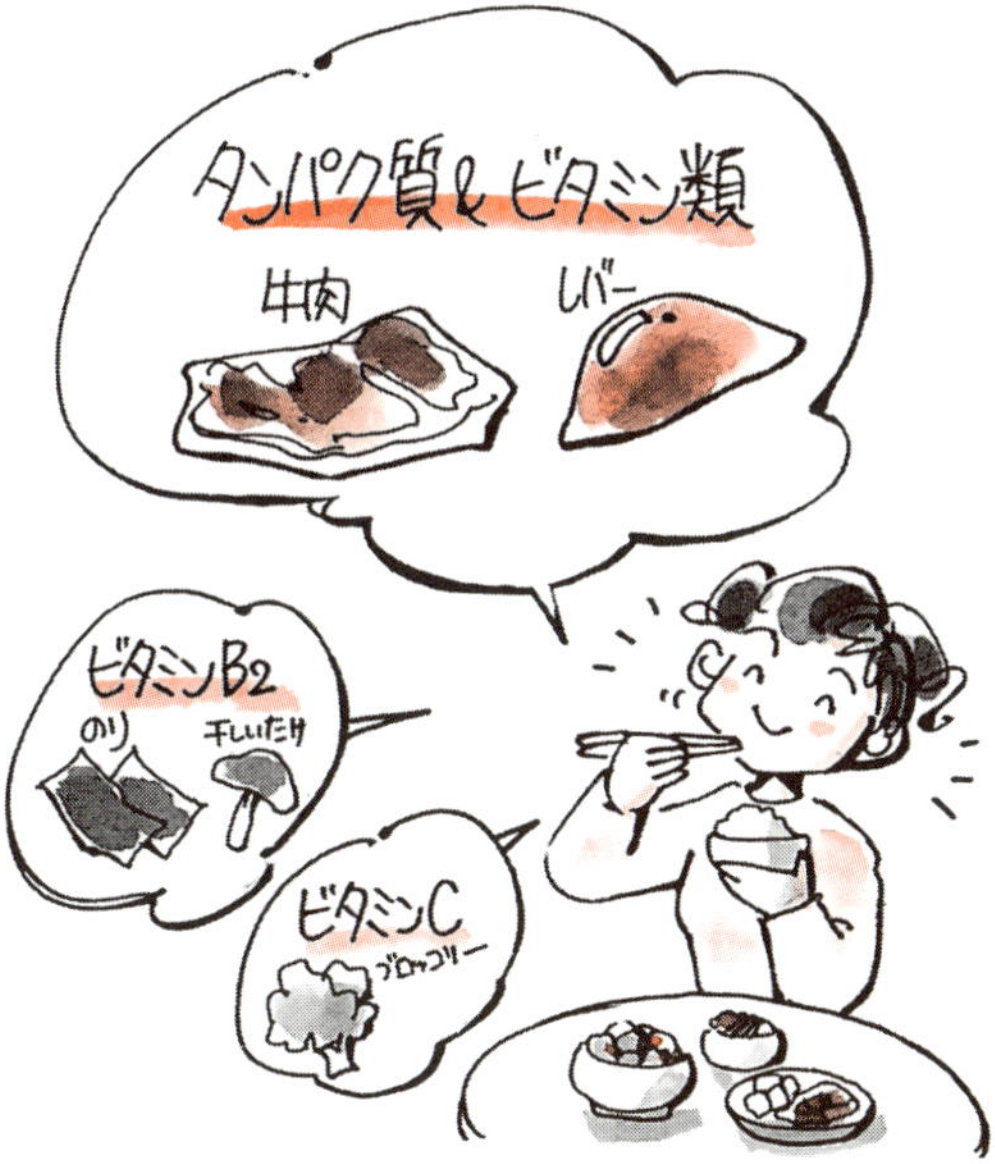

シミ・ソバカスを防ぐ食事

皮膚の抵抗力をつけるには、タンパク質とビタミン類を多くとることが大切です。化粧品などにも入っていますが、牛肉やレバーなどに多く含まれていますから、食事からとった方が簡単です。

特にビタミンB_2は紫外線に対する抵抗力をつけますし、顔の皮膚の潤いに欠かせません。また、ビタミンＣはメラニンを還元して脱色させ、色素細胞刺激ホルモン（ＭＳＨ）のはたらきを抑えます。

特に日焼けの後などには、これらのビタミンを極力とることをおすすめします。ビタミンＣは皮膚からの吸収が少ないといわれていましたが、近年皮膚から吸収の多いビタミンＣもできています。このほか、バランスのとれた食事をすることが、あなたの健康と皮膚の美しさを守ってくれます。

◆たんぱく質とビタミンの１日の所要量の目安
（20～30代の女性・五訂食品成分表より）

たんぱく質（g）		55
ビタミン	A（μg）	540
	B1（mg）	0.8
	B2（mg）	1.0
	C（mg）	1000
	D（μg）	2.5

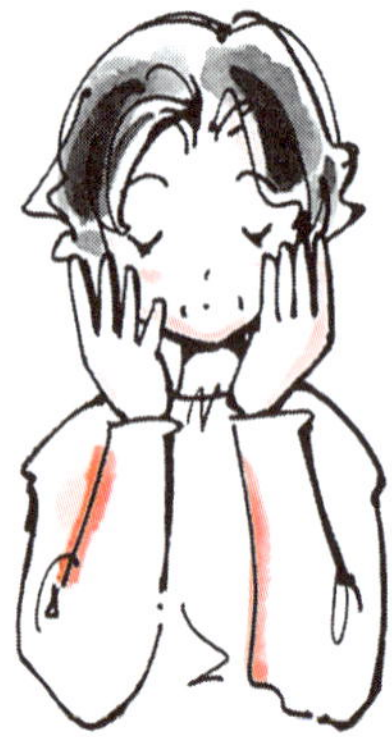

◆各ビタミンを多く含む食品

ビタミン		食品例
A		肝臓、うなぎ、バター、卵、牛乳、ほうれん草、にんじん、かぼちゃ、小松菜、しゅんぎく、海苔など
B群	B1	豚肉、うなぎ、大豆、玄米、胚芽など
	B2	肝臓、卵、牛乳、チーズ、ほうれん草、海苔、など
	B6	シャケ、サバ鶏肉、大豆、酵母など
C		イチゴ、キウイ、レモン、オレンジ、ミカン、トマト、大根、ピーマン、キャベツ、小松菜、しゅんぎく、白菜、ブロッコリー、ジャガイモなど
D		肝臓、イワシ、シャケ、卵黄、バター、干しシイタケ
E		胚芽、植物油、落花生、アーモンド、かぼちゃなど

ストレスや疲労もシミの誘因

ストレスもシミ・ソバカスの原因になります。また、精神的、肉体的な疲れもシミの原因となるので、疲れをためないようにしましょう。シミ・ソバカスは、寝不足や疲労によっても起こります。ストレスがたまると疲れやすくなり、寝不足がちになりますので、気をつけましょう。現代は、ストレス社会ともいわれています。気分転換の上手な人は、肌がいつまでもきれいです。慢性の病気になって、新陳代謝が悪くなっても、シミ・ソバカスが濃くなったり増えたりします。生理不順など、ホルモンのバランスが悪くなると、肌があれ、シミ・ソバカスも増えます。ストレスをためないで、快眠・快食・快便の規則正しい生活が、もっとも大切なことです。

シミの部分は光を吸収してもっと黒くなり成長して大きくなる

シミの部分は正常な皮膚よりも黒いため、紫外線を多く吸収します。そのため、シミの部分は正常な皮膚よりも黒くなる確率が高く、火傷の状態を起こす度合いも強くなります。シミは光を吸収してどんどん成長し、大きくなる性質をもっているのです。

ソバカスもシミと同様に光を吸収し、大きくなり、お互いがくっつきあって大きなシミへと変化していきます。皮膚の黒ずみは、シミやソバカスだけからできているのではありません。皮膚の汚れ、毛あなの皮脂の酸化、空気中の窒素酸化物や硫黄酸化物が皮膚についても、黒ずみとなります。黒ずみの小さな点は、シミ・ソバカスと同様に光を多く吸収するので、シミに成長していくことになります。皮膚が日焼けをして黒いうちはシミ・ソバカス・黒ずみも目立たないのですが、日焼けがおさまって皮膚が白くなると、これらが目立ってきます。レーザー光は黒い色を取る性質をもっていますから、皮膚の色が白くなった状態でのシミ・ソバカスのレーザー治療はしやすくなります。レーザー治療でシミ・ソバカス・黒ずみが取れると顔全体の色むらがなくなります。日焼けをしても皮膚が全体に黒くなり、また日焼けがおさまると全体が白くなります。従って、シミ・ソバカス・黒ずみは少ないうち、小さいうちに治療するのが得策といえます。

第2章

知っておきたい レーザー光線の常識

1 レーザー光線は魔法の光か？

レーザーの歴史

誰もがレーザーということばを聞いたことがあるでしょう。でも、「レーザーとは何か」という問いに答えられる人は、まず専門家以外にはほとんどいないようです。レーザーと私たちの生活へのかかわりは着実に、しかも加速度的に増えているのですが、残念ながらそのほんとうの姿は正しく理解されていないのが現状です。

レーザーの開発までの歴史をひも解くと、ニュートンが活躍していた17世紀までさかのぼります。この頃、光の正体を探ろうとする議論が盛んに行われていました。1つは光は波の性質を持っていると言う説と、もう1つは光の粒が光の正体であるという説です。この議論は1678年ホイヘンスと言う物理学者の説いた光の波動説で、光は波であると言うことでいったんは決着がつきました。しかし、それから２００年以上経った１９０５年アインシュタインが、光の量子説を説き、１９１７年レーザーの発振の原理を考えました。そして、最終的には光は非常に小さい光の粒が波の性質を持っていると言うことで落着きました。

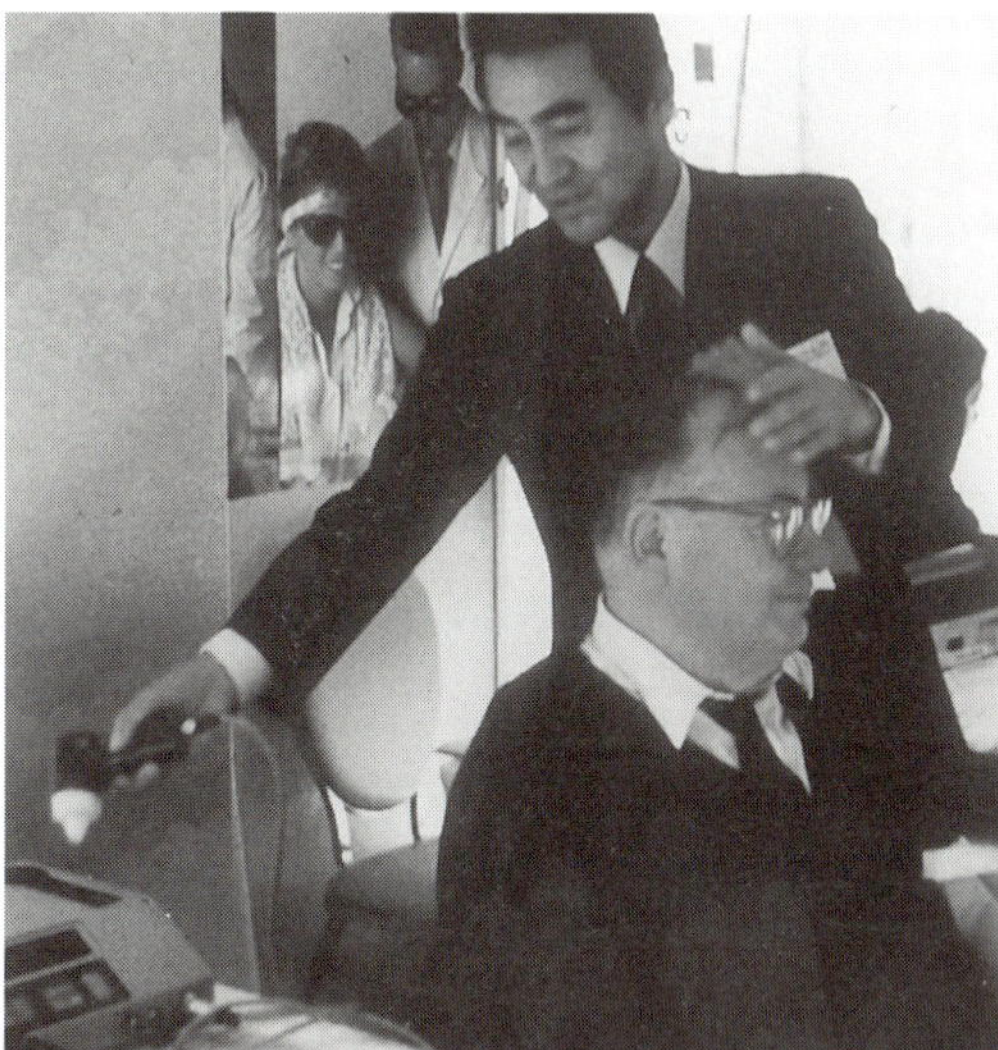
シャーロー博士を治療する著者

このアインシュタインの理論を応用し、１９５８年にシャーローとタウンズがレーザーの発振に成功しレーザーの可能性を提唱しました。その後、タウンズは１９６４年に、シャーローは１９８１年にそれぞれノーベル物理学賞を受賞しました。

そして、１９６０年にアメリカのメイマンがルビーの結晶から発振する

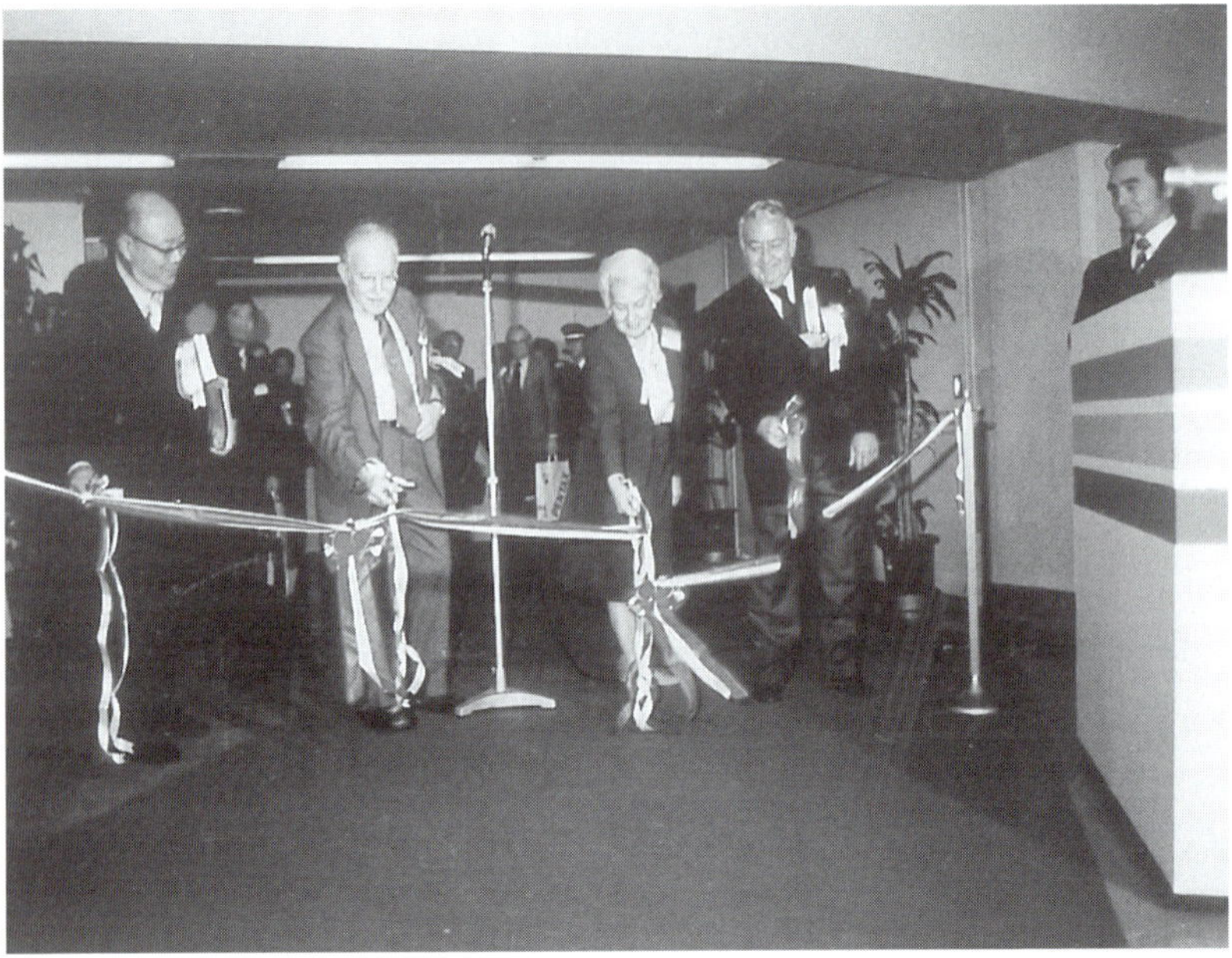

▲LASER TOKYO 81にてテープカット。
（写真左端・渥美和彦、左から２人目・ゴールドマン、右端・著者）

レーザーを発明しました。

日本では１９６５年に東京大学の渥美和彦がルビーレーザーを使ったガン治療を行い、１９７４年にアザのレーザー治療を私が始めました。

日本のレーザー医学への取り組みは早く、１９７６年に日本レーザー医学同好会、１９７９年に日本レーザー医学会が発足しました。これに米、仏、英、独が続いています。

そして、レーザーが発振されたすぐ後にアメリカの皮膚科医であり、私のレーザー医学の恩師であるレオン・ゴールドマンがレーザーの技術と医療と結びつけました。

あなたの回りにもあるレーザー

このようにして開発されてきたレーザーが、現在はどのようなところで使われているのでしょう。医療で使われるレーザーは後で詳しく述べるとして、ここでは医療以外の私たちの身の回りにあるレーザーを探してみましょう。

この本をご自宅で読まれている方、電車の中で読んでいる方、さまざまだと思いますが、音楽を聴きながら読まれている方が多いと思います。音楽を聞くためにCD・MDプレーヤーを使っている方が多いと思いますが、情報の書き込みや読み出しに半導体レーザーが使われています。この本を購入されるとき本屋さんのレジでバーコードを読み取る機械を当てお金を払ったと思いますが、このバーコードリーダーは先端からレーザーが出て、バーコードの明暗で生じる光の反射の違いから、金額や商品コードなどの情報を読み取ることができます。こんなに身近にレーザーは使われています。そのほかにもコンサートなどで使われるレーザーショーや、オフィスではレーザープリンター、光通信の光源、工業用では穴あけなどの微細加工や溶接などにも利用されています。このように、私たちの身の回りのいたるところでレーザー技術が使われ、さまざまな恩恵を受けているのです。

2 レーザーの性質と種類は？

光の4つの性質

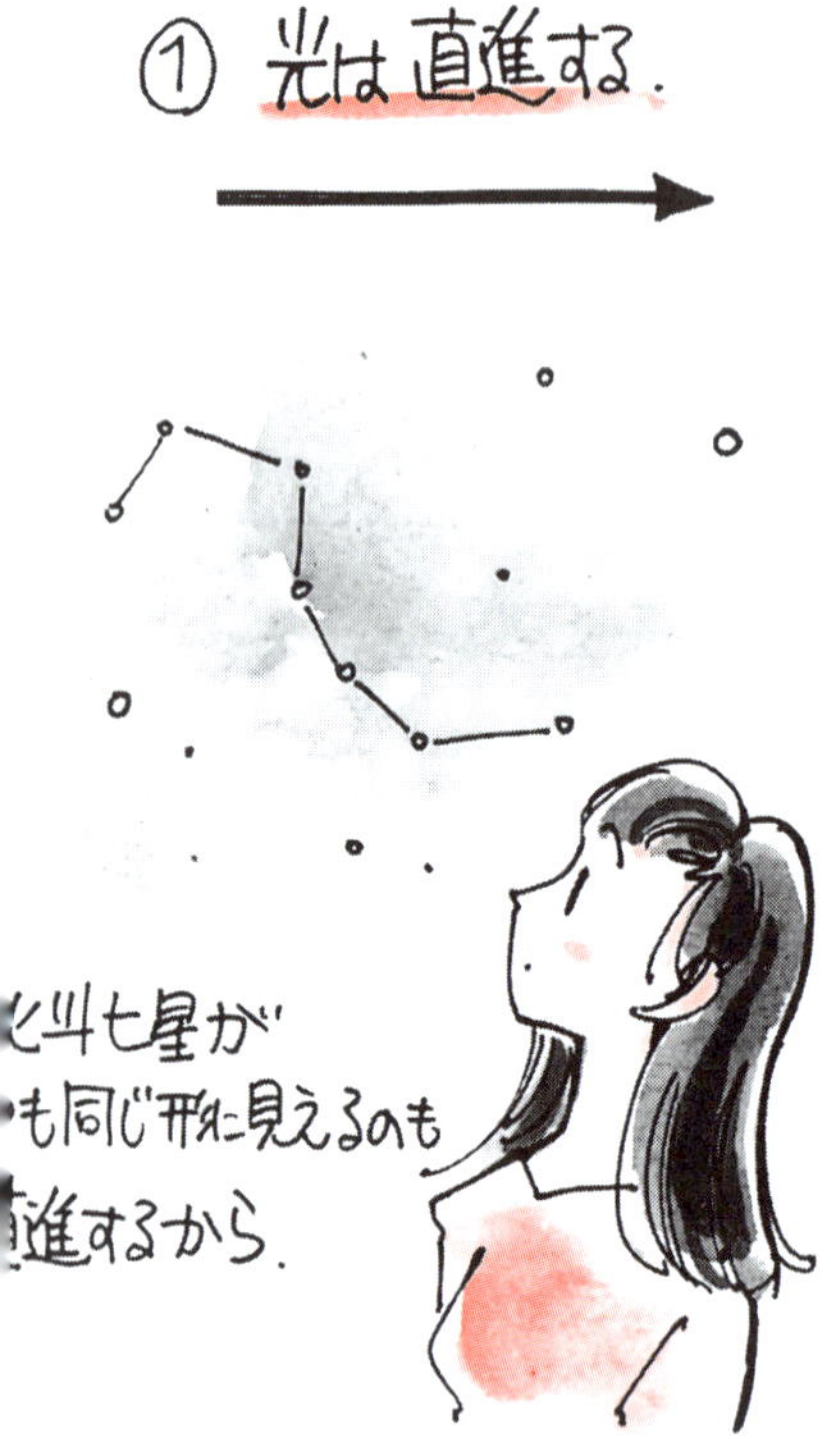
① 光は直進する.
斗七星が
も同じ形に見えるのも
進するから.

〃レーザー〃は〃光〃ですが、その実体はどのようなものでしょうか。すべての光は直進、反射、屈折、散乱、吸収などの性質をもっています。また光は粒子のはたらきもありますが、本来は波としての性質をもち、それ

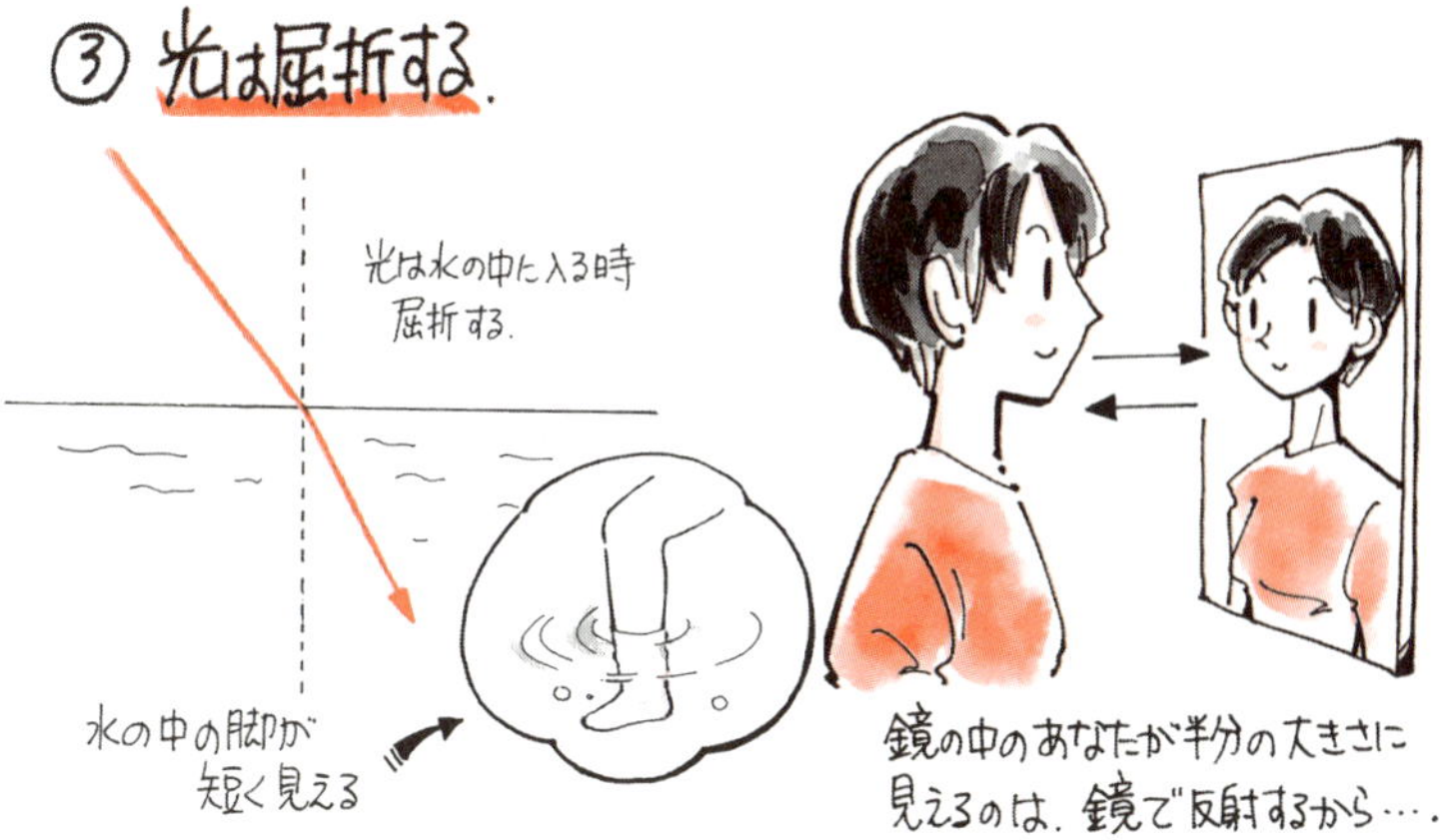
③光は屈折する。
光は水の中に入る時
屈折する。
水の中の脚が
短く見える
鏡の中のあなたが半分の大きさに
見えるのは、鏡で反射するから….

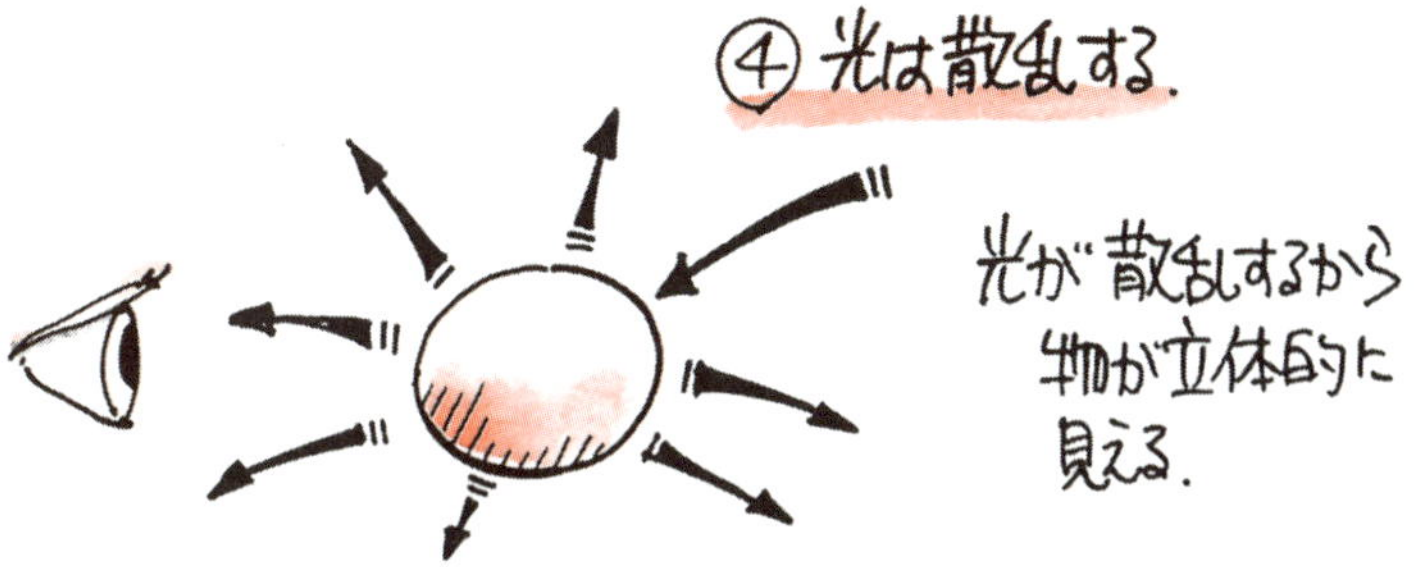
④光は散乱する。
光が散乱するから
物が立体的に
見える。

特有の波の長さ（波長）、形（位相）をもっているのです。波長とは波と波の距離のことをいいます。

たとえば、太陽光線をプリズムにあてると、7色の虹の色に分かれます。これは、光のもとになっている原子の波長がそれぞれ違うことによります。波長が異なると、屈折のしかたも違うのです。夕立ちのあと空に描かれる7色の虹も同じことがいえます。雨の細かい水滴がプリズムの役目をするのです。

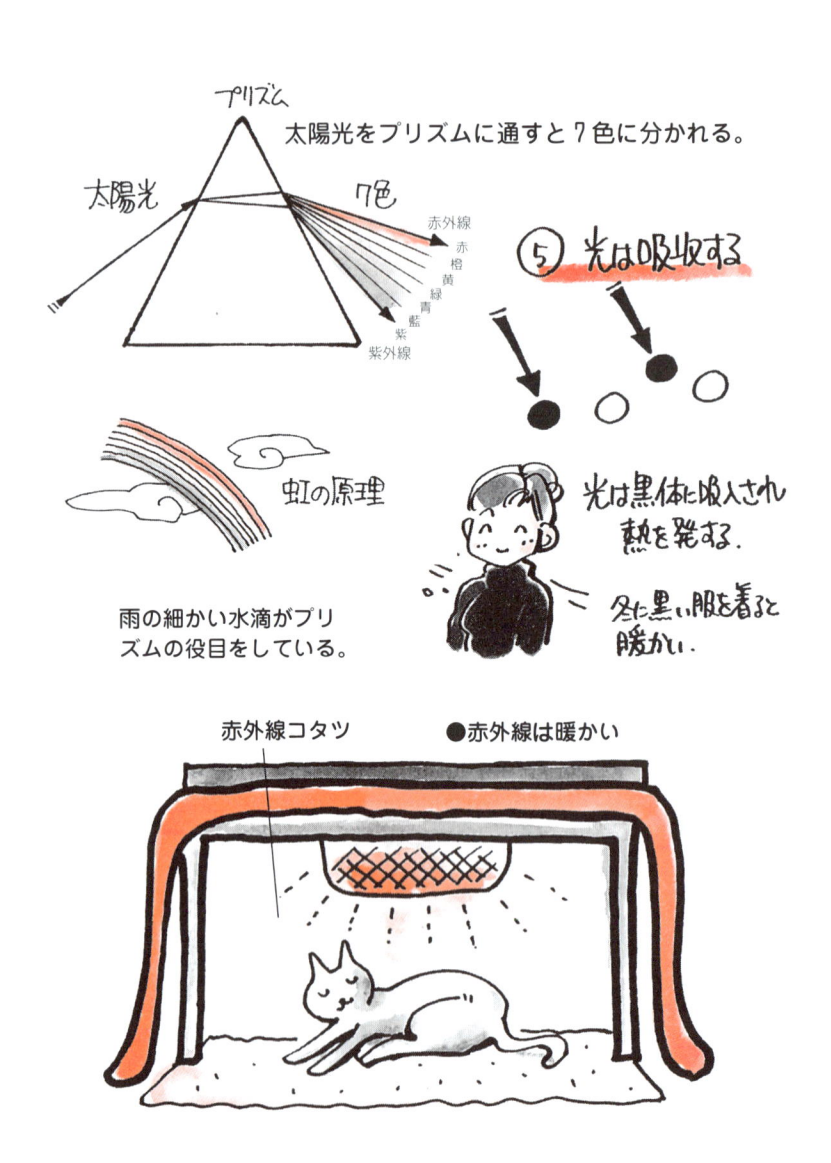

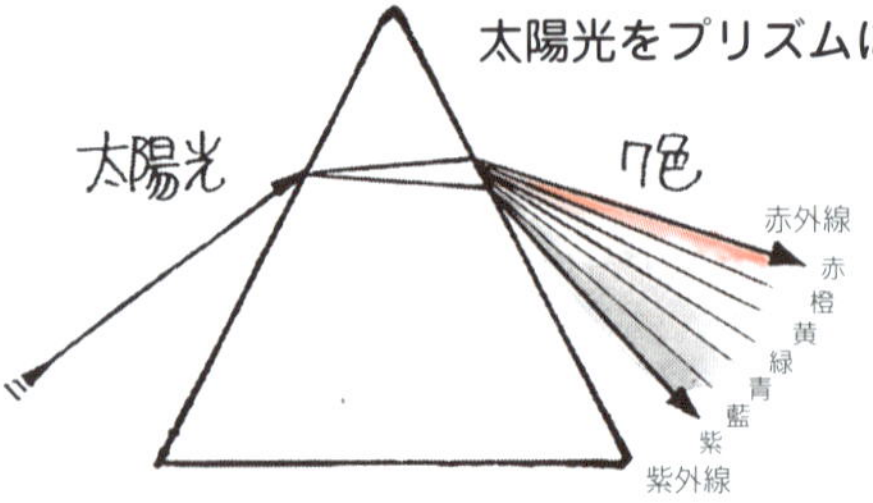

太陽光をプリズムに通すと7色に分かれる。

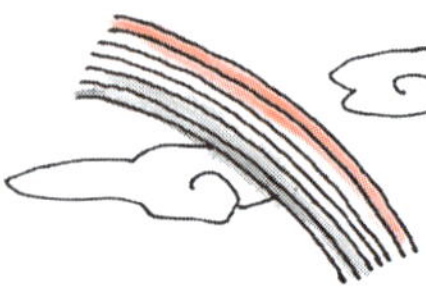

雨の細かい水滴がプリズムの役目をしている。

⑤光は吸収する

光は黒体に吸入され熱を発する。

冬に黒い服を着ると暖かい。

赤外線コタツ

●赤外線は暖かい

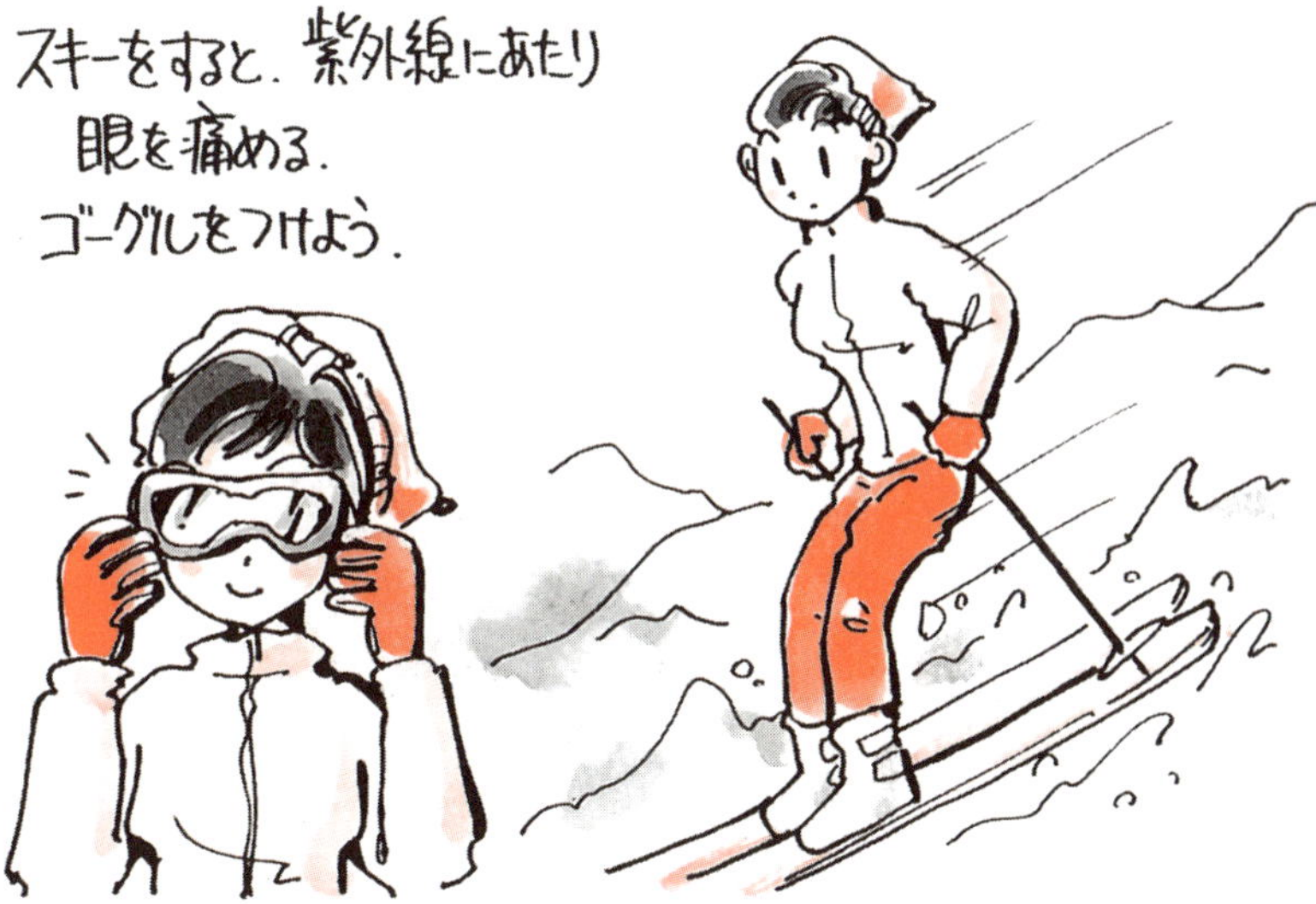
スキーをすると、紫外線にあたり
眼を痛める。
ゴーグルをつけよう。

光は波長によって、色も振動数も違ってきます。波長が長いと振動数が少なくなってエネルギーは弱くなり、逆に波長が短いと振動数が多くなってエネルギーは強くなります。

私たちに見える光、可視光は光全体の37％であり、波長の長い順に並べると赤、橙、黄、緑、青、藍、紫となります。この可視光の両端には目には見えませんが、それぞれ波長に長い〈赤外線〉、短い〈紫外線〉があります。赤外線は熱線とよばれ、赤外線こたつに利用されています。

それに対して紫外線は波長が短いため、いろいろな化学作用を引き起こし、日やけ、雪目などの炎症を起こさせる力や殺菌力があるということはご存知のとおりです。このように、光は波長によって性質がまったく違うものです。

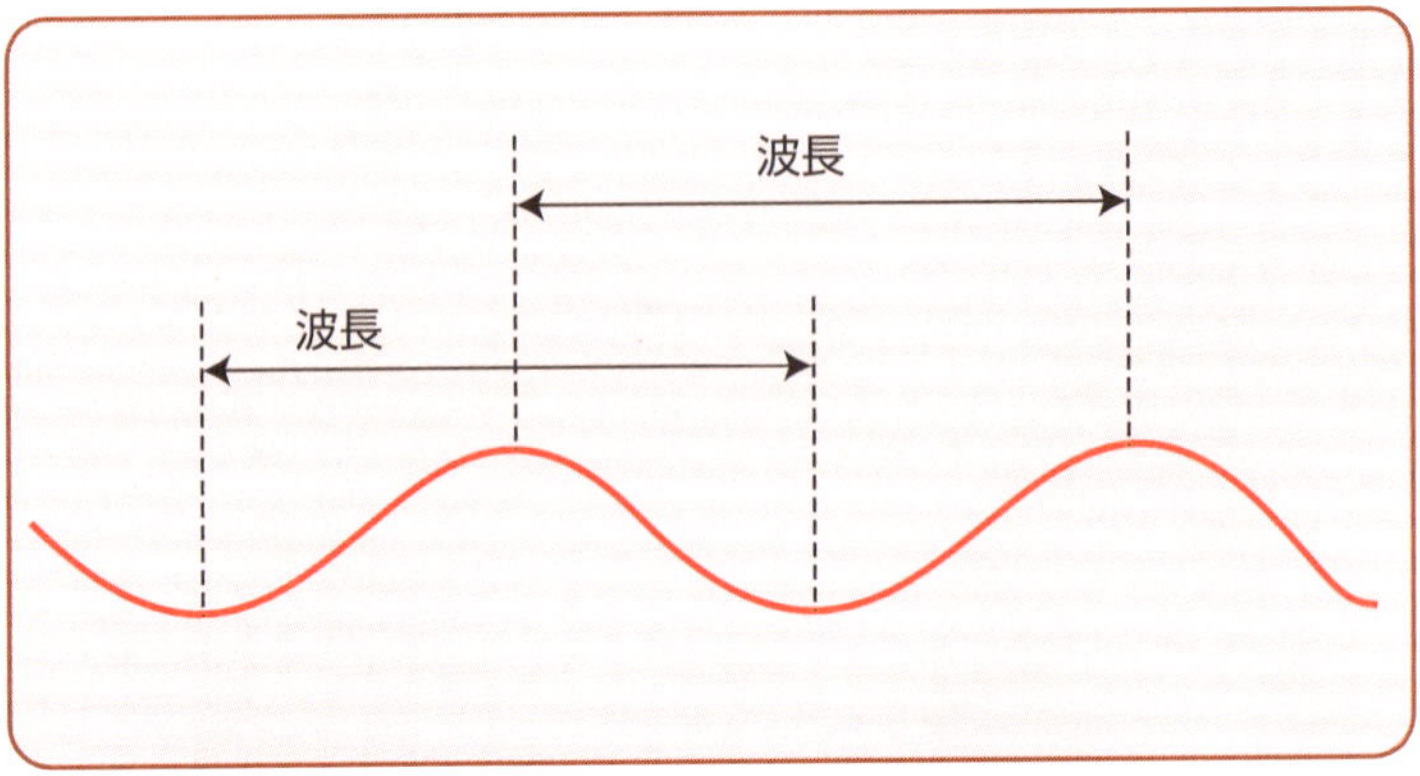

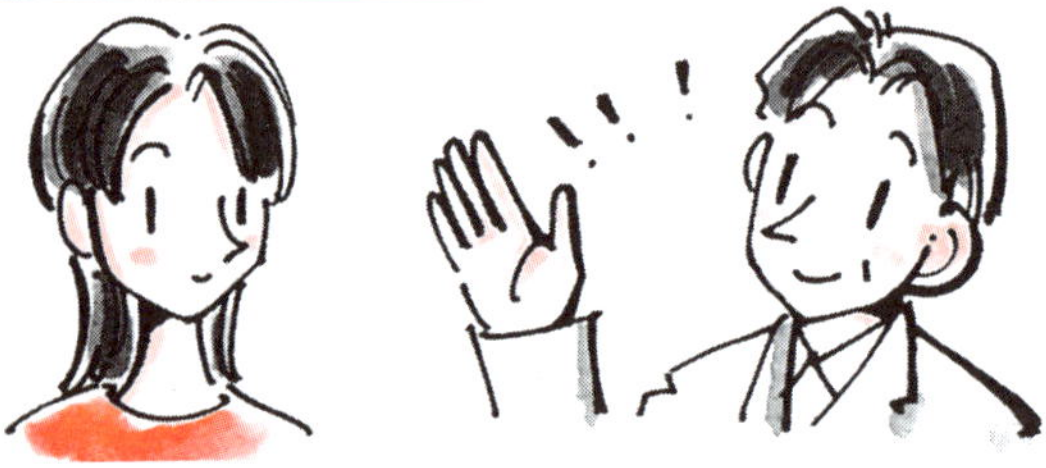

レーザーの3つの性質

レーザー（LASER）という語は「誘導放出による光の増幅」という意味の（Light Amplification by Stimulated Emission of Radiation）の頭文字からとっています。〝誘導放出〟などととといってもピンときませんから、レーザーの性質をもっと具体的に見ていくことにしましょう。

レーザー光線は太陽光や電球と言った普通の光と違い、①単色性、②可干渉性、③集光性・指向性といった特徴を持っています。

1 単色性

光は波としての性質を持っていて、波の山から山、谷から谷の長さを波長

赤い
ルビーレーザー
光
波長
波長・694.3ナノメーター
赤い
ヘリウムネオンレーザー
光
波長
波長・630ナノメーター

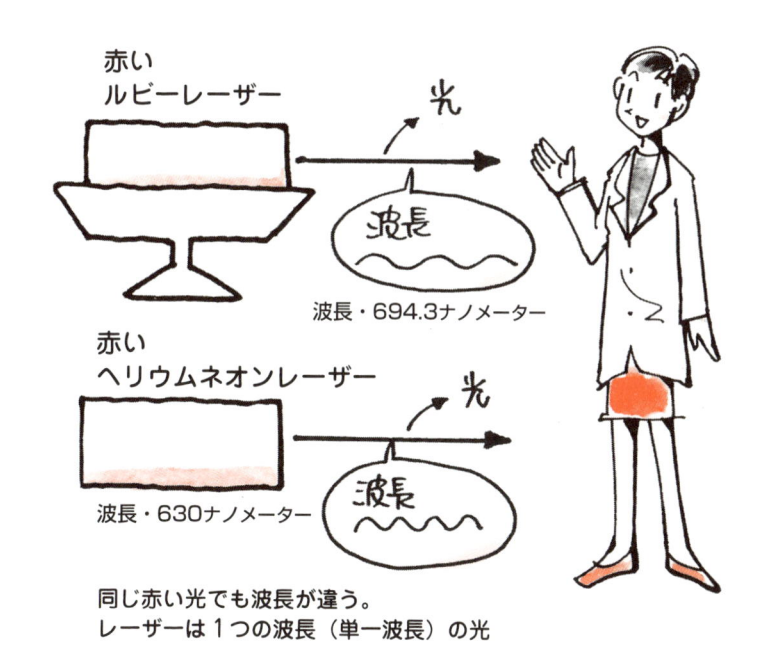

同じ赤い光でも波長が違う。
レーザーは1つの波長（単一波長）の光

と呼んでいます。レーザーは単一の波長をもった光子の集まりで、この性質を単色性（monochromacy）があるといいます。太陽光はプリズムを通すと7色の光に分かれますが、これは太陽光がいろいろな波長の光の集まりからできていることの証明になります。これに反し、レーザー光線はプリズムを通しても、単一色のままなのです。

2 可干渉性

これも光の波としての性質ですが、レーザー光線の2つの光を重ねたとき、波の山と山が重なるとき、光子の位相が合っているといいます。山と山・谷と谷が重なるとお互いに強めあい、山と谷が重なると弱めあいます。2つのレーザーの光は位相が合い、足並みを揃えているのでおたがいに強め

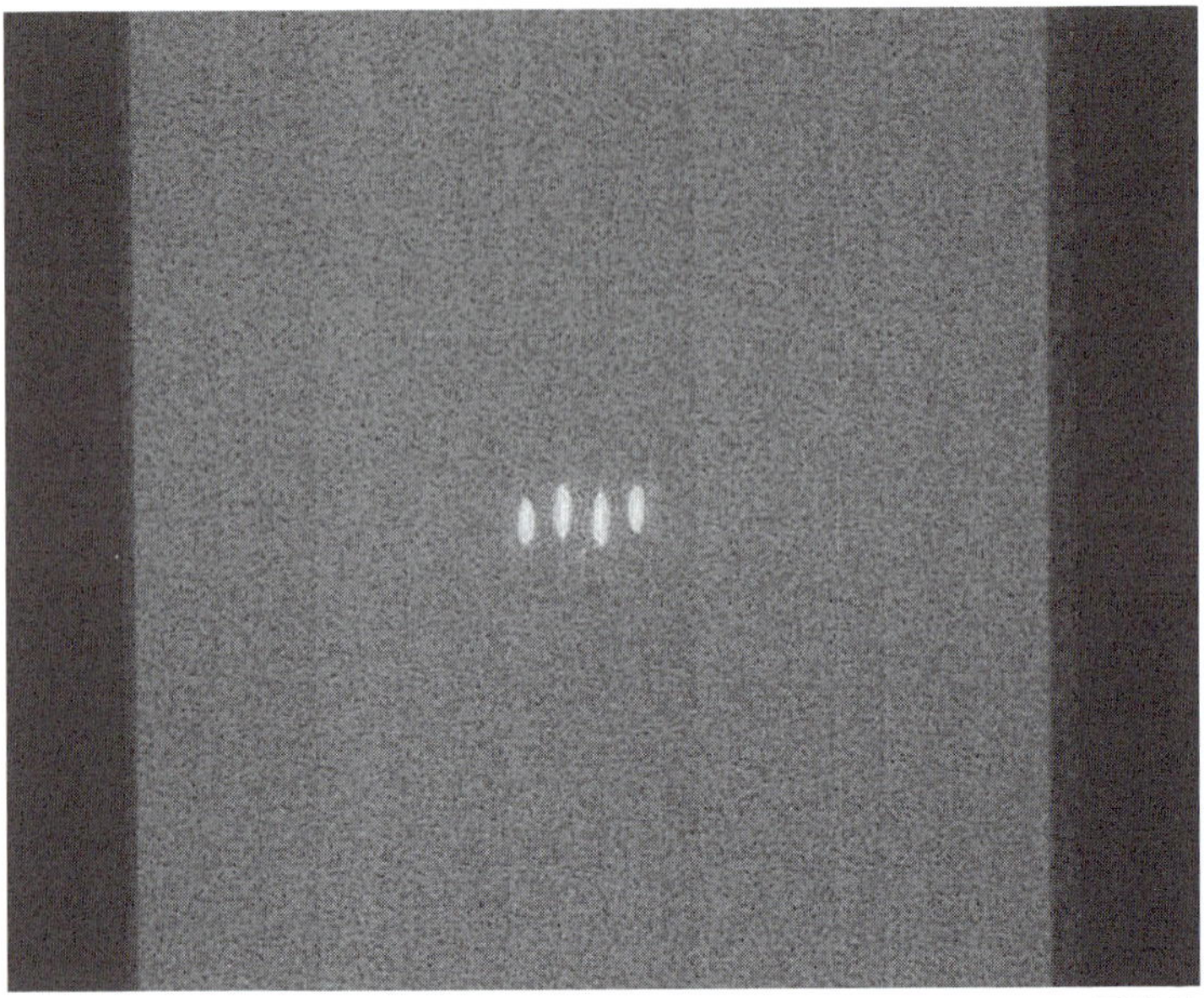

▲干渉縞

あうことになり、明暗のはっきりした縞模様が現れます。これを干渉縞といい、このような光の性質を可干渉性といいます。しかし、通常の光は位相がばらばらなので、2つの光を重ねても位相がずれるため打ち消しあったり、揃ったりしてばらばらなので、縞模様が現れません。位相が揃っている場合の性質は立体写真(ホログラフ)を作ったり、干渉計などに利用されています。

3 指向性

レーザー光線はすべての光が平行で同じ方向を向いています。このように平行に進む光の性質を指向性が良いといい、拡散することがないのです。レーザーポインターなどで、何メートルも離れたところから1点を示せるのはこのためです。電灯などの光は、拡散

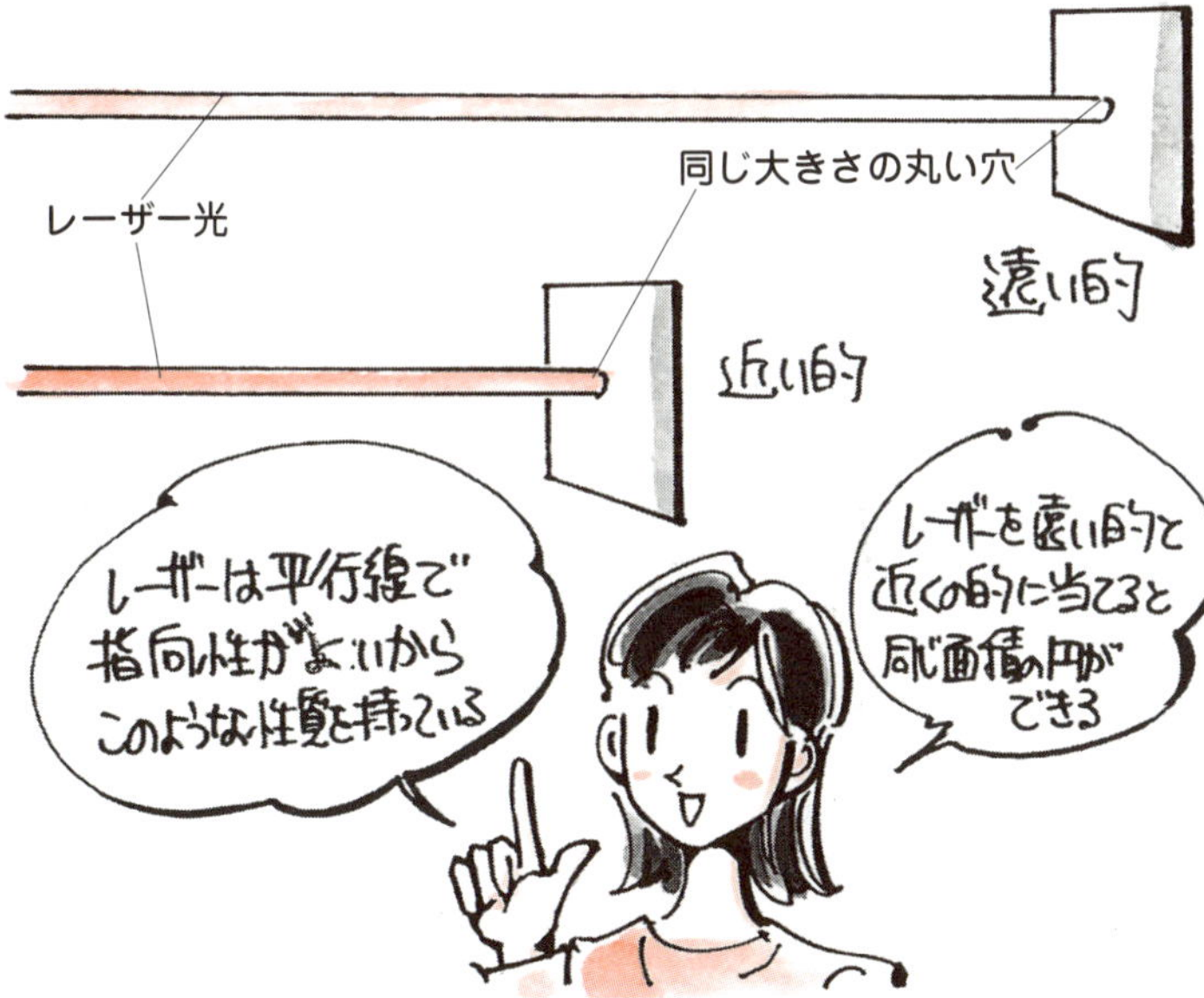
同じ大きさの丸い穴
レーザー光
遠い的
近い的
レーザーは平行線で指向性がよいからこのような性質を持っている
レーザを遠い的と近くの的に当てると同じ面積の円ができる

する光なので、1つの電球で部屋中を明るくすることが可能です。またレーザー光線は集光性にすぐれ、レンズによって平行光線を1点に絞ることができます。太陽光線などよりはるかに絞りこまれ、1μm（マイクロメートル…100万分の1メートル）以下まで可能です。これはエネルギーを非常に小さい面積に集中できることを示しています。このような特徴を持つレーザーは、簡単に言うと強いエネルギーをレーザー光が発生するレーザー媒体に与え、物理的な作用によりそのエネルギー（光）の向かう向きを揃えることによって発生します。その発生の仕方や媒体の違いから、レーザーをいくつかの種類に分けることができます。

レーザーの種類は？

1 固体レーザー

先に述べたレーザー媒体が、固体のものをいいます。このレーザーは比較的構造が簡単であるため、初めてレーザーの発振に成功したメイマンは、人工ルビーの結晶をレーザー媒体として使用しました。このルビーレーザーは固体レーザーの1つなのです。固体レーザーはレーザーが発生可能な原子にある不純物を混ぜたもので構成されます。人工ルビーの結晶は、クロム原子と酸化アルミニュウムを混ぜて作ったものであり、同じ固体レーザーでも工業用の加工などによく用いられるネオジミウム・ヤグレーザーの結晶は、ネオジミウムという原子とイットリウムやガーネットなどを混ぜて作られます。その他にもアレキサンドライトなどといった宝石の結晶が用いられます。

2 液体レーザー

基本的には固体レーザーと同じ原理ですが、レーザーの媒体がアルコールなどの溶液に色素溶剤を混ぜたものを使います。そのため、色素レーザーとも言います。このレーザーの特徴は、色素溶剤の分子構成を変えることで、簡単に波長を変えることができます。そのためレーザーを使った基礎的な研究などに使用されることが多かったようです。

3 気体レーザー

気体レーザーの構造は、蛍光灯やネオン管などと同じような両端に電極を持つ管の中に、レーザー発信が可能なガスを封入し、レーザ発信に必要な条件を備えています。

中に封入するガスは二酸化炭素・ヘリウムネオン・アルゴン・クリプトン・窒素などさまざまで、炭酸ガスレーザー、ヘリウムネオンレーザー、アルゴンレーザーなどと呼ばれています。

4 半導体レーザー

今まで説明してきたレーザーは、電気エネルギーをいったん光に変えてレーザー発振のエネルギー源としていました。これに対し、半導体レーザーは、半導体化合物へ電気エネルギーを与えるときに、レーザー発振に必要な条件を満たすことができるので、レーザー光が放出するものなのです。

この半導体化合物にはさまざまな種類がありますが、この種類や組み合わせを変えることにより、違った波長のレーザーが得られます。

5 その他のレーザー

このほかにエキシマレーザーや非線形レーザー、エキシマレーザー、フリーエレクトロンレーザーなどがあります。

3 レーザーは生体にどのように反応するの？

刺激の強さで生体反応も変わる

「あらゆる刺激は、それが非常に弱い刺激である場合生体には何ら影響を与えないが、徐々に刺激を強くすると生体への反応を助長し、中程度の刺激はさらに助長する度合いを高める。強い刺激はこれを抑制し、さらに強い刺激は停止せしめる」。19世紀後半に2人のドイツ学者、アーンツ・ルドルフとシュルツ・ヒューゴーが唱えた〝アーンツ・シュルツの法則〟です。

筆者はこの刺激をレーザー刺激にあてはめて、グラフ化してみました。レーザーととくに関係の深い光熱刺激を取り上げ、この法則にそって説明します。A—B間では、レーザーの出力とエネルギーがあまりにも低いので、生体は反応しません。B—D間では光生物学的活性化が起こり、D—E間では

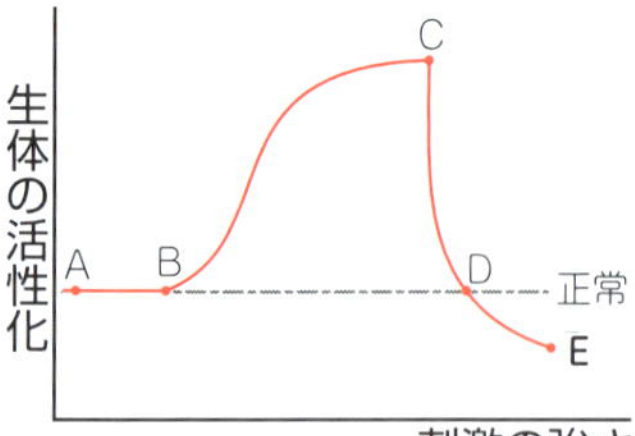

図1

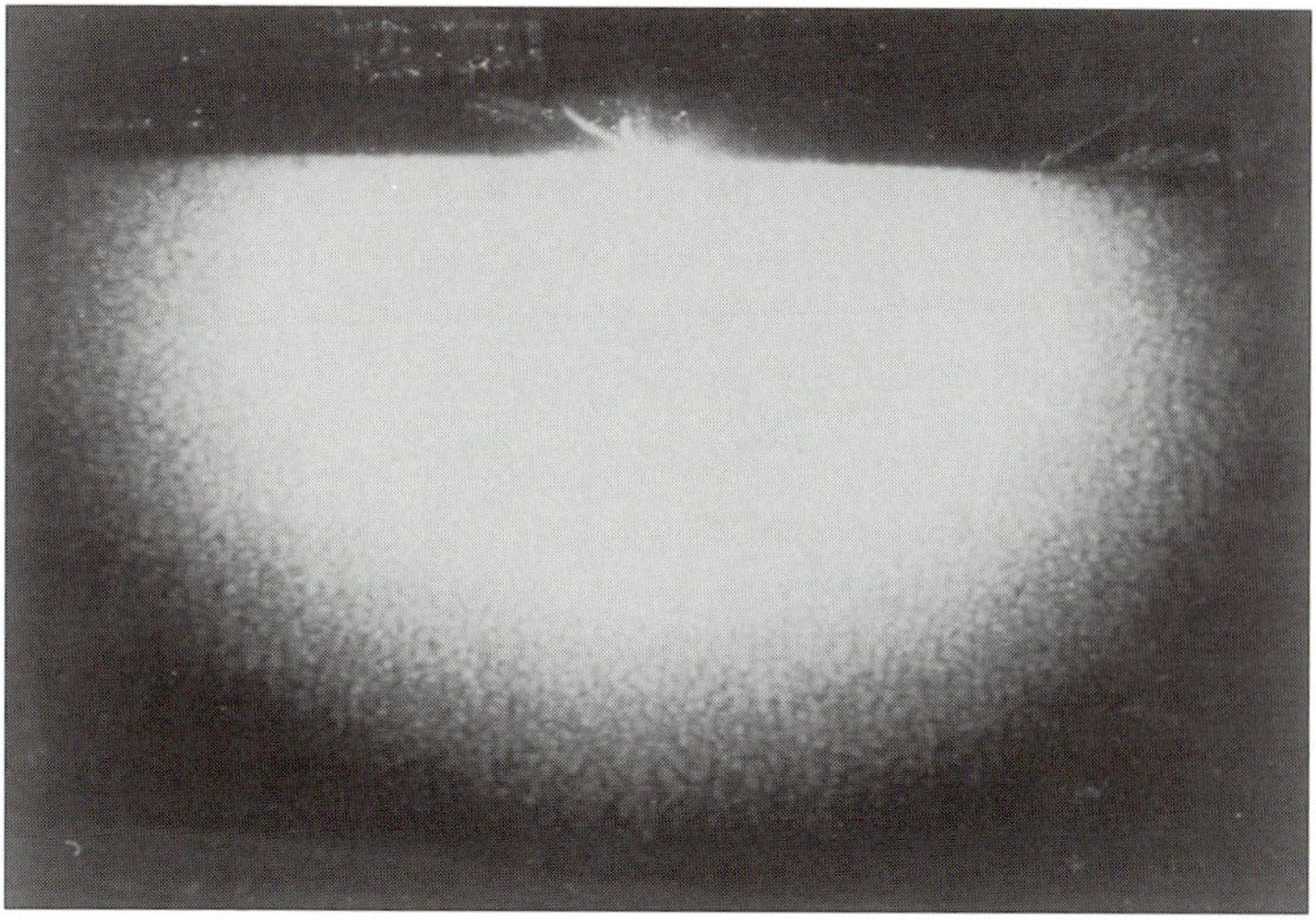

図２　アクリル板の照射されたHeNeレーザー

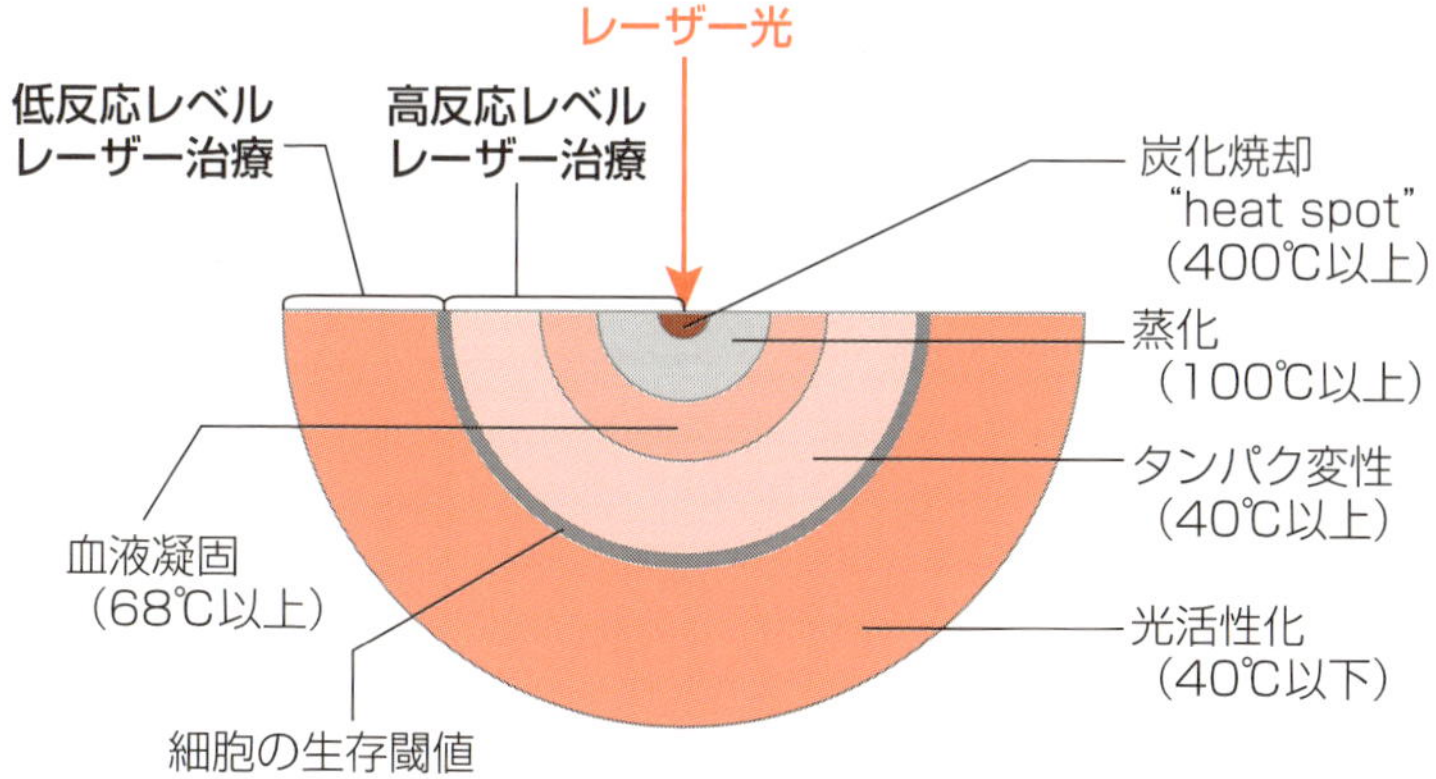

図３　レーザー照射時における生体反応

69　細胞の生存閾値

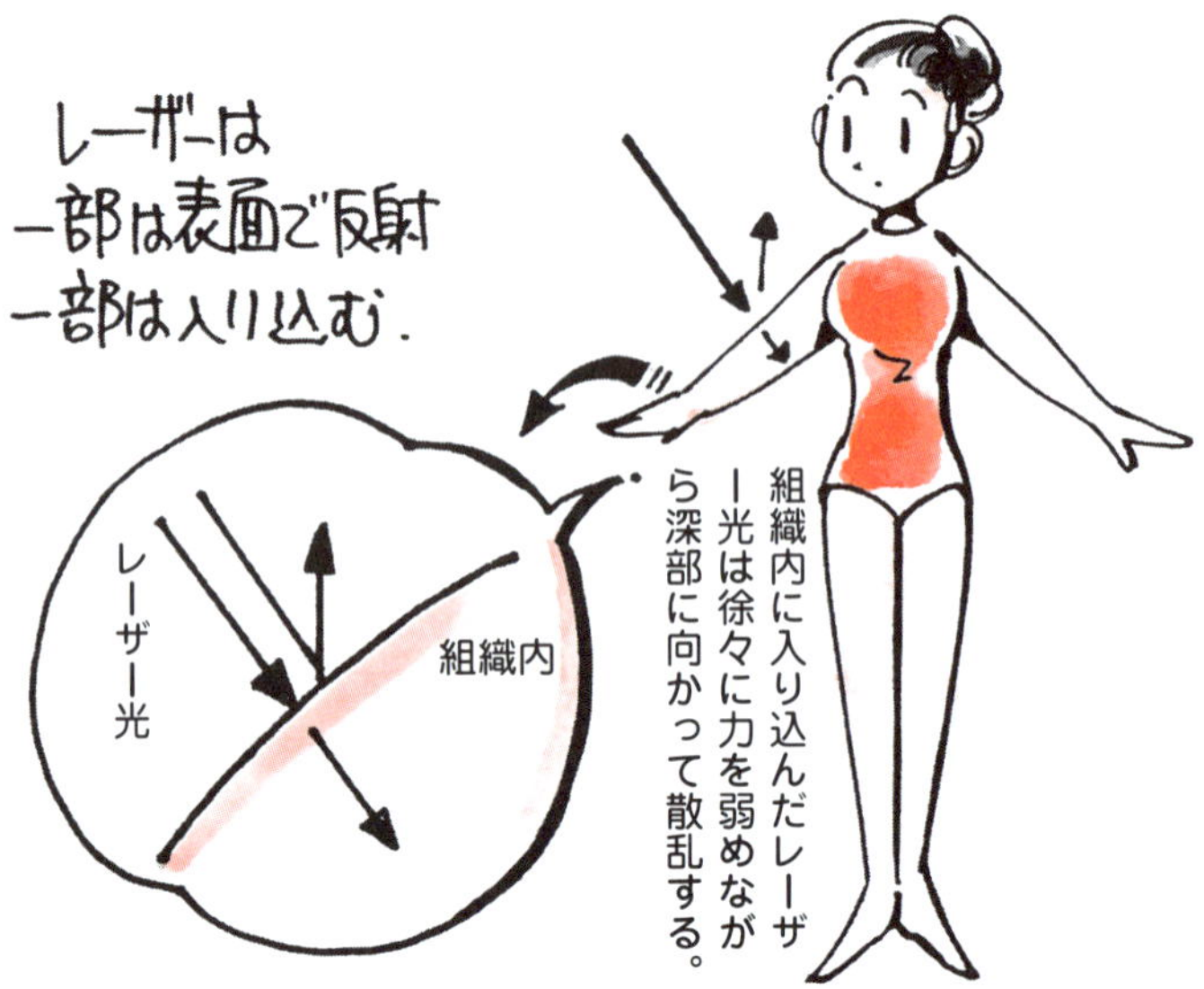
レーザーは
一部は表面で反射
一部は入り込む.
組織内に入り込んだレーザー光は徐々に力を弱めながら深部に向かって散乱する。
レーザー光
組織内

抑制または破壊が起こり、E点で生体の反応は止まってしまいます（図1・68ページ）。

もう少し具体的にいうと、レーザー光線を皮膚に照射すると用いられたレーザーの種類や、与えられたエネルギー密度の違いによって、さまざまな反応を示しますが、一部は表面で反射し、一部は組織内に入り周辺やより深部の組織の深い部分に向かって徐々に強度を弱めながら散乱します（図2・69ページ）。

69ページの図3は、中心の最も反応が強い部分のヒートスポットで炭化焼却が起こり、さらに、外側に向かって順に蒸化（100℃以上）、血液凝固（68度C以上）、タンパク変性（40度C以上）、光生物学的活性化（40度C未満）の反応が起こります。タンパク変性と活性化の層の間の太い線は細胞の生存閾値を示します。これらの反応の違いをさまざまなレーザー治療に利用しています。

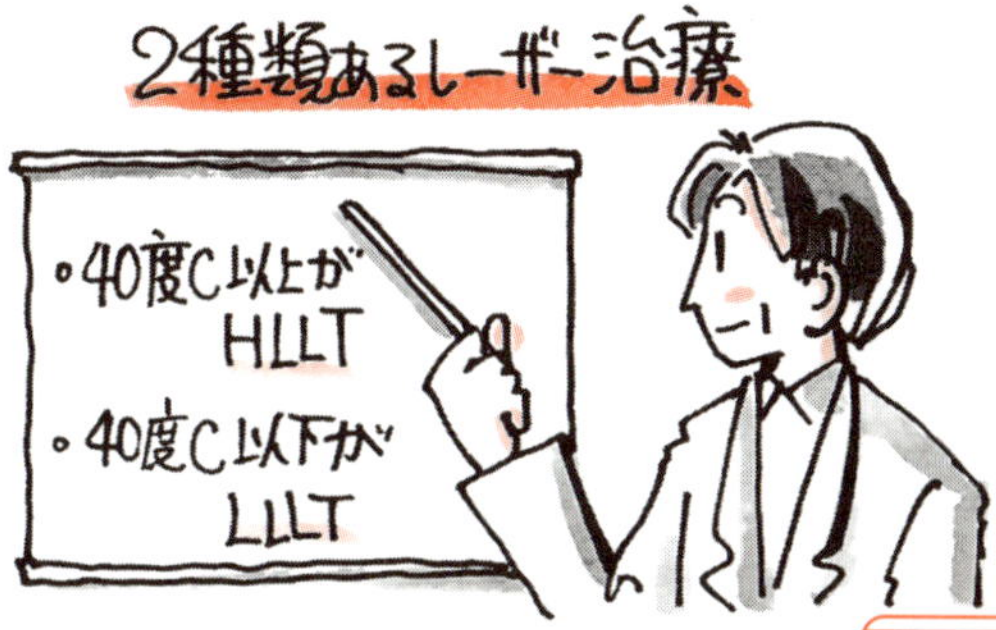
2種類あるレーザー治療
・40度C以上が
HLLT
・40度C以下が
LLLT

2種類ある レーザー治療

前述の炭化焼却・蒸散・血液凝固・タンパク変性までの反応は、細胞を破壊する反応ですが、このような反応を光生物学的破壊反応と呼び、この強い反応を治療に役立てる時、『高反応レベルレーザー治療：High reactive Level Laser Treatment: HLLT』と分類します。これに反し光合成のような、光生物学的活性化の弱い反応を治療に役立てる時『低反応レベルレーザー治療：Low reactive Level Laser Therapy: LLLT』と分類しています。

レーザー光線が医療に用いられた当初から、光によって起こる放射熱を利用したＨＬＬＴが行われました。レーザー医学界は、現在でもこの熱を利用した治療法が主流です。したがってレーザー治療というと、レーザー光線を熱に変えて、生体を焼いて切ったりするレーザーメスのイメージが強いのですが、最近では、熱以外のレーザーの〝光〟としての性質を利用するＬＬＬＴも注目されています。これは、光が草木の葉を緑に変えたり、リンゴを赤くするといったはたらきを治療に用いるものと考えることができます。

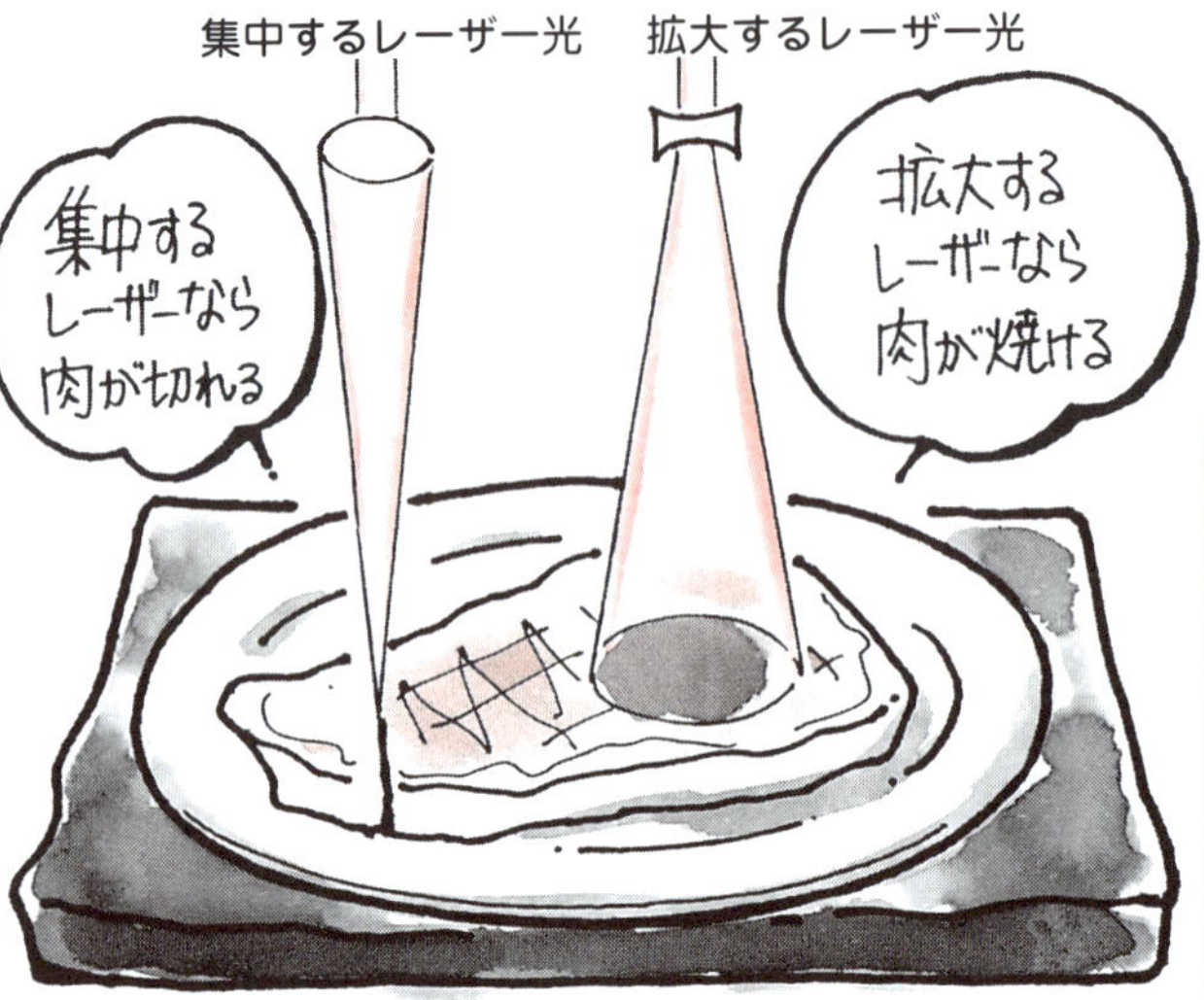
集中するレーザー光
拡大するレーザー光
集中するレーザーなら肉が切れる
拡大するレーザーなら肉が焼ける

1 高反応レベルレーザー治療（HLLT）

高反応レベルレーザー治療（HLLT）は レーザーの光を生体に照射することによって起こるジュール熱を利用し、細胞、組織を送状的破壊する治療ですが、この治療は古くから行われている治療で、次のようなものがあります。

ⓐ 炭化焼却・蒸散を利用した治療

皮膚を切開したり、各種の腫瘍の除去をしたり、黒や茶色を取り除くのに使われています。

ⓑ 血液凝固を利用した治療

血液凝固させ止血したり、赤アザの色を取り除いたり、脳腫瘍を取り除いたりします。

ⓒ タンパク変性を利用した治療

眼底の網膜剥離症を光凝固させたり、赤アザや花粉症の治療に使われています。

●低反応レベルレーザー治療の応用例

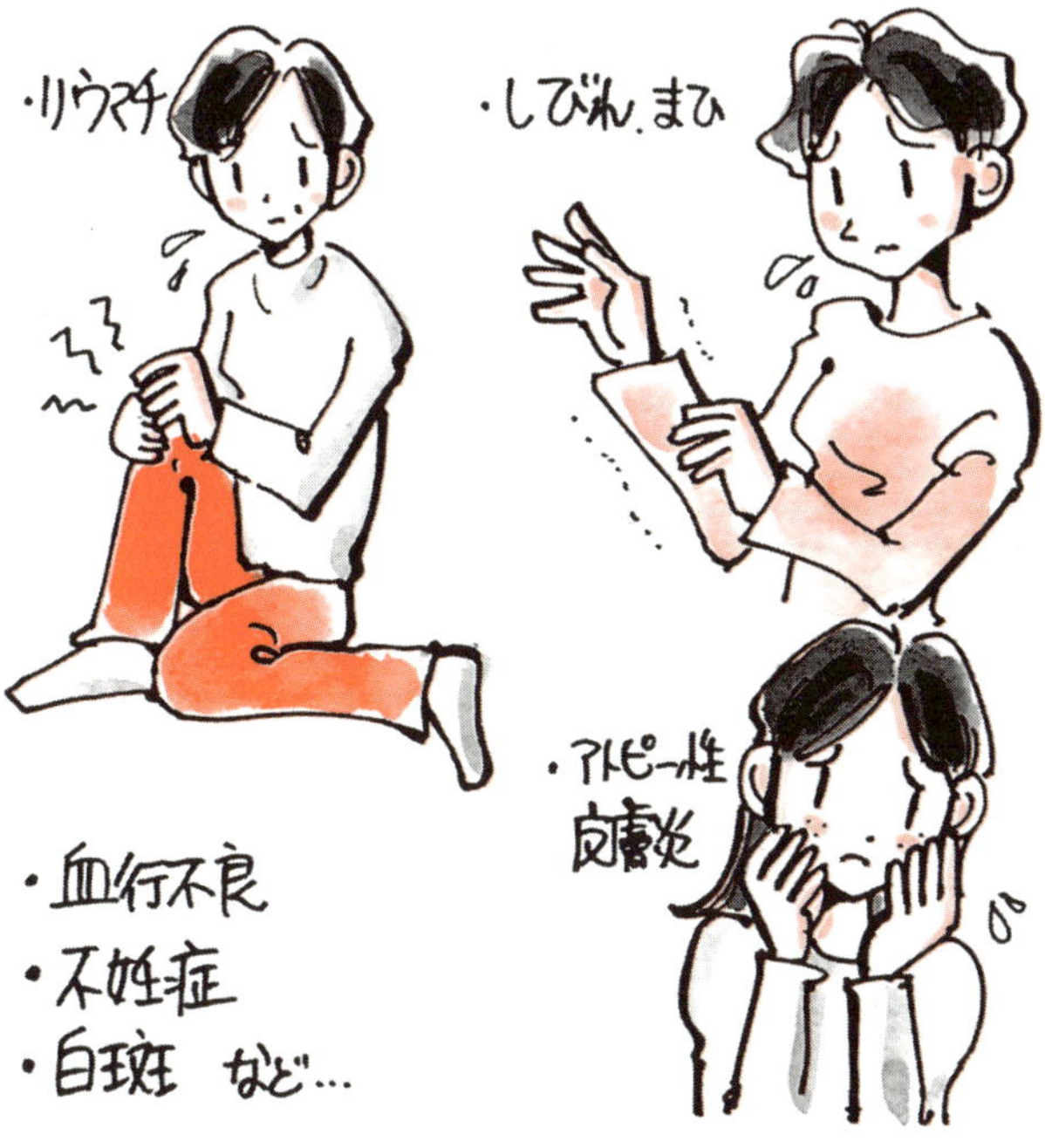

2 低反応レベルレーザー治療（LLLT）

低反応レベルレーザー治療は高反応レベルレーザー治療と違い、生体組織を活性化するものを意味しています。また、これらの各種反応は、波長の種類によって、その反応の仕方が異なってきます。

低反応レベルレーザー治療の応用例としては、難治性潰瘍の治療、各種疼痛の緩解のほか、浮腫、しびれ、麻痺、血行不全、リウマチ、アトピー性皮膚炎、不妊症、白斑などに対する治療があげられます。

写真❶ ▶

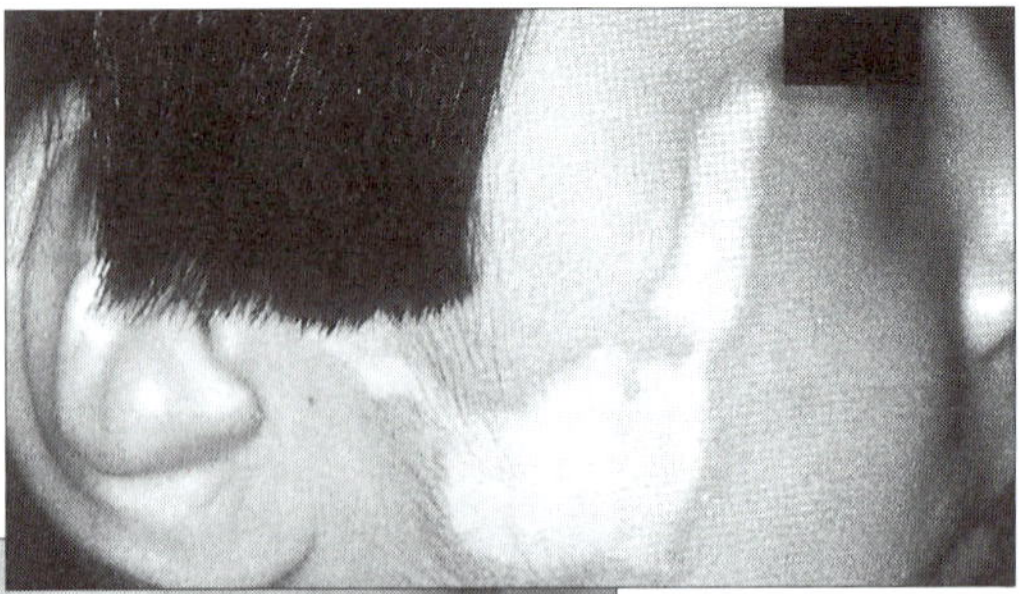

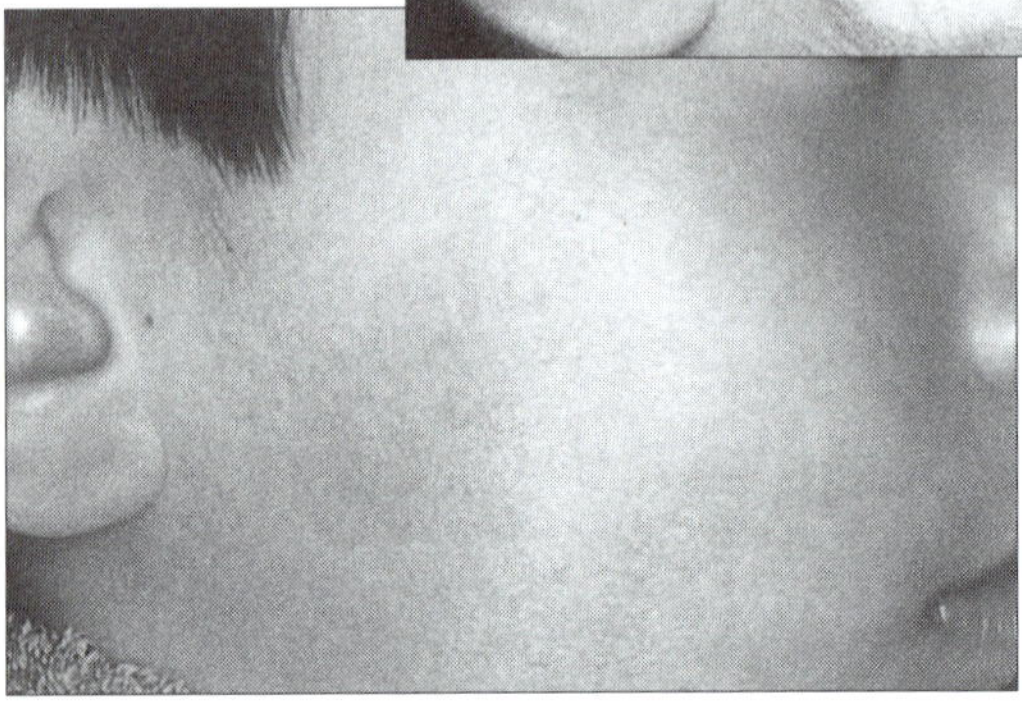

◀ 写真❷

白斑は、白なまずとも呼ばれ、色素細胞のメラニン形成が悪くなったり、生まれつき皮膚の一部に色素細胞のはたらきがない場合などによく起こります。アルゴンレーザー（高反応レベルレーザー治療）で治療後3週目の状態です（写真❶・❷）。中心部の出力密度の高い部分は、熱による反応が出ているだけで、メラニン色素は出ません。しかし、周辺部の出力密度の低いところに、色素沈着が起こっているのが認められます。これは、周辺に散乱した弱い光がメラノサイト（メラニンを作る色素細胞）を活性化させ、色素を作ったのです。創傷の治療と低反応レベルレーザー治療を結びつけたのは、ハンガリーのメスターです。1968年にマウスの皮膚に微量のレーザーを照射することで発毛促進が起きることを証明し、適量のレーザー照射が生体の活性化

ハリ治療よりレーザー光のツボ療法のほうがよく効く。

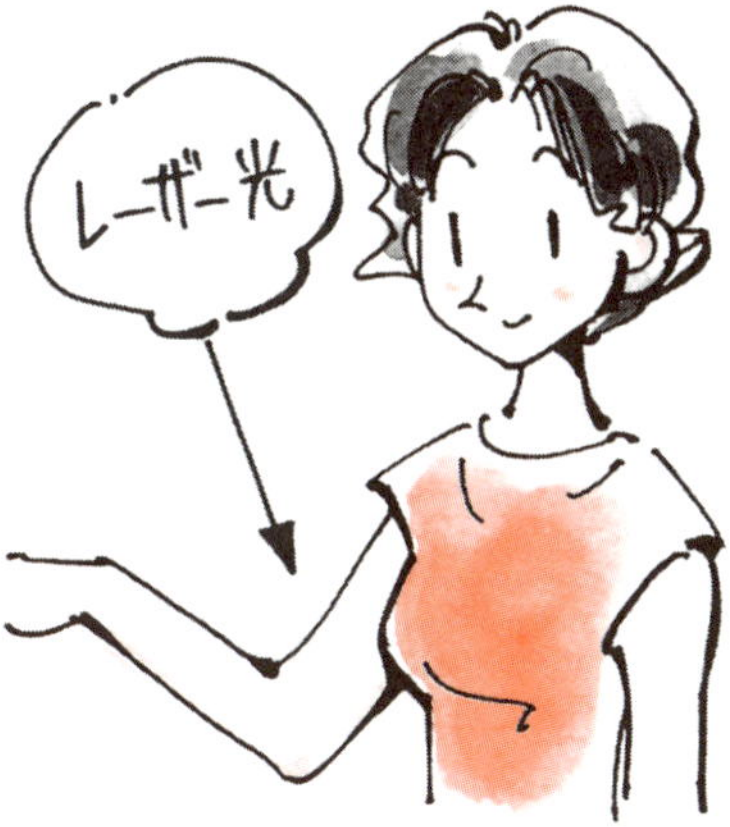

を促すことを確信し、創傷の治療に応用しました。ヘリウム・ネオンレーザー、アルゴンレーザーを用いて、治りにくい足の潰瘍や褥創の治療に成功したのです。潰瘍の場合、欠けている組織に新しく血管が再生され、肉芽組織で埋められます。その表面を上皮細胞が覆い、治癒にいたるのです。

１９７０年代、カナダのプロッグはハリ治療を研究していましたが、レーザーによるツボ刺激のための装置を開発し、日本の神経生理学の神川はこの考えを継いでヤグレーザー、ヘリウム・ネオンレーザーを使いました。中国のZhou-Yo Chengは、炭酸ガスレーザーツボ刺激治療が中国式ハリ治療より治癒率が高いことも証明しました。

私は胸部の赤アザをアルゴンレーザーで治療していて、赤アザばかりでなく、併せ持っていた帯状疱疹後の肋間神経痛が同時に治って、レーザーで痛みが取れることを知りました。これらの研究の成果をふまえ、私は治療機の価格を下げ使いやすくするために、半導体レーザーによる装置を松下電器産業と共同で開発し、現在ではあちこちの大学病院やクリニックでこの半導体レーザー治療機が見られるようになりました。そして、病気や症状に合わせて神経系、血管系、リンパ系治療の３つのほかに、ハリや灸のツボを加えた治療の普及に努めています。

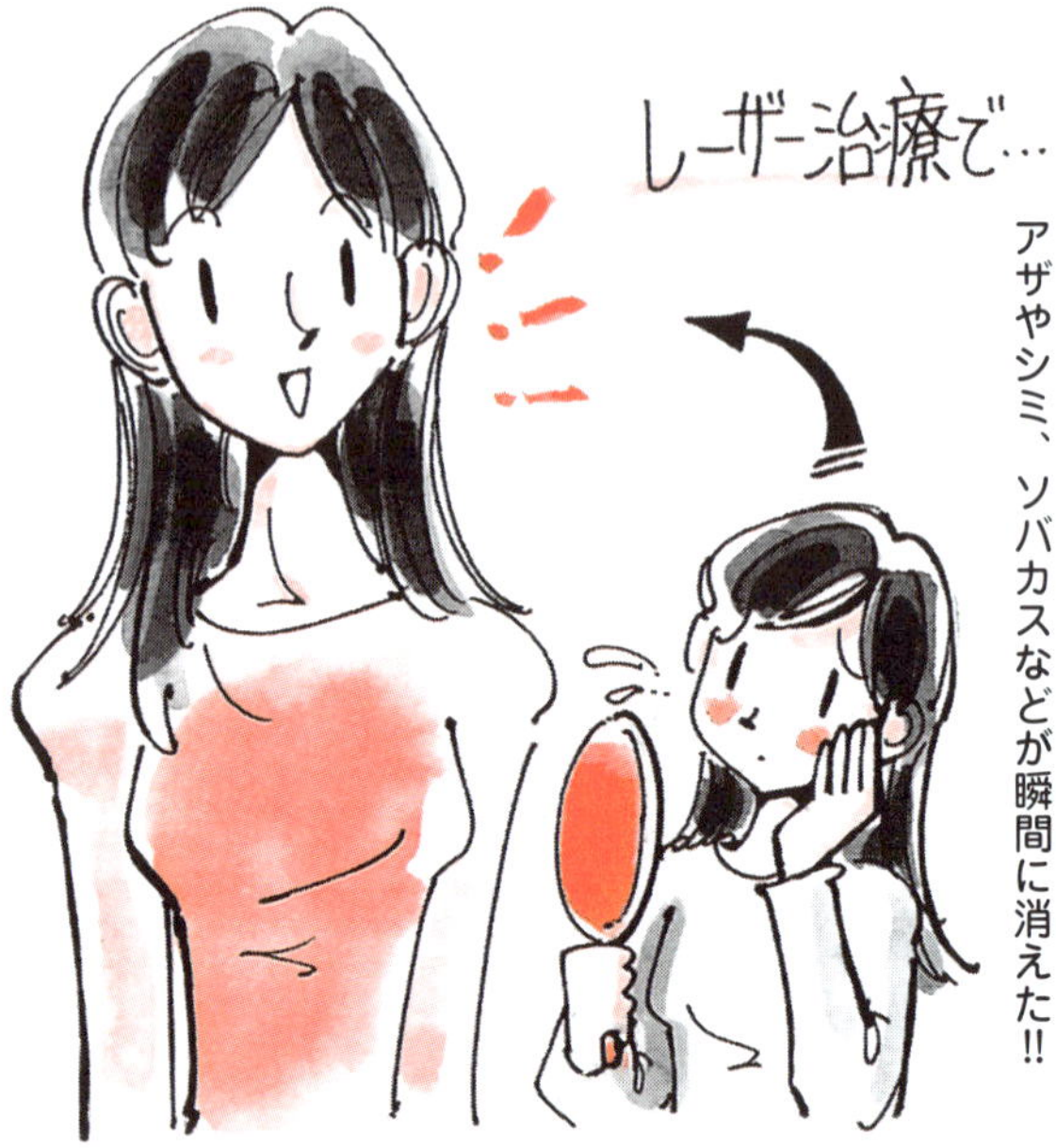
レーザー治療で…
アザやシミ、ソバカスなどが瞬間に消えた!!

治療に使われるレーザー

前項で述べたレーザーの特徴は医療のどんな分野で利用されているのでしょうか。たとえばアザの治療には皮膚の状態に応じてルビーレーザー、色素レーザー、アルゴンレーザー、ネオジウム・ヤグレーザー、炭酸ガスレーザーなどを使い分けます。赤アザと呼ばれるアザは異常血管がふえたもので、オレンジ色の色素レーザーや青緑色のアルゴンレーザーの光は赤い血液に吸収されやすいという性質があるため、使用されています。

メラニン色素の異常のシミ、ソバカス、茶アザなどには、光が色の濃いアザの細胞に吸収されやすく、色の薄い

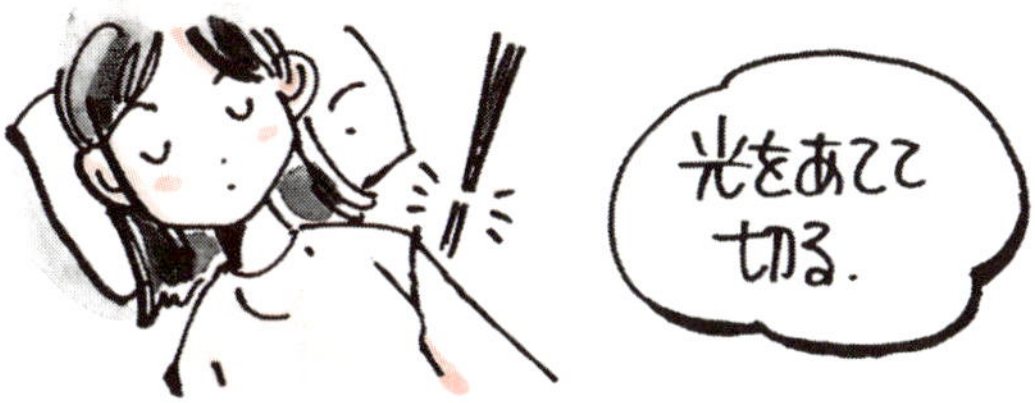

炭酸ガスレーザーはレーザーメスとしても使われる。

正常の細胞に吸収されにくいという性質を生かして、レーザーを利用します。異常な色素細胞が、レーザー光線に反応して選択的に粉砕されるのです。

現在、研究段階のものも含めると医療に使われているレーザーには、非常に多くの種類がありますが、実用化されているものはあまり多くありません。次に医療に使用されている代表的なレーザー治療機の性質を見ていきましょう。

1 炭酸ガスレーザー

炭酸ガスレーザーは発振効率のよい気体レーザーです。気体の炭酸ガスを媒質としたものです。波長は多少幅があるのですが、よく使われているのが10・6μm（マイクロメートル）の遠赤外線です。水によく吸収されるという性質があり、水分の多い組織を無差別に加熱し、蒸発させたり、炭化させたりします。人体は70％が水分なので、組織を蒸散させて深く切ることができるため、レーザーメスとして使われています。

2 ネオジウム・ヤグレーザー

イットリウム（Y）・アルミニウム（A）・ガーネット（G）と呼ばれるざくろ石のような宝石を使った固体レーザーです。これにネオジウムを混ぜたものはNd：YAGレーザーと表記することもありますが、ヤグレーザーが一

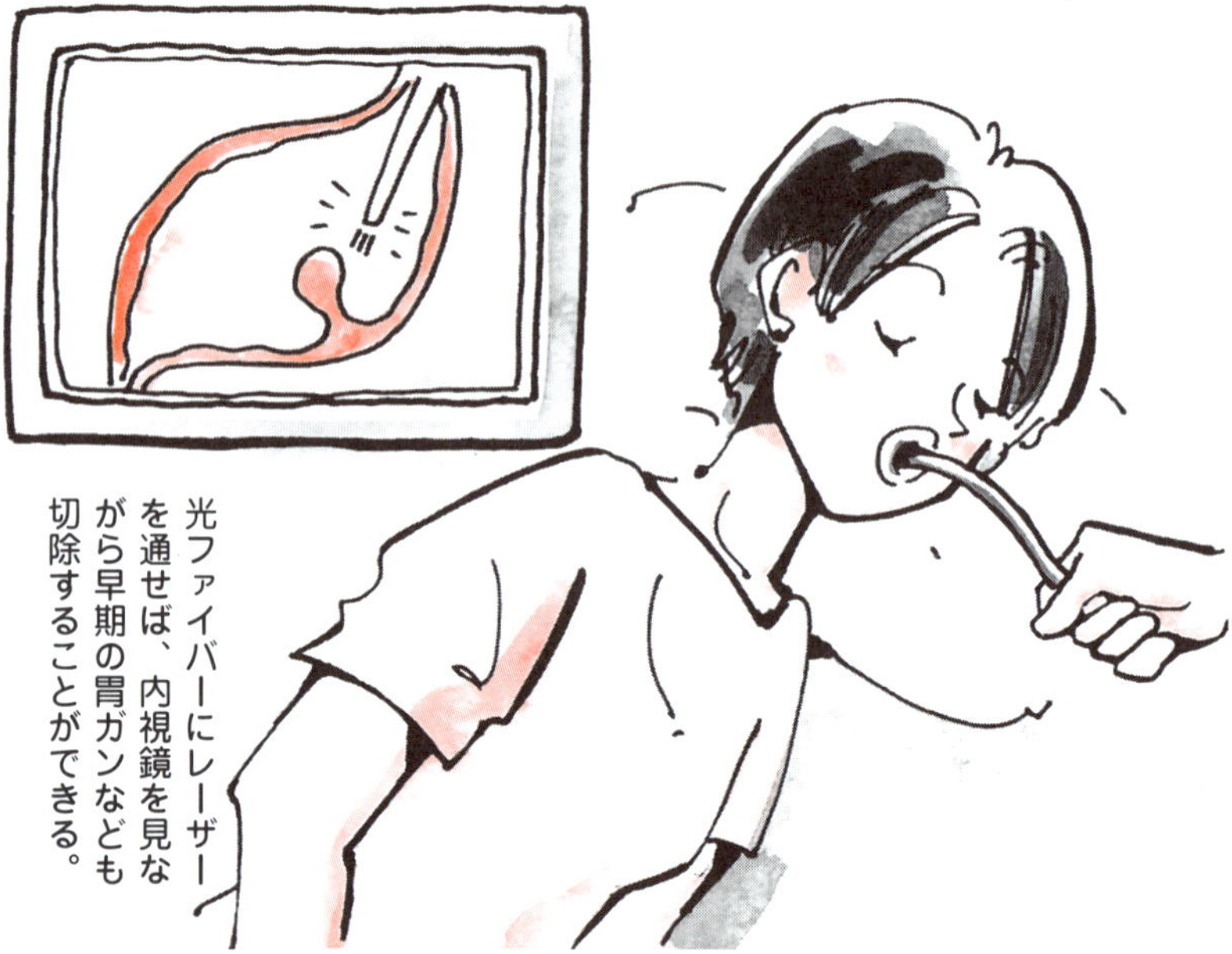

光ファイバーにレーザーを通せば、内視鏡を見ながら早期の胃ガンなども切除することができる。

般的な名称です。媒質は固体で通常波長1・064μmで発振します。固体レーザーとしては効率が高く、連続発振も簡単にできるので、大出力が必要な組織の凝固などに使用されます。また、水に吸収されにくいので深部までの凝固や膀胱内での治療に適しています。さらにフレキシブルな光ファイバーにレーザー光を通すことにより、内視鏡などを見ながら早期の胃がんや肺がんなどの切除を行うことが可能です。

　ヤグレーザーの光を、KTPなど「非線形光学結晶」と呼ばれる魔法の結晶に通すと、近赤外の目に見えない光は緑の光に変わります。これを必要に応じて切り替えて出すことのできる装置も開発され、止血などに威力を発揮しています。

3 半導体レーザー

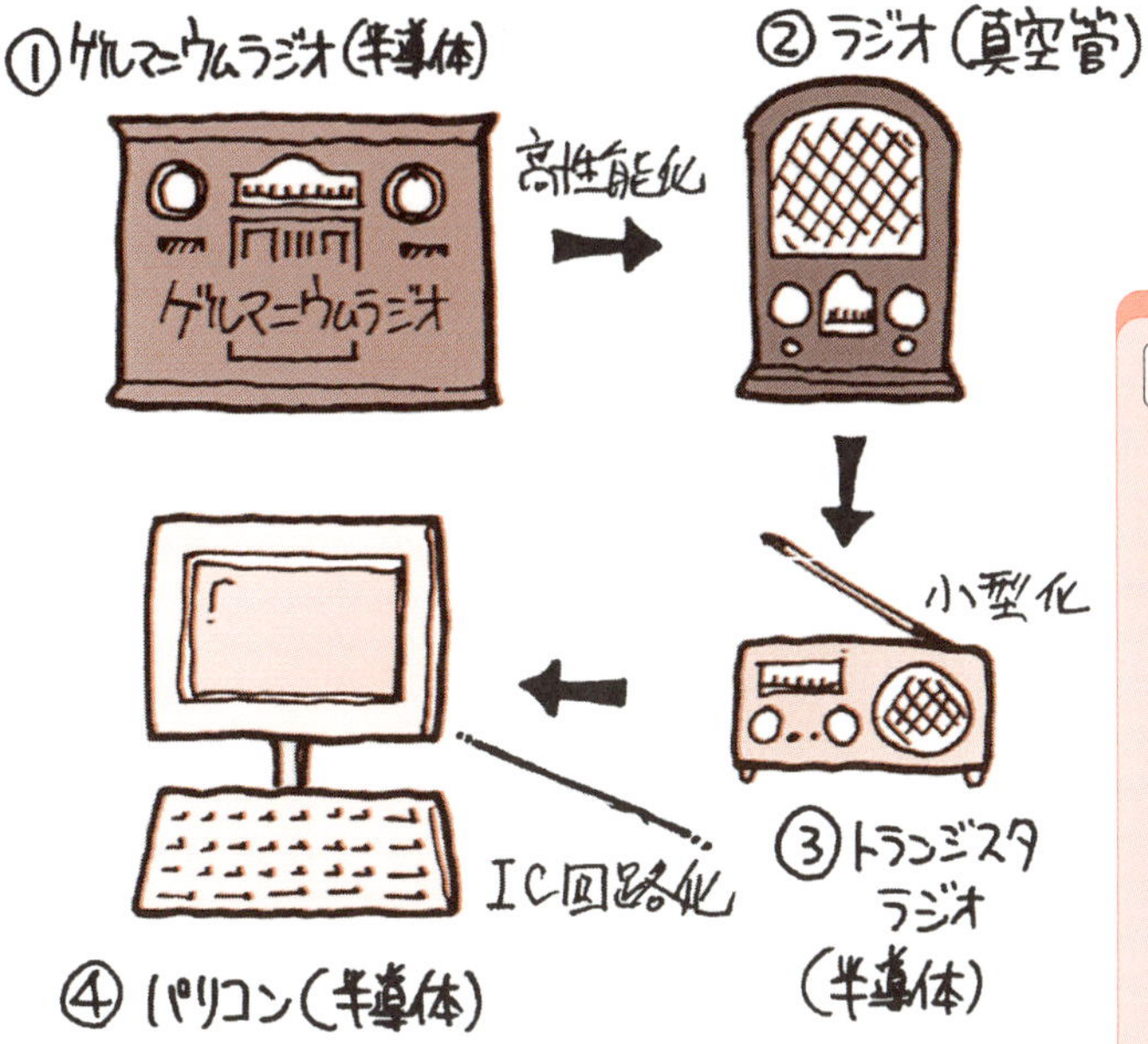

半導体はゲルマニウムラジオにはじまり、トランジスタやIC回路として現在の情報を生み出してきましたが、レーザー光の出る半導体としてはガリウム・アルミニウム・ヒ素などの原子を組み合わせた半導体レーザーが注目されています。

3つの材料の比率や原子を変えることにより違った波長を出すことができ、赤い可視光から近赤外までの範囲で実用化されています。発振効率にすぐれ、しかも2ボルトくらいの低い電圧で発振するので、電池の使用も可能です。従来は出力があま

●半導体レーザー治療の応用例

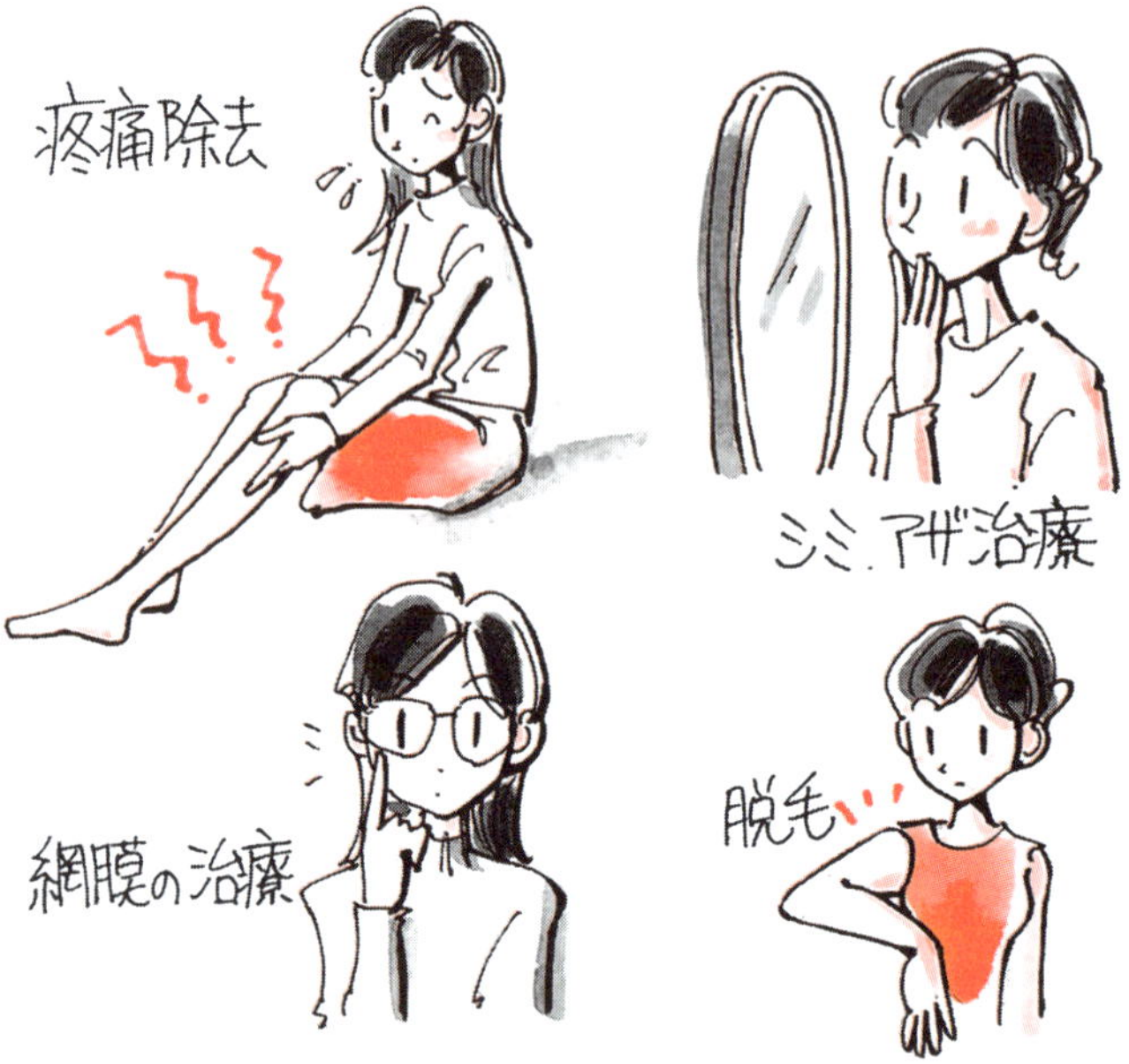

り大きくなかったので、主に低反応レベルレーザー治療での応用が進められ、疼痛除去などに用いられていました。最近では、小型で高出力の半導体レーザーも開発され、またいろいろな波長が発振できるようになったことから、前述のヤグレーザーと同様に光ファイバーを通しての手術や、シミ・ソバカス・アザなどの治療、網膜の治療、脱毛などに役立てています。

4 ルビーレーザー

ルビーレーザーは可視光線領域（赤）のレーザーで、光の出ている時間はわずか1000分の1秒です。

レーザーには電球のようにずっと光り続ける「連続波レーザー」と写真機のフラッシュのように一瞬だけ強い光

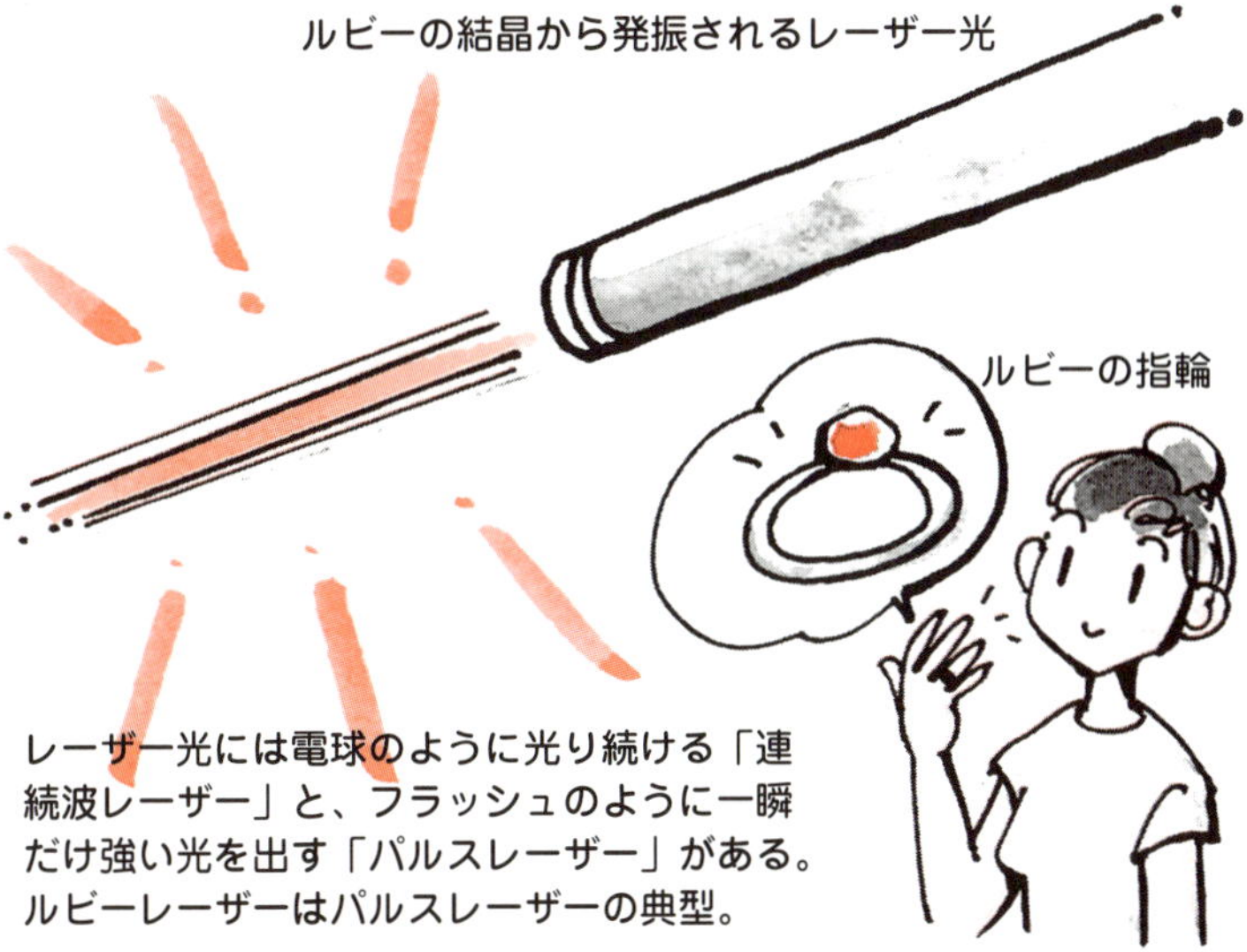

レーザー光には電球のように光り続ける「連続波レーザー」と、フラッシュのように一瞬だけ強い光を出す「パルスレーザー」がある。ルビーレーザーはパルスレーザーの典型。

がでる「パルスレーザー」があります。ルビーレーザーは典型的なパルスレーザーと言えるでしょう。パルスレーザーは瞬時に有効な熱量を異常細胞や物質に送りこんで、それを破壊することが可能です。

古くから使用されているレーザーで、私が最初に工業用のレーザーをアメリカから輸入して医療用に改造し、あざの治療に使用したのもこのルビーレーザーです。周辺に熱が伝わる前に治療が終わってしまうので、病変部の光を吸収する率が少ない場合は、まわりの正常な細胞を破壊することはありませんが、多い場合、すなわち色の濃い場合は温度が上昇しすぎて、わずかですが、周辺の正常な細胞の破壊が起こることもあるので、最近では次に述べるQスイッチを使用することが多くなりました。

5 Qスイッチルビーレーザー

時おり、新聞などで「Qスイッチ」ということばを見つけて「おや？」と思われた方も多いことでしょう。このQスイッチというのは、レーザー光線の発生を止めるシャッターのような装置で、1億分の1秒くらいの速さで動作します。フラッシュランプの発光中はレーザー光線の発生を押さえ、発光が終わると同時に作動させ、光が媒体を通過できるようにして、急激にレーザー光線を発生させるしかけです。

わかりやすくするために、たとえ話をしてみましょう。まず、ゴム風船を思い浮かべてみてください。ゴム風船にも穴があいていると、ふくらまそうとしてもなかなかふくらみませんね。中に少し空気がたまると、すぐに穴から出ていってしまうので破裂しません。これが普通のレーザーです。

これに対してQスイッチルビーレーザーは、空気のもれる穴のない風船にたとえられます。この風船をどんどんふくらましていくと、エネルギーがたまっていきます。そして、あるところまでふくらますと、「バーン」と大きな音が出て破裂してしまいます。このように、内部にたまったエネルギーを風船が割れるときのように短い時間で一気に出してしまうのが、Qスイッチつきレーザーの特徴です。それがどのくらいすごいかというと、100MW

●１億分の１秒に100MWを出力するQスイッチ

風船をふくらませて
エネルギーを貯め込み
一瞬にして破裂させると
大きなエネルギーが出る.

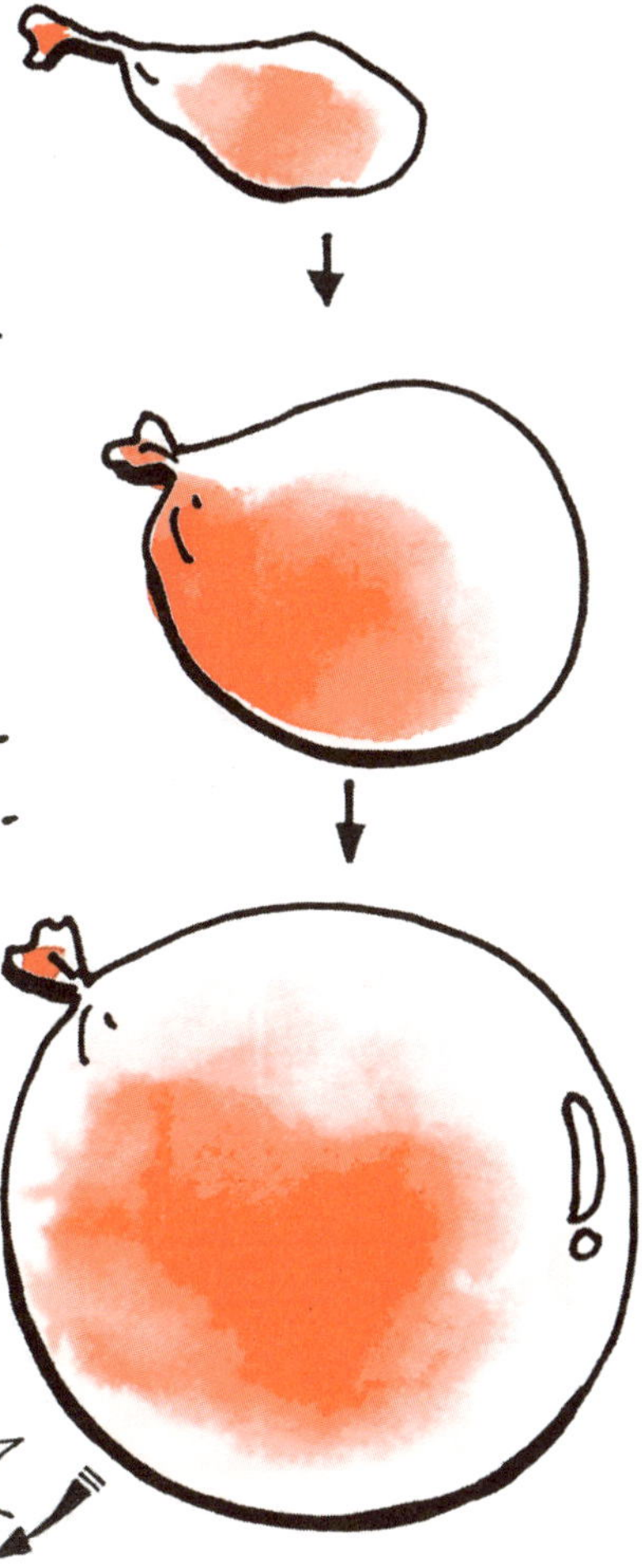

これを応用した
Qスイッチ・レーザー

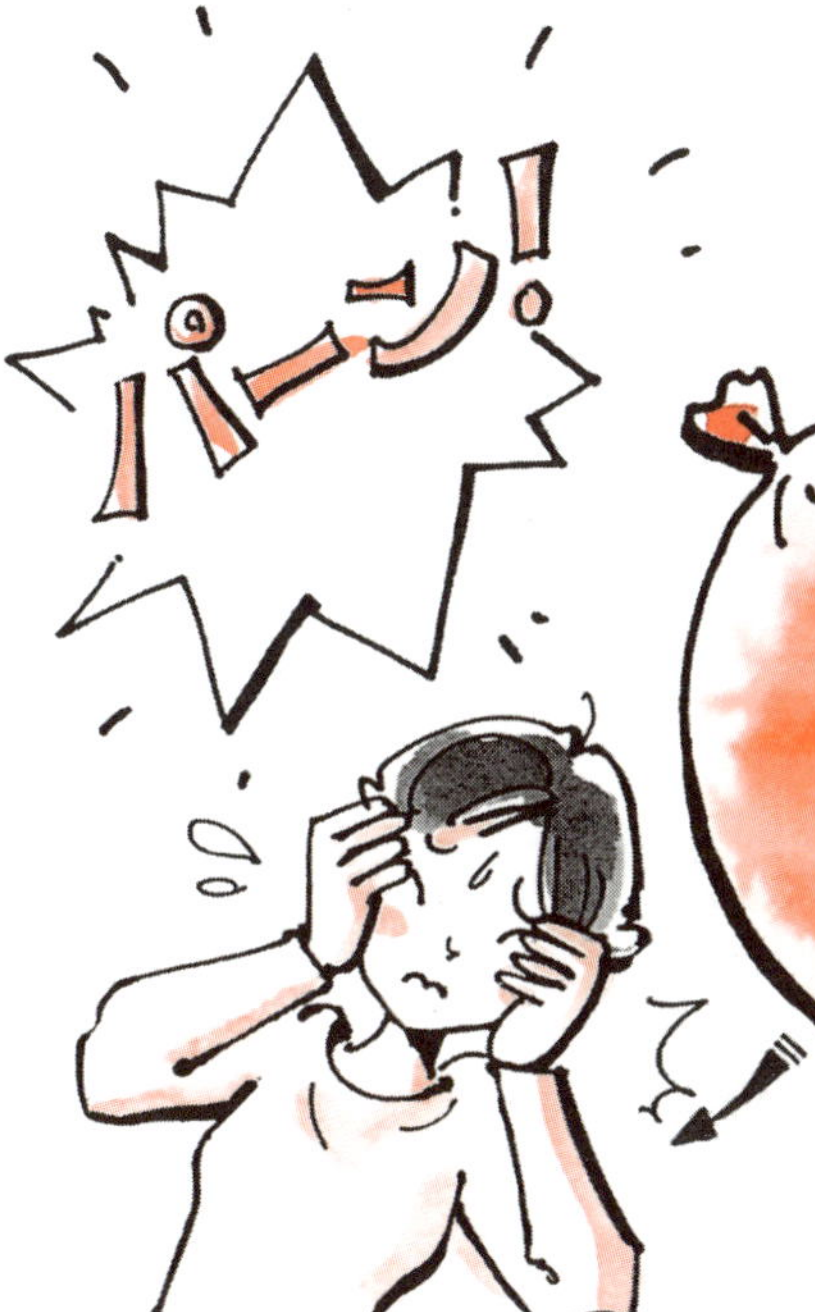

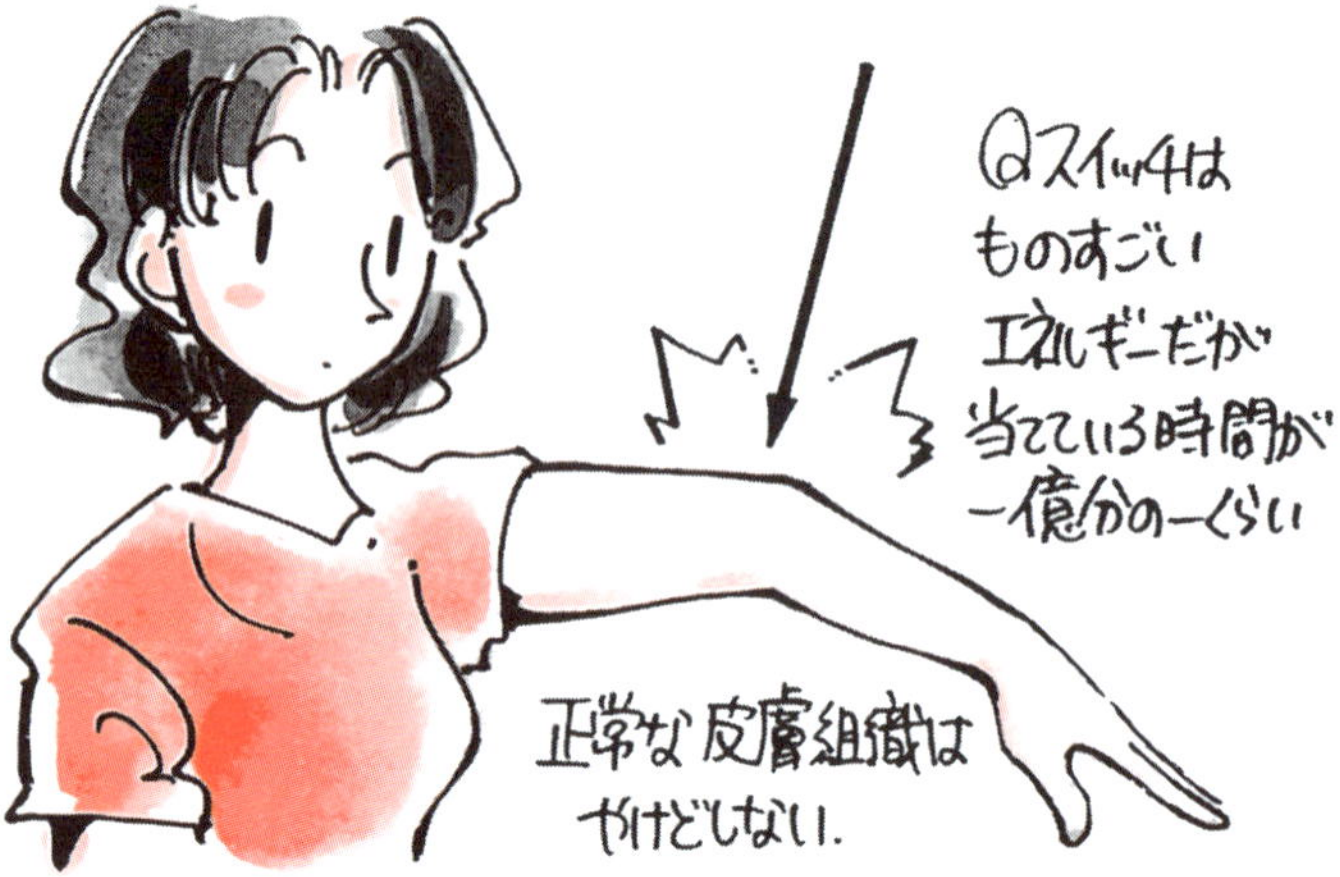
Qスイッチは
ものすごい
エネルギーだが
当てている時間が
一億分の一くらい
正常な皮膚組織は
やけどしない。

（メガワット＝1億W）を超えるような出力を、1億分の1秒くらいで出すことができるのです。これは500Wの電気ストーブでは、20万台分に相当するというものすごさです。このレーザー光線を金属などにあててみると、本当に風船が破裂したようなすごい音がします。こんなに強い光を当てて「やけどするんじゃないか」と心配になる方もいることでしょうが、光を当てている時間は1億分の1秒くらいですから、正常な皮膚組織はやけどをしません。

ルビーレーザーもQスイッチをつけると、さらに少ない時間で治療ができるので、メラニン系のアザの治療に使用すると、治療後の凹凸も少なく、仕上がりが非常に美しくなります。

Qスイッチをつけて使われているレーザーには、ルビーレーザーのほかに、パルス型のNd:YAGレーザーやアレキサンドライトレーザーなどの固体レーザーがあります。主にメラニン系のアザのほかにも、入れ墨やアートメーキングの除去に威力を発揮します。

●アルゴンレーザーの出血止め作用

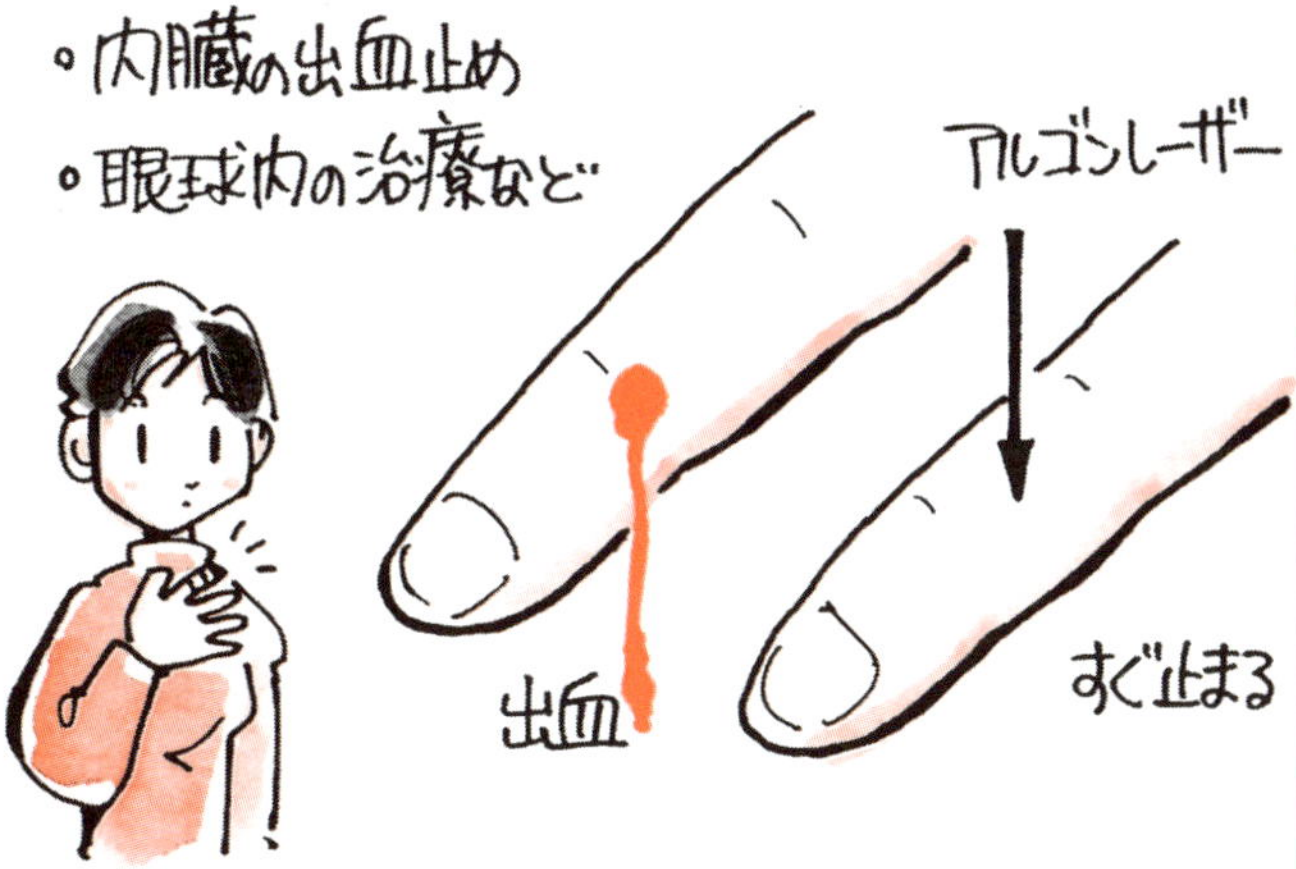

6 アルゴンレーザー

アルゴンレーザーも可視光線領域のレーザーで、緑と青の光が出ます。赤に吸収されやすいという性質があるので、血管腫の治療に用いられます。ルビーレーザーに比べて出力が小さいので、照射時間を長くする必要があるのですが、伝導熱による影響が強く出て、正常な細胞もいじめられます。これまでこの伝導熱による悪影響をいかに小さくするかは、治療者の手腕にかかっていました。しかし血管腫治療用レーザーとして、次に述べる赤あざ治療用の色素（ダイ）レーザーが出現してからは、治療者の技術にあまり関係なく、かなり良好な治療効果をあげることができるようになったため、特殊な場合を除いてアルゴンレーザーが使われることは少なくなりました。

　アルゴンレーザーはこのほかに、網膜の凝固など眼球内部の治療や、内臓の出血を止めるのにも使用されます。

7 色素（ダイ）レーザー

色素レーザーの色素を液体に溶かしたものを媒質としています。レーザー用色素にもいろいろありますので、可視光線から近赤外線までの範囲で、あらゆる波長のレーザー光線を出すことができます。また、一つの色素でも発振波長を、ある程度変化させることができます。

医療の分野では、赤アザの治療にはオレンジ色の光、茶アザの治療には緑の光、というように、いろいろな色の色素レーザーが使用されています。黄色〜赤色の色素レーザーは、ガンの光力学療法にも使用されます。

赤アザの治療には以前は主にアルゴンレーザーが使用されていましたが、現在では特別な場合を除き、ほとんど

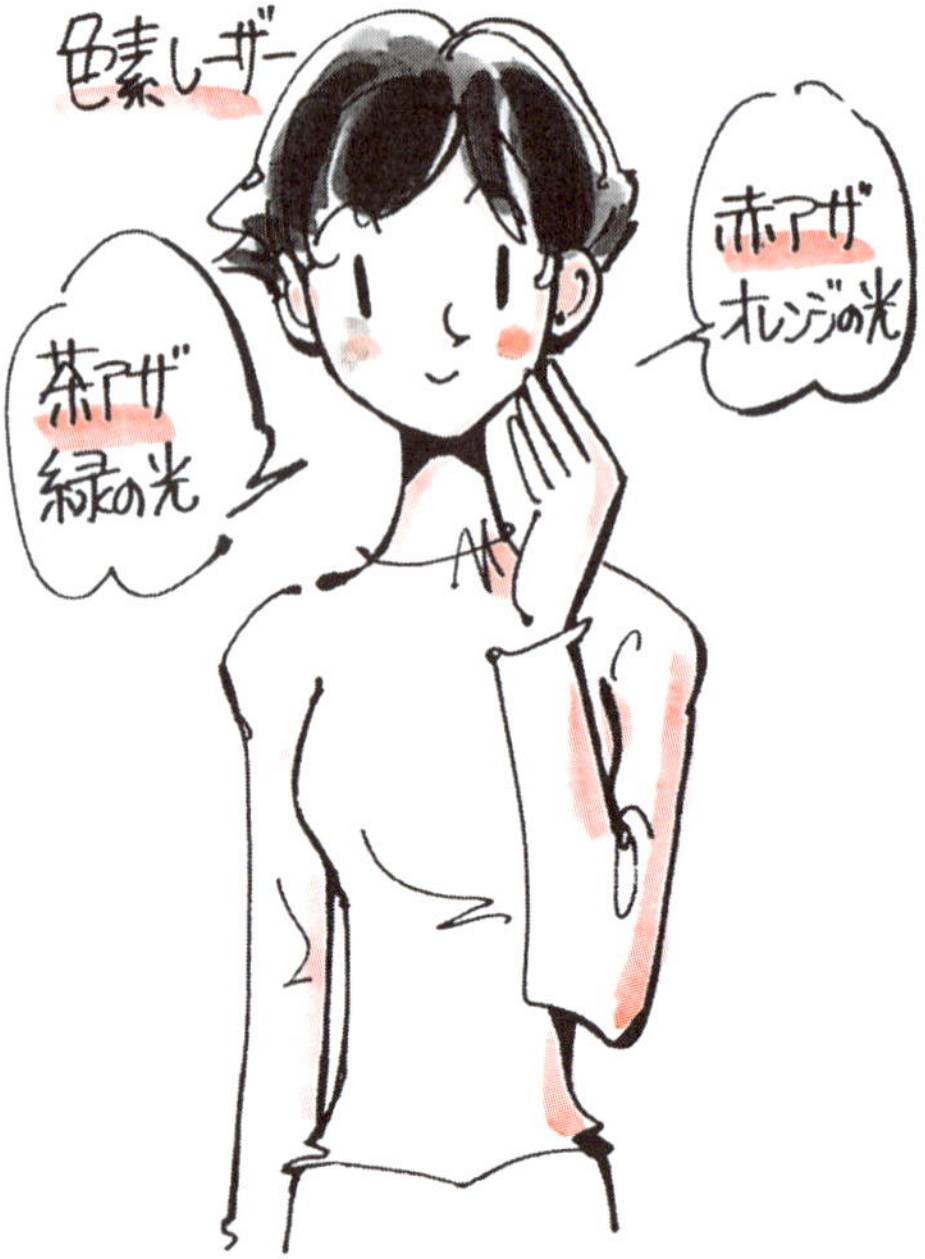

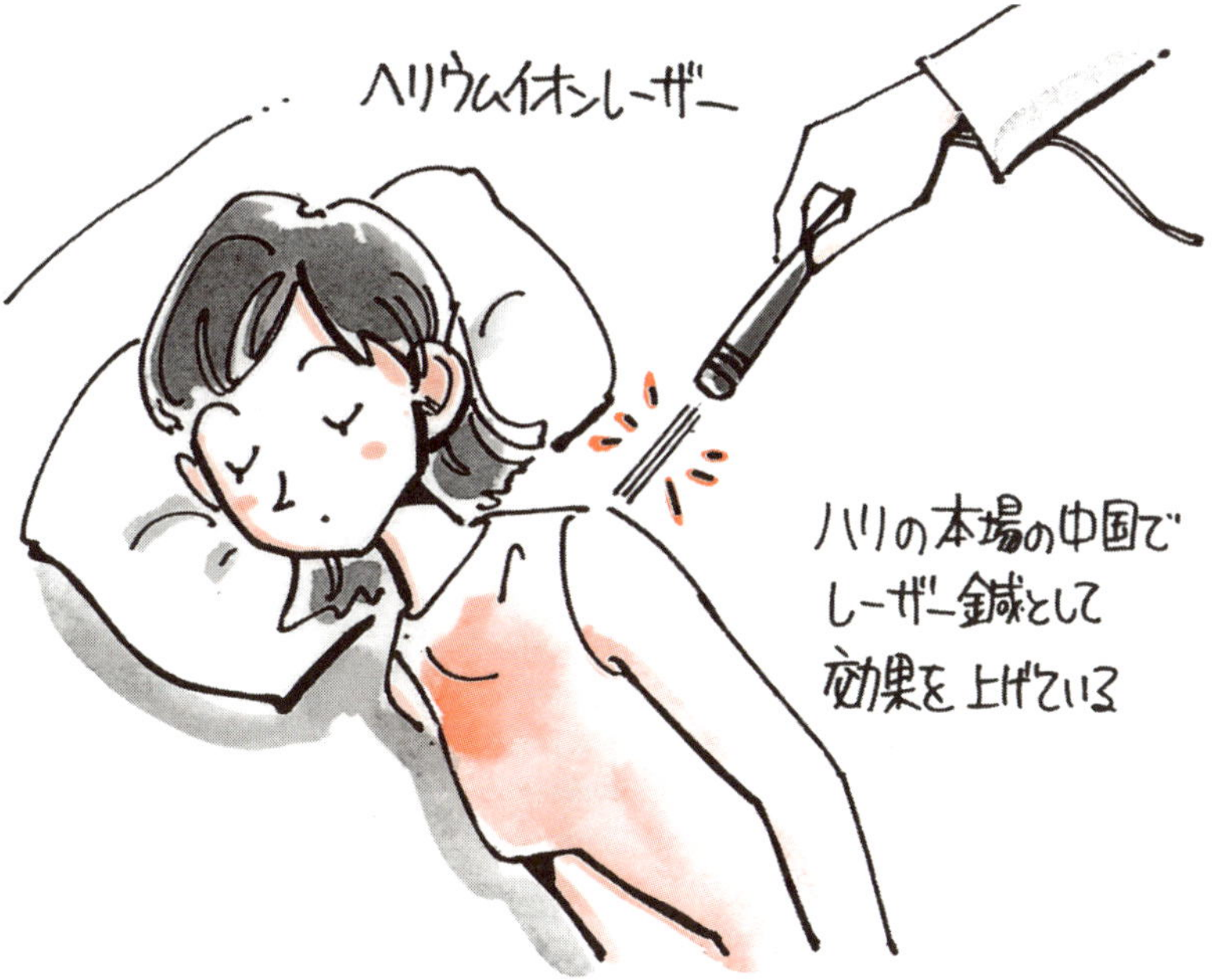

色素レーザーに変わってきました。これに使用される色素レーザーは、パルスのレーザーで、照射時間は約2000分の1秒に調整されており、血液の熱が血管に伝わりやすく、波長（色）も血色素に最も吸収されやすいものになっています。

8 ヘリウムネオンレーザー

ヘリウムネオンレーザーは普通は赤い光を発振させていますが、装置の構造によっては緑など、別の色の光も出すことができます。出力が低いので治療に使用される場合は低反応レベルレーザー治療の領域に限られます。特にハリの本場中国ではこれを使用しレーザー鍼として効果をあげているようです。

9 その他のレーザー

以上のほかにも紫外線を発振するエキシマレーザーを使った近視の治療や、アレキサンドライトレーザーの脱毛など、いろいろなレーザーが医療に用いられています。

1台のレーザーだけで、最高の治療が望めるとは限りません。治療する病気や症状によって、使用するレーザーを選択したり組み合わせたりして、はじめて最高の治療ができるのです。

第3章

女性に役立つ
レーザー治療

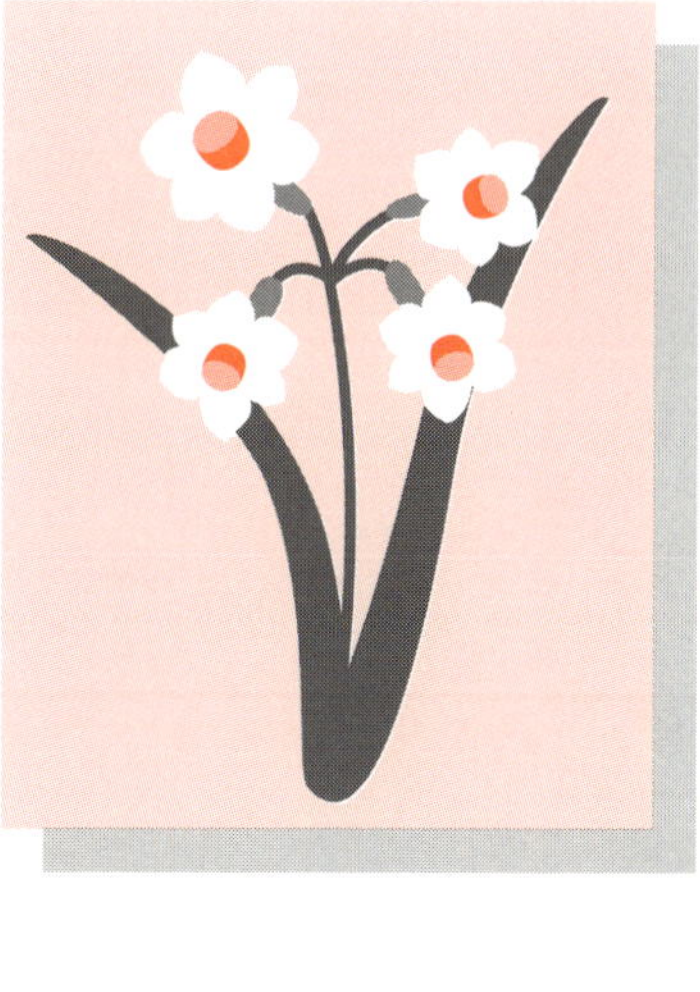

レーザーは、眼科・耳鼻科・脳外科・心臓外科などさまざまな分野に使われていますが、ここでは特に女性にとって役に立つ美容外科、アザ、痛み、不妊症などに対するレーザー治療について実際の症例を引用して述べてみます。

レーザーの美容外科への応用では、多くの女性が悩んでいる二重まぶた作り、隆鼻術などレーザーによるいわゆる美容外科手術とシミ・ソバカス・毛細血管拡張症・黒子《ホクロ》・シワ・たるみ・ケロイド・傷あとのレーザー治療に加えて、エステの技術にレーザー治療のひとつであるLLLTを加えた美肌を作るというS—コメスと身体のプロポーションや肌を美しくするB—コメス、さらに最先端技術を駆使したレーザーによる小顔作りのラ・ジュネッセをはじめ、医療レーザー脱毛についても取り上げてみることにします。アザのレーザー治療では、血管からできたアザとメラニンからできたアザの2種類について述べ、痛みを取るレーザー治療では、女性特有の生理痛、更年期障害に加えて、肩こり、腰痛の治療などについても取り上げ、最後に難治性不妊症という不妊症の中でも治療の難しい患者さんに対するレーザー治療で、日本で誕生した12名のレーザーベビーの話を紹介したいと思います。

1 レーザーの美容外科への応用

美容外科とは、主として身体の外見をよくすることを目的とする外科の一分野です。近年、さまざまな施設で行われています。代表的な手術は、まぶたを二重にする重瞼術、鼻を高くする隆鼻術、胸を大きくする豊胸術、余分な脂肪を取り除く脂肪吸引術などがあります。

美容外科に対してレーザーを使う目的は、美容外科手術をせずに色や形を整えることが主眼となっていますが、そのほかに従来の美容外科手術にレーザーを用いることによって術後の腫れやむくみ、発赤や痛みなどを軽くすることで抜糸までの期間を比較的楽に過ごすことができます。特に、二重まぶた作りや老人性の眼瞼下垂（上まぶたが眼に覆いかぶさり、視野が狭くなる）の手術では、術後2～3日間上まぶたの腫れと痛み、内出血がよく起こります。これらの症状に対して半導体レーザーなどの弱いレーザー治療（LLLT）をすることにより、軽減させることができます。さらにレーザーメスで

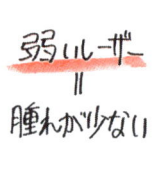

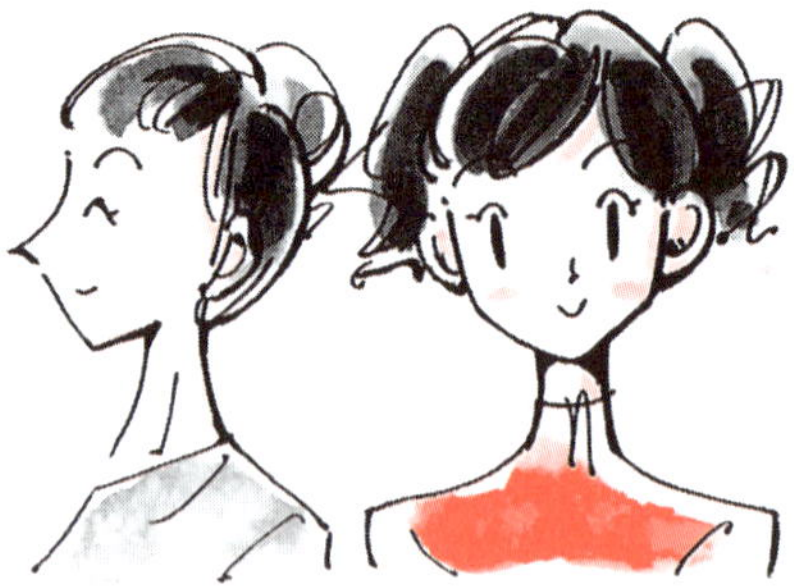

手術しますと、これらの症状が最初から現われにくくなります。また、わし鼻の矯正で、鼻骨を削ったり、鞍鼻に対する隆鼻術の後など、鼻の周囲の腫れや粘膜のむくみが出ますが、これらの症状もLLLTで取れます。頬、首のまわり、下腹部、ふくらはぎの余分な脂肪を取り去った後の、腫れ、内出血、痛みなどにもLLLTが役立ちます。さらに手術後、皮膚の表面が波をうったように凹凸になりますが、LLLTで平らにし傷口をきれいにできます。

老化現象であるシワの治療に関しては、人工コラーゲンやヒアルロン酸を注射して平らにする方法もあります。レーザー光線で治療する場合には、シワの上にレーザーをあてると、その部分の皮下に水蒸気の空胞ができ、そこに線維化がおこってシワの溝がふくらみ、平らになります。

目の下のたるみは年とともに膨らんできます。原因は皮膚や眼窩脂肪が緩んで、たるむために起こります。これらの余った脂肪や皮膚をレーザーで縮めることができるのです。

若い女性に人気のピアスも、不用意に注射針などで耳や鼻に穴をあけると、細菌の感染を引き起こしてただれます。そのような場合でも、LLLTで局所の炎症を抑えて傷の治りを早くすることができます。

①二重まぶたのレーザー治療（22歳）

生まれつき一重まぶたで、子供の頃から両親に観音様の慈悲深い目だと誉められていました。しかし、中学に入る頃になって人の目に比べて細いことに気付きました。一度気になると不思議なもので、それまで気にしていなかった周囲の人の目まで、気にするようになりました。確かに、一重まぶたの人と比べて、二重まぶたの人の方が目が大きいのです。この頃から、大きくなったら二重にしようと思っていました。両親が誉めてくれた目ですし親からもらった体ですから、親にねだって二重にするなどはできない相談でした。

短大を卒業して就職し、２年目の夏思い切って手術を受けました。手術は思ったより簡単で、両目で20分程で終わりました。糸で二重の線をつくる方法なので、皮膚を切る必要もなく簡単なものでした。治療が終わって前の写真と比べてみましたら目の幅が2倍ほど大きくなり、パッチリとした目になっているではありませんか（86ページの写真１a、１b）。確かに以前の目は仏様の目に似ていますが、私は今の目の方が賢そうで気に入っています。本当に手術をして良かったと思います。

ドクターメモ

▼写真１a〈治療前〉　（２ページ参照）

（２ページ参照）

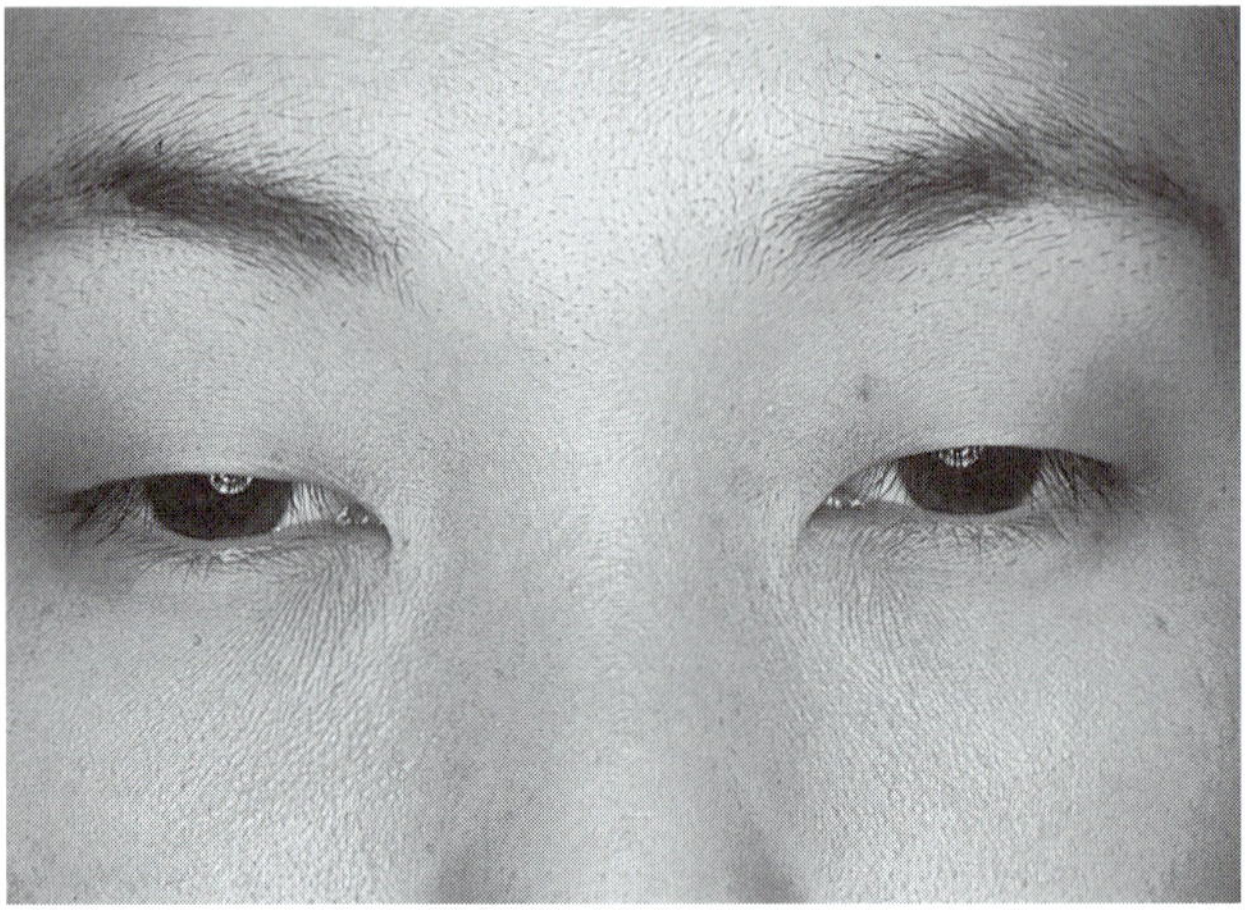

▼写真１b〈治療後〉

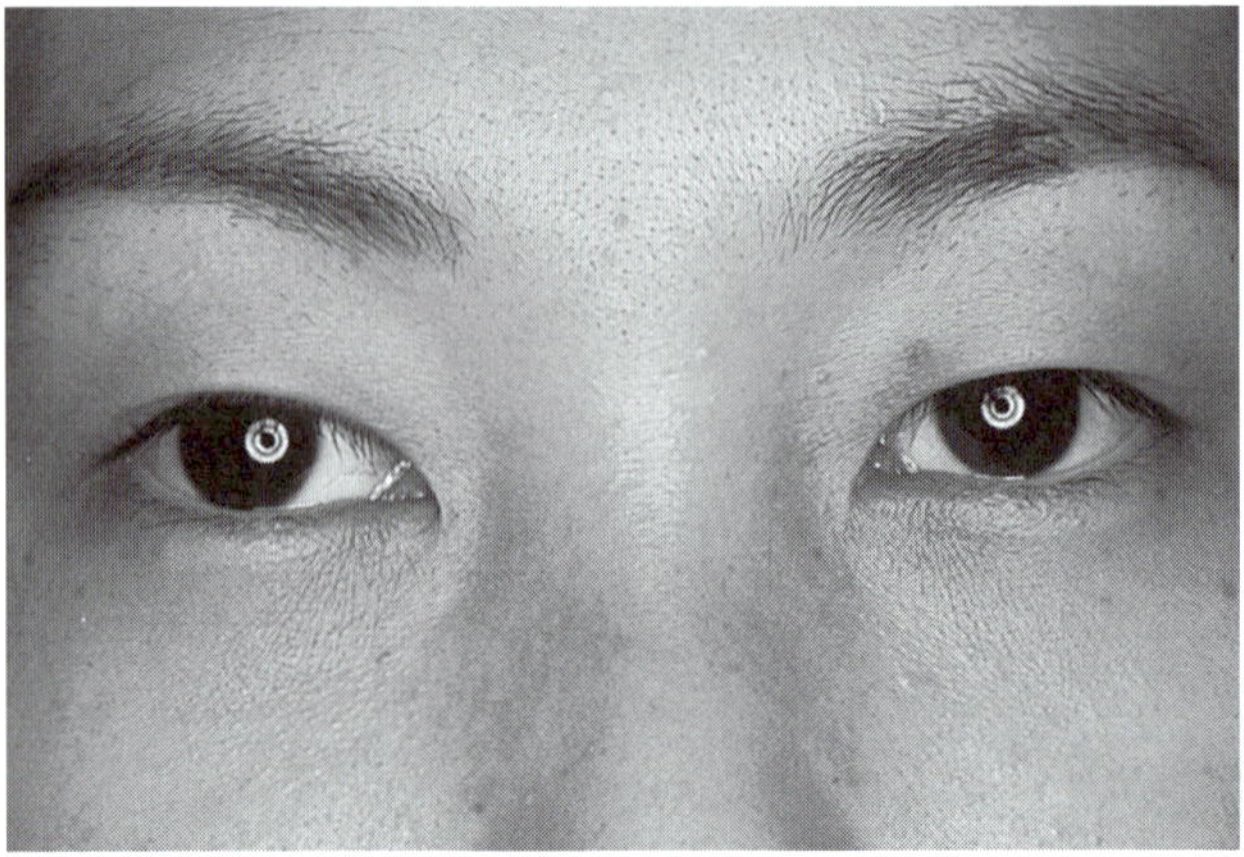

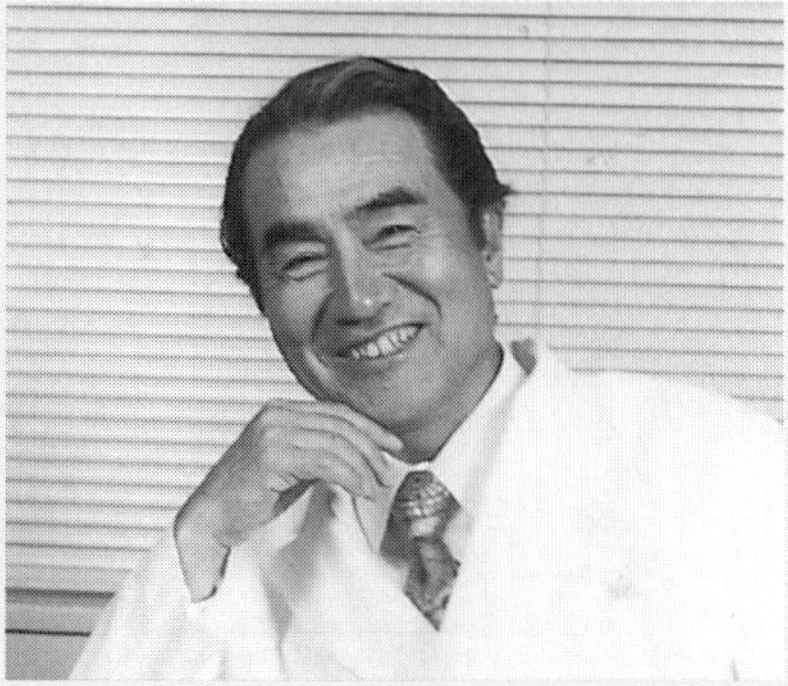

できるだけ目立たない治療をしたいという希望だったので、上まぶたの皮膚に針穴をあけ、そこから透明の糸を通して二重をつくりました。術後の腫れ、皮下出血、炎症、痛みなどを抑える目的でＬＬＬＴを行いました。この方法は、浅い二重をよりくっきりさせたい人、アイプチなど接着剤で少しくせのついた二重に適しています。老化によって上まぶたが垂れ下がってきた時は、皮膚だけでなく眼瞼をつり上げる筋肉（眼瞼挙筋）が弱くなっていますので、皮膚と同時にこの筋肉も縮めなければなりません。皮下脂肪の多い人の場合には、ご相談の上で余った脂肪を取り除くことができます。

②下まぶたのたるみのレーザー治療（49歳）

20代の時に、下まぶたのたるみが気になりはじめ、ある美容外科医から皮膚切開による脂肪切除をすすめられました。手術による傷が怖くて、そのまま放置していました。目の下のたるみは疲れた時にひどくなり、特に生理の前には黒ずみが増すようです。私の職業は看護婦でしたが、30歳から45歳までは、子育てに専念していたため仕事を離れていました。子供が高校に入学したのを機に、再度看護婦として働くことにしました。

その頃、目の下を切らずに眼瞼結膜からレーザーを使って手術する方法を知りました。出血も少なく入院の必要もないということなので、手術を受けることにしました。目薬を入れる要領で結膜と角膜の麻酔を行ないます。3～5秒後には、ピンセットで眼球に触れても痛みを感じなくなります。そこで眼瞼結膜を通して、下眼瞼のたるみの中に局所麻酔を注入していきます。麻酔薬を注入する時に少しホットな感じがしました。注射針が結膜を刺す時は痛みを感じることはなく、手術は、角膜保護板で目隠し状態で行いますので、時々引っ張られる感じはありましたが、知らないうちに終わっていました。左目から治療して右目に移り、40分程ですべての手術が終わりました。

術後、少し青い黒ずみが出ましたが、それはだんだんと紫色に変色し、茶色から黄色へと変化して２週間程で消えてしまいました。たるみの部分の脂肪をとっただけなのに、ふくらみがとれて平らになりました（写真２ａ、２ｂ）。

現在は人目を気にすることもなくなり、手術の結果に非常に満足しています。手術をして本当に良かったと、鏡を見る度に心が弾みます。

▼写真２ａ〈治療前〉　（２ページ参照）

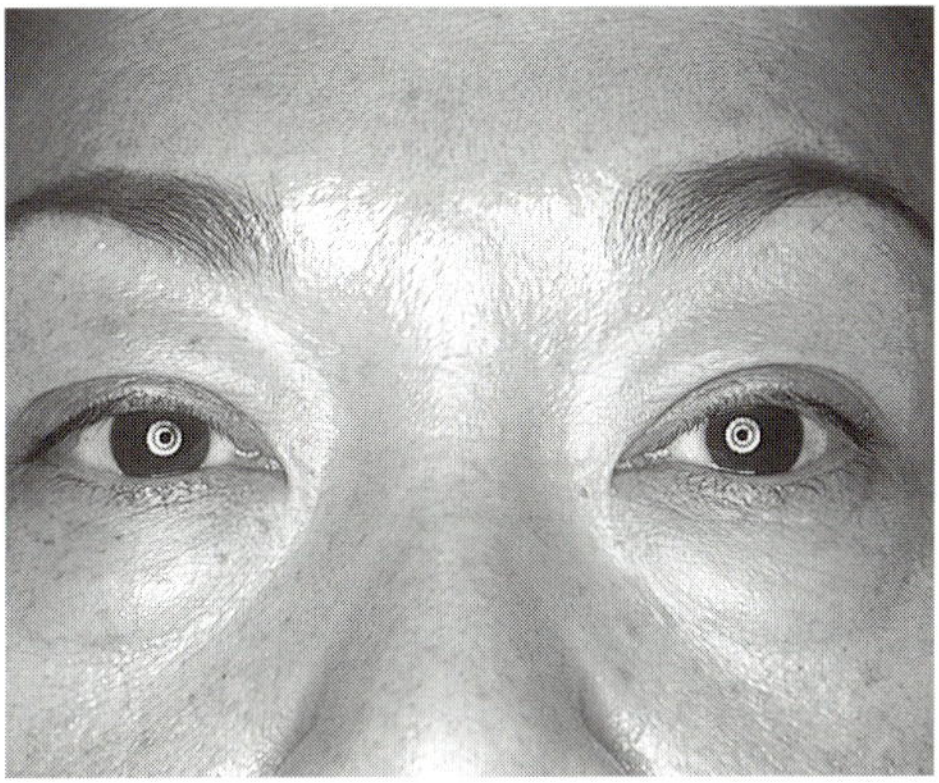

▼写真２ｂ〈治療後〉

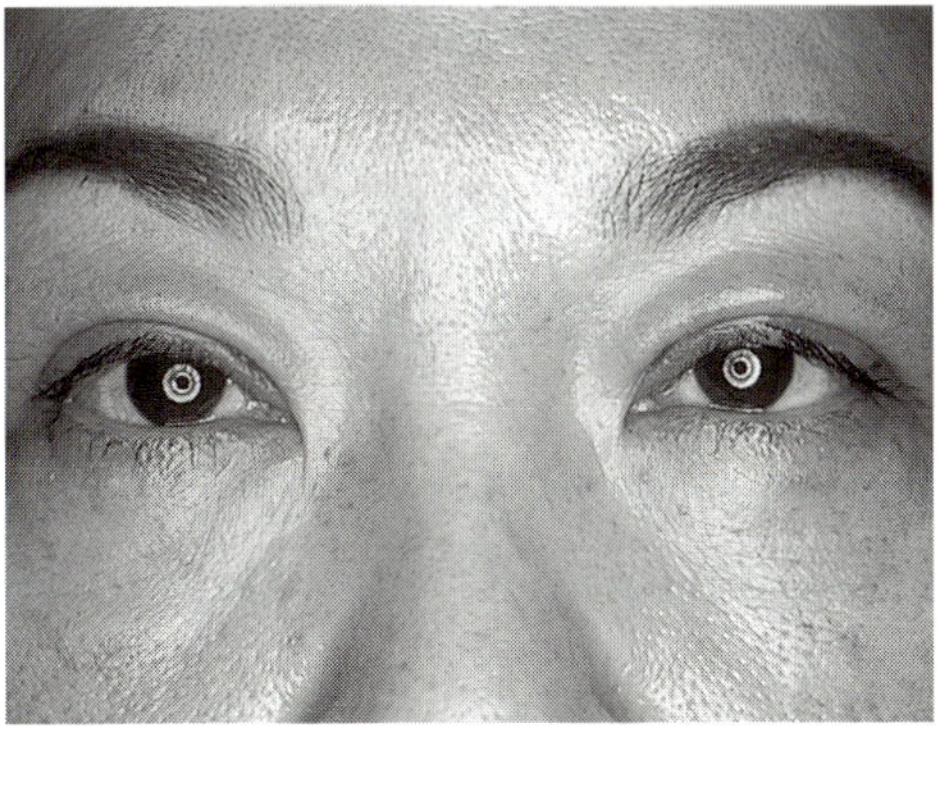

ドクターメモ

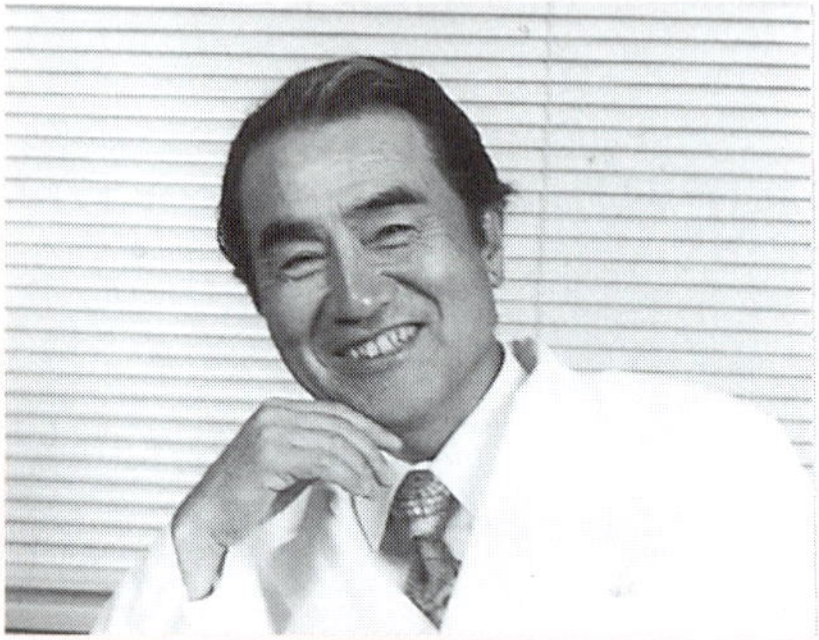

下眼瞼のたるみは皮膚や眼窩隔膜、脂肪が緩んで下眼瞼がふくらんできた状態で、一種の加齢による変化です。皮膚のたるみがひどい場合には皮膚の切除も必要になりますが、この患者さん程度の皮膚の緩みでは皮膚を切り取る必要はありません。眼瞼結膜を切開して、そこから眼瞼脂肪を取り除きました（**写真2a、2b**）。眼瞼結膜の切開と眼窩脂肪の切除は、炭酸ガスレーザーで行いました。結膜の切開は縫合しないでそのまま放置しても、3日程で自然にくっつきます。

縫合すると糸の切端が眼球を傷つけたり、痛かったりします。

③レーザーによるピアッシング（23歳）

中学生になると、一部の女子の間でピアスが流行りはじめました。高校の校則では禁止されていましたが、７割程度の女子は、ピアスをつけていました。安全ピンで耳に穴を開けたり、渋谷の町で安く穴を開けることができるといううわさは耳にしていましたが、時々、耳を赤く腫らしたり、化膿している人も見かけました。私は家が内科医をしており、しつけがとても厳しいこともあって、校則を破ってまで耳に穴を開ける勇気はありませんでした。

大学に入学して2年目に父に耳にピアスの穴を開けてもよいかと聞いたところ、思いのほか簡単に許してくれました。「耳に穴を開けるのは良いが、アレルギーや治療後のトラブルも心配だから良い先生を紹介してあげよう」といってくれました。父は医者なので、ピアスの術後のトラブルを心配してくれたのです。レーザーで穴を開けると出血もせず、術後にアレルギーを起こしたり化膿することも少ないという説明を受けた後、鏡をみせてもらいながらピアスの位置を決めました。そこにペンで印が付けられました。麻酔をしても良いとのことでしたが、治療時間は約１秒と聞きましたので、麻酔なしで治療していただきました。先に穴のあいたピンセットで、黒く記した点を押さえつけ、ピンセットの穴に向けてレーザーを照射します。照射時間は1秒程度であっという間に終わりました。その後、シリコンでできたリメインというピアスの形状をしたものを、穴に固定して治療は終わりました。ピンセットで耳を押さえたのが痛い程度で、レーザーで穴を開ける時の痛みはほとんどありませんでした（写真3a、3b）。

▼写真3a〈治療前〉　（2ページ参照）

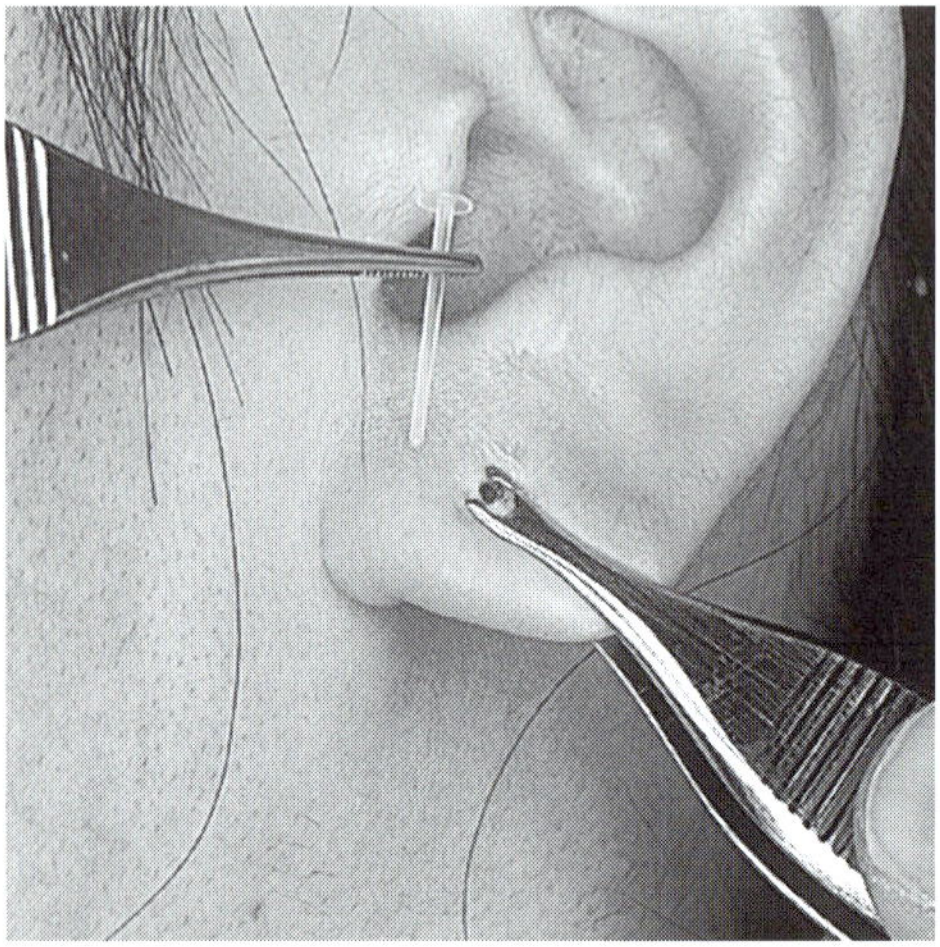

▼写真3b〈治療後〉

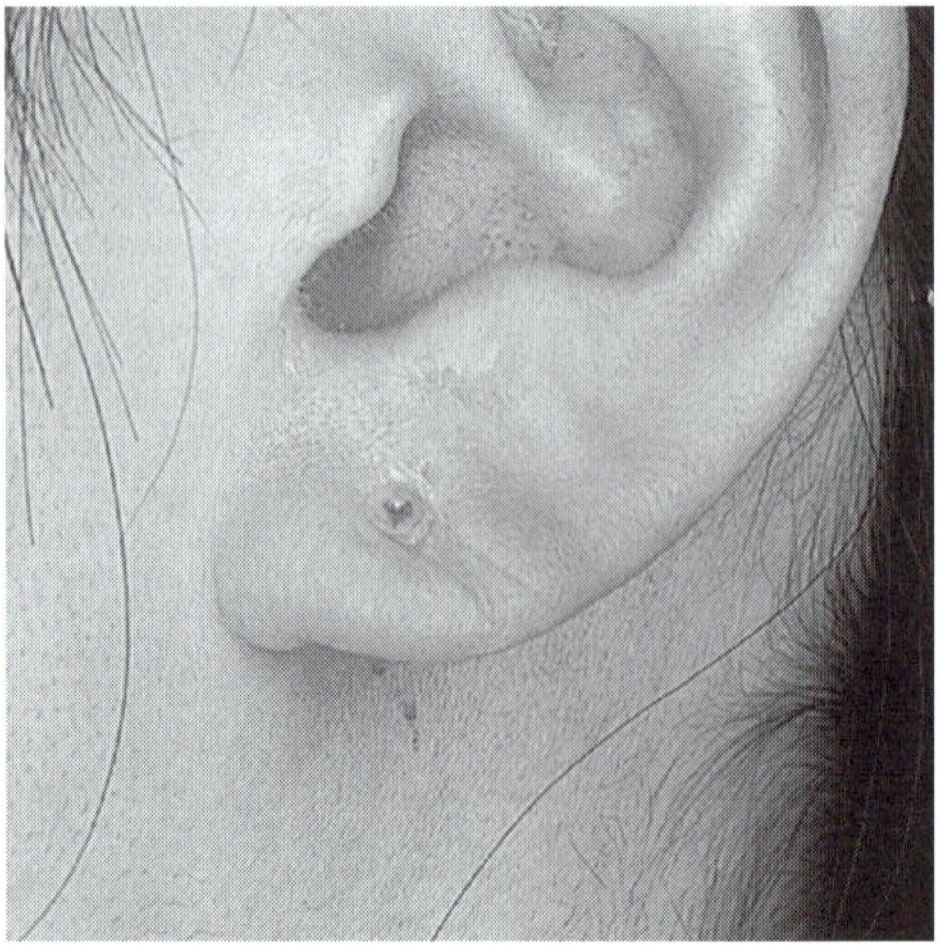

ドクターメモ

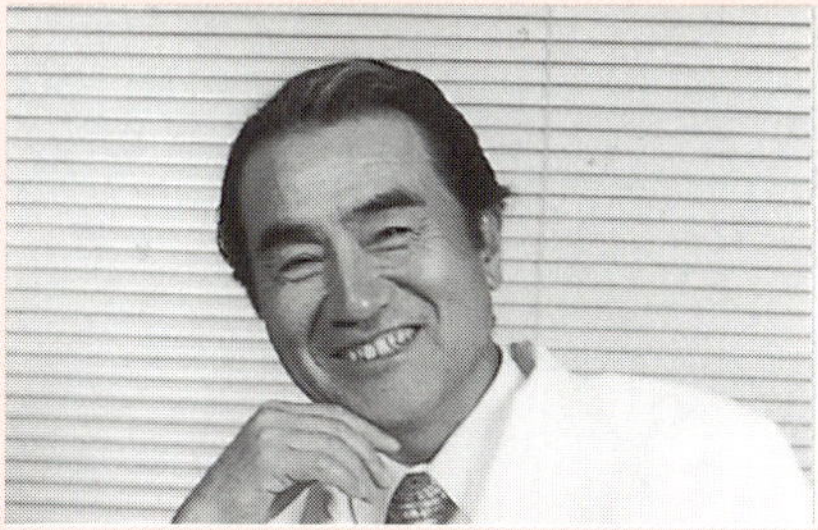

13世紀の頃にもピアスは流行っていましたが、当時も大きなピアスをつけるのが流行し、耳が裂けた女性が多かったと文献に出ています。そのため、ピアスは一時期世の中から消えました。現在のクリップ式のイヤリングでは落とすことが多く、ピアスの方が種類が多いという理由もあって、再びピアスが流行ってきているようです。ピアスの専門店などで穴を開けてもらうと消毒が不十分であったり、抗生物質などの飲み薬や塗り薬が出せませんので危険です。局所麻酔は針をさす時に痛みがあるし、また、腫れ上がるときれいな位置に穴を開けるのが難しくなるという理由から、麻酔なしでの治療をおすすめしています。

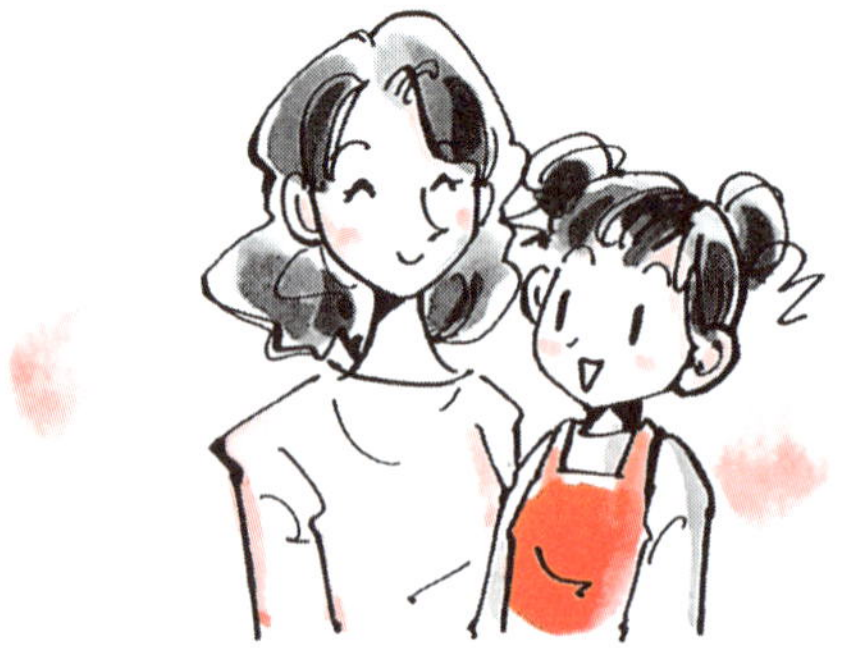

④ 瘢痕《はんこん》のレーザー治療（17歳）

父親の運転する車に乗っていたところ、突然右前方から自動車が飛び出してきて衝突しました。娘は父親の後方に座っていましたが、衝突の瞬間にフロントガラスに顔をぶつけてしまい、パックリと傷口が開いてしまいました。救急車で病院に運ばれ処置を受けました。出血がひどく顔のことでもありますので、非常に心配しましたが、幸いにも小さい傷ですみました。

しかし、唇の形がいびつになり、傷もケロイドになって盛上がってきましたので、大城クリニックを受診しました。最初は週に2回の治療を2週間、その後は週に1回の治療を2ヶ月間、それからは2週間に1回通院し傷あともきれいになりました。それだけでなく唇も元の形に近くなりました（写真4a、4b）。痛みを感じないレーザーの光をあてるだけでこんなにきれいになるとは、レーザー光は不思議な力を持っているものだと感心しましたし、この父は娘の顔を見る度に娘の顔に傷が残らなくて良かったと感謝しています。

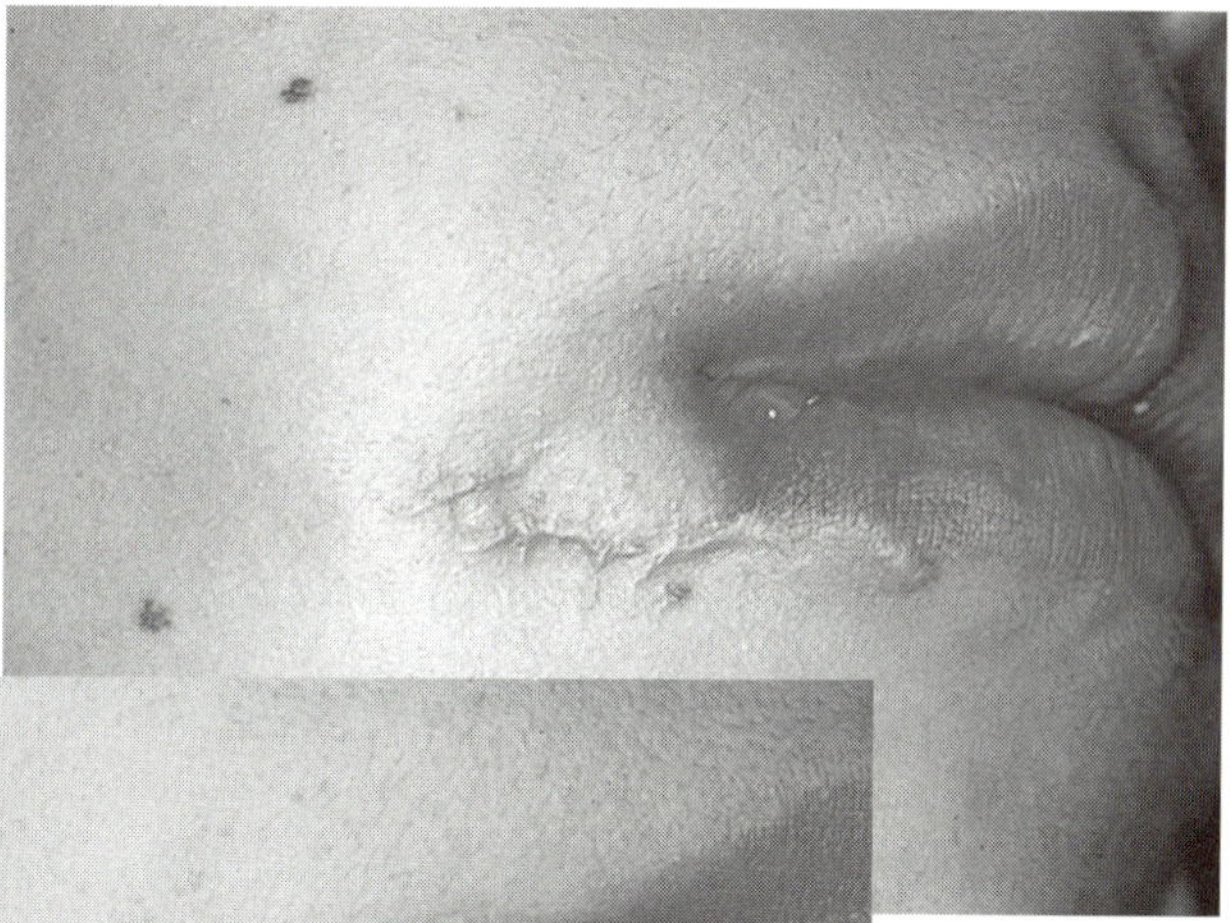

▲写真４ａ
〈治療前〉

（２ページ参照）

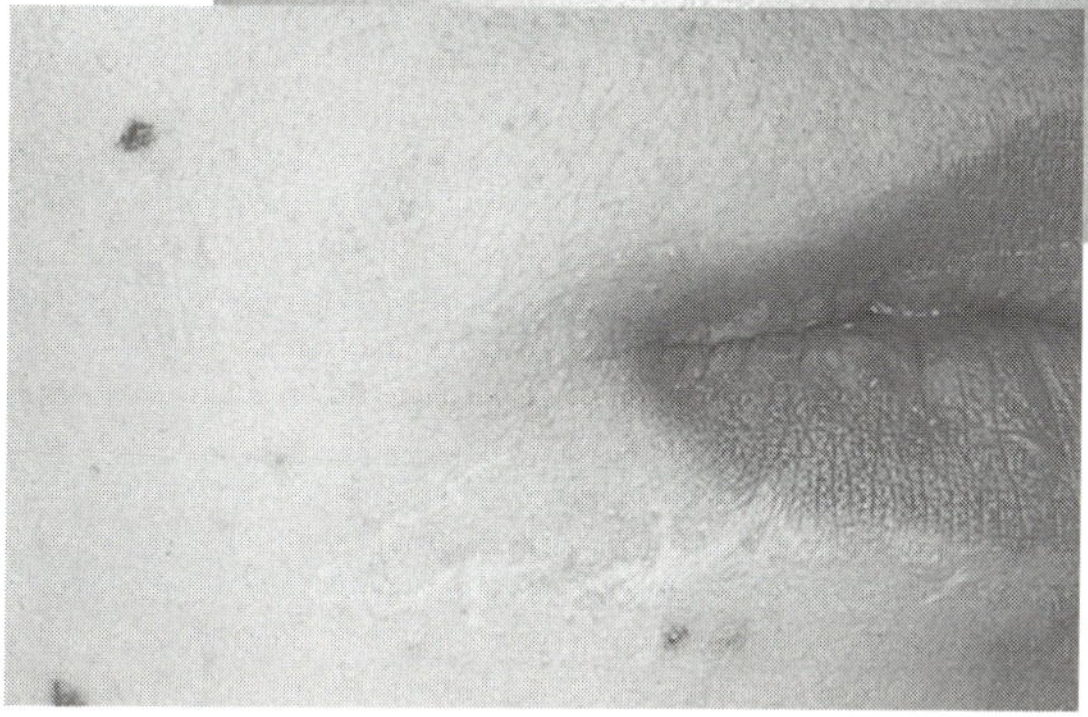

◀写真４ｂ
〈治療後〉

ドクターメモ

唇が引きつれていましたが、組織の欠損がありませんでしたので、半導体レーザーによる弱い治療（ＬＬＬＴ）で経過をみたところ、引きつれもとれて正常に近い形で治りました。

救急病院で縫合糸による傷あとが目立っていますが、これも年月を経ればもっと目立たなくなるものと思います（写真４ａ、４ｂ）。さらにきれいにする方法もあります。

⑤ケロイドのレーザー治療（41歳）

私は1年前、某大学病院で帝王切開の手術をしました。手術は順調にいき、10日目に抜糸しましたが、2週間目より傷あとがだんだんと拡がってきました。そのうちかゆみがでて盛上がってきました。長さ17・5㎝、幅2・7㎝、高さ1・6㎝という、巨大なソーセージのようなケロイドに成長してしまいました。ソーセージの下方にも長さ10㎝、幅3㎝、高さ1㎝程度のケロイドもあります。夜就寝前など、お腹が暖かくなると痒くなり引っ掻いてしまうので、時々出血して下着に血が付いたりします。激痛が走り眠れない夜もたびたびです。このような状態ですから、夫婦の夜の営みも避けるようになり、夫婦仲もうまくいかなくなってしまいました。思い悩んだ挙句、レーザーでケロイドが治るという話を耳にしたのをきっかけに、場所が場所なので恥ずかしい気持ちがありましたが、勇気をだして治療を受けてみました。治療の経過を知るために写真を撮ってもらいました（写真5a、5b）。治療は初め週に2度の治療で8回通い、その後1週間に1度、2週間に1度と間隔が延びて行きました。1回の治療でかなり柔らかくなりましたので、レーザー効

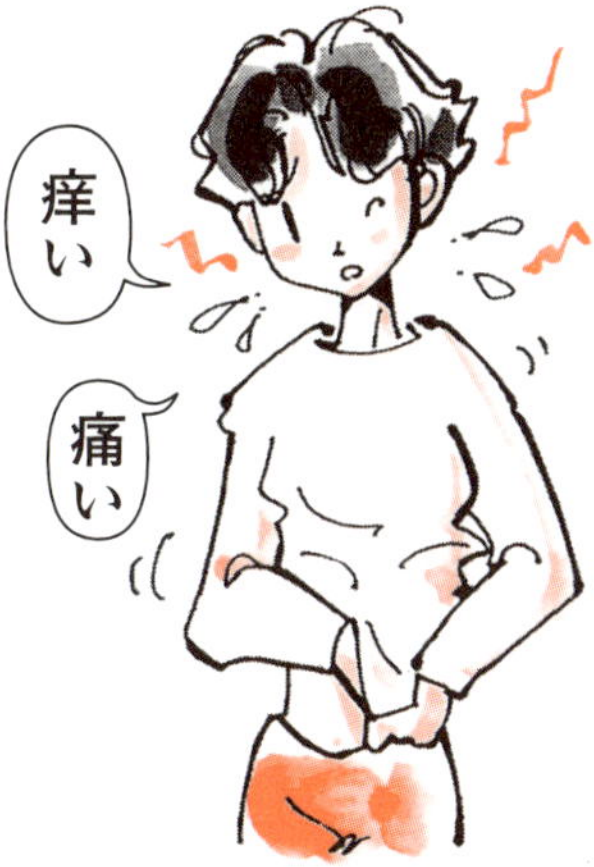

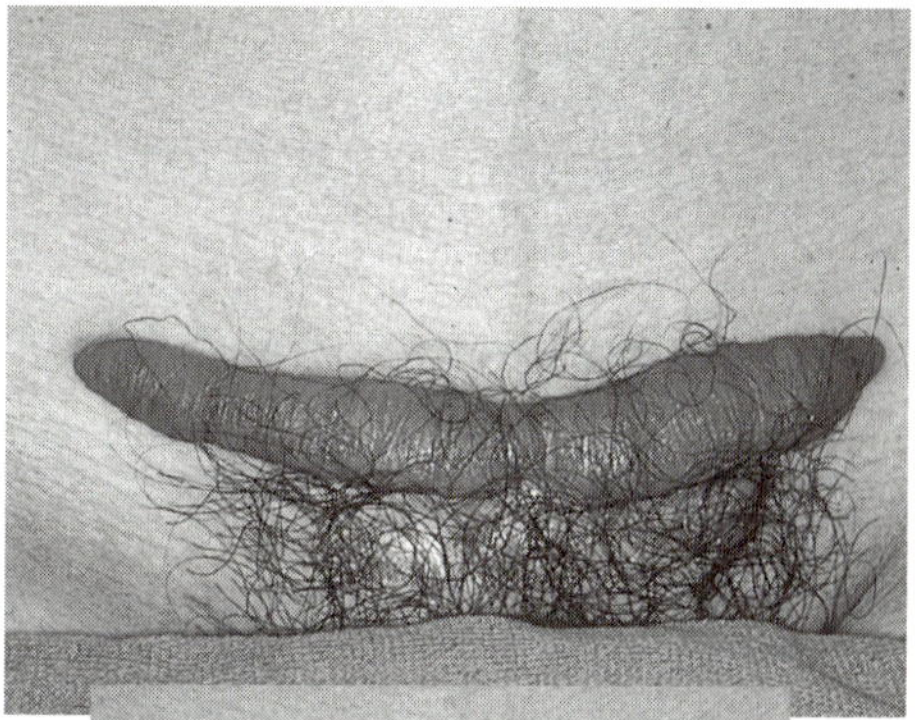

▲写真5a〈治療前〉

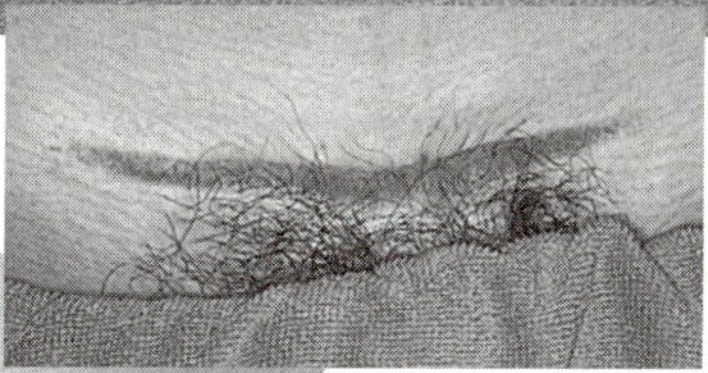

▲写真5b

（2ページ参照）

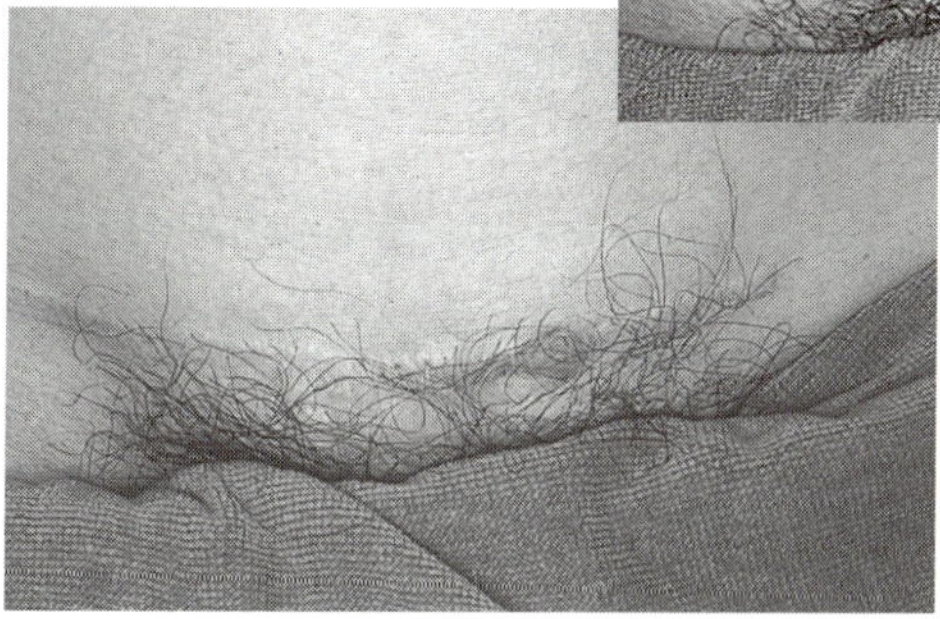

◀写真5c〈治療後〉

果に確信をもち治療を続けました。半年を過ぎる頃には夜中の痒みもなくなり、夫婦生活も正常に戻りました。現在3年たちましたが、1年半過ぎた頃からは、月に1度しか通院しておりません。治療は痛みもないので良いのですが、治療期間が長いのが欠点といえば欠点です。しかし、痛みや痒みの症状は早期に消えましたので、それだけでも私としては満足でした。はじめの傷あとを見ると、レーザー治療でよくここまで治ったものだと驚きと同時に感謝しています。

ドクターメモ

産婦人科で行なう帝王切開や子宮筋腫の手術の後、傷が開いてこの患者さんのようになる場合が多いようですが、ケロイドは切り取ってもまた再発します。レーザーで気長に治療するというのも1つの方法です。もっときれいに仕上げたい場合はケロイドを炭酸ガスレーザーで切り取った後、ケロイドにならないように予防するレーザー治療もあります。次のお子様をつくる予定がある方は、この患者さんのように手術による方法をとらないでケロイドを柔らかくし、赤ちゃんを産んでから傷口をきれいにする方法をとられることをお勧めします。

レーザーでシミやアザが消えるわけ！

レーザーが生体に当たるとジュール熱に変わり、生体温度が上昇し、温度が40度を超えると、生体がタンパク変性を起こして、細胞が死んでしまいます。このプロセスを利用したのがレーザーによるシミ・アザ治療です。

光には色の濃いものに吸収される性質がありますから、色の濃い色素細胞があればそこに集中します。そのため、明るい色の正常な細胞は光を反射して、ダメージを受けません。

物質には吸収されやすい波長や色が異なるという性質があります。レーザー光は媒質を変えることによりさまざまな波長のレーザー光を作り出せます。これを利用して、治療するシミやアザにあったレーザー光を選べばよいわけです。

◆レーザー光でシミ・アザをとるプロセス

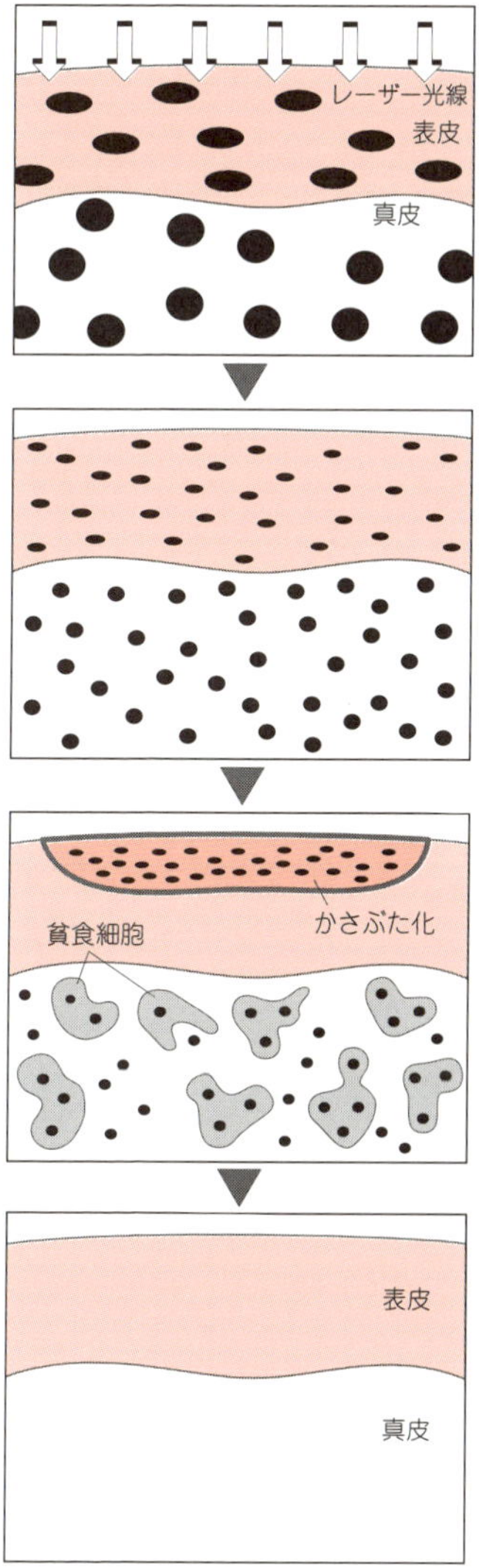

①表皮や真皮の中のシミやアザである色素細胞や物質にレーザー光を照射する。

②色の濃い色素細胞物質だけが光を吸収し、破壊される。色の白い正常な細胞は無傷。

③色素細胞は死んでかさぶた化し、残った色素は貪食細胞によって吸収される。

④かさぶたは皮膚の表面からはがれ、色素は血管やリンパを通して排出される。

⑥シミのレーザー治療（67歳）

55歳を過ぎた頃より、右頬に小さなシミができてきて少しずつ大きくなり、色も濃くなって写真のような楕円形のシミとなりました。私は晩婚で、32歳で社内結婚をしました。結婚してすぐに子供を身ごもり、翌年には長男が生まれ、4年後に次男が生まれました。当時は毎日が戦争のようで、朝起きてから夜寝るまで、食事、洗濯、子供の世話、掃除等家事に追われていました。私は結婚してすぐに家庭に入りました。夫はかつての同僚の私の分まで働いたせいもあったのでしょうが、会社が忙しいといって毎晩のように夜遅く帰宅し、子育てはもっぱら私に任されました。長男が就職し下の子が大学に入学した頃から、私にも時間的に余裕ができましたので、習い事などをしておりました。主人は会社を定年後、しばらくは人生の骨休みなどといって家で寝転んでテレビばかり見ていましたが、太りぎみになりタバコの本数も増えてきましたので、相談の結果千葉の貸し農園で太陽の下で畑仕事をするようになりました。夫婦で一緒に畑仕事をするのも新婚気分で楽しく健康的な毎日でした。畑に出る時には大きな麦藁帽子を被りタオルで頬を覆っていましたが、

（3ページ参照）

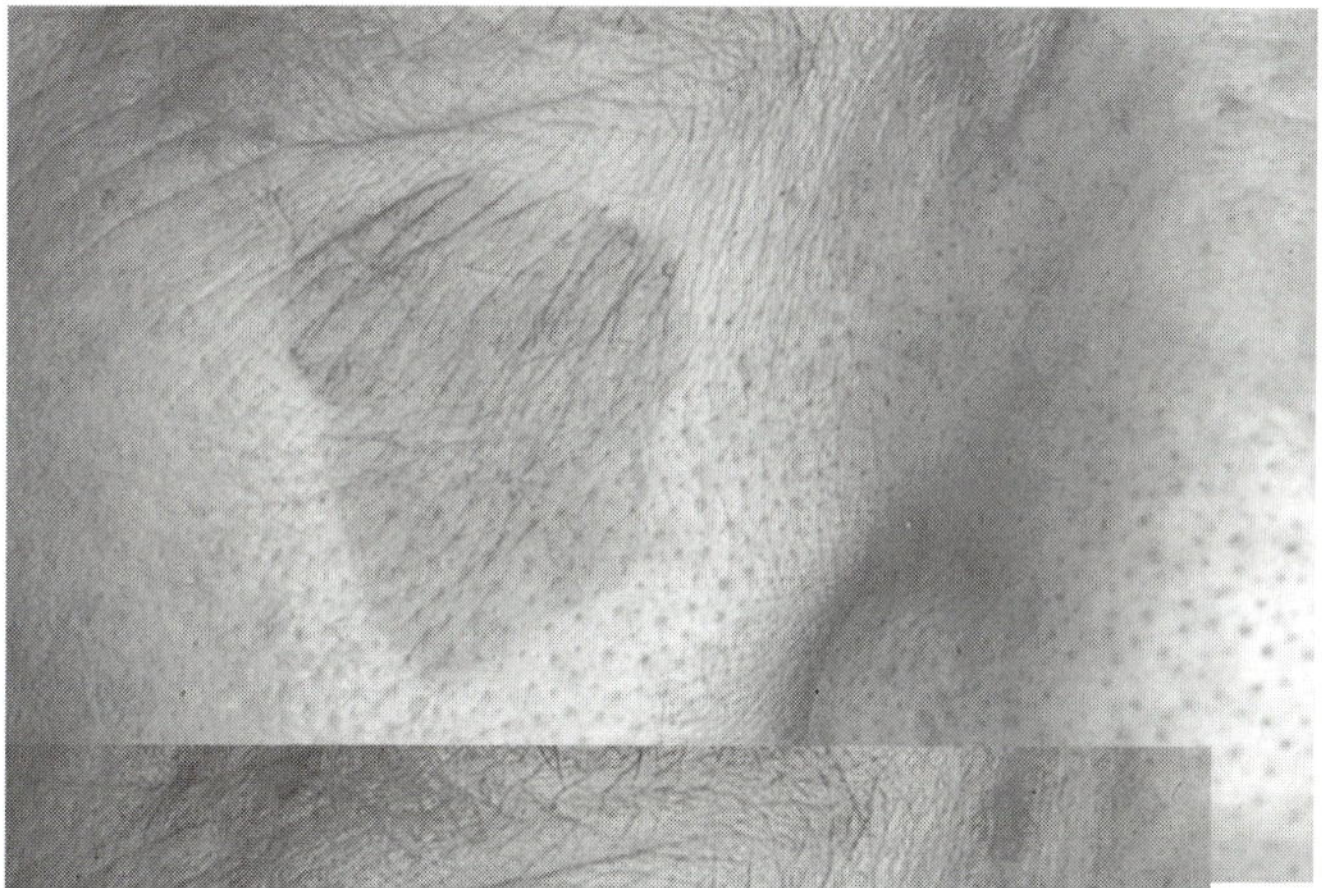

写真6a〈治療前〉

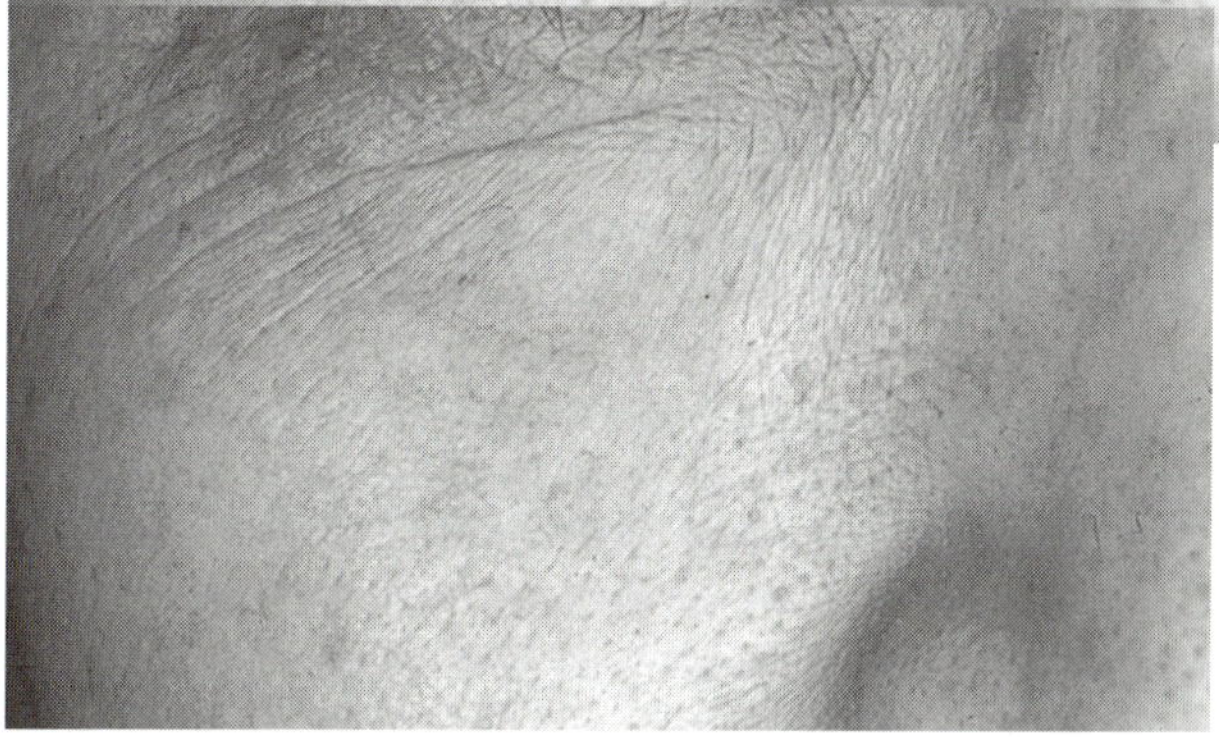

写真6b〈治療後〉

いつのまにかシミができてしまい、それがだんだん大きくなって現在に至っています。二人とも健康的になりましたが、シミができてしまったことを残念に思っていました。レーザーの治療は簡単で、3日程ガーゼをあてました。黒いカサブタの下にきれいな皮膚ができていて吃驚しました。その後、シミができないような予防策を教えてもらいました。もっと早く治療しておけば良かったこと、予防法を知っていればこんなに大きくならなかったことを後悔すると同時に、きれいになり若返ったことを感謝しております。

ドクターメモ

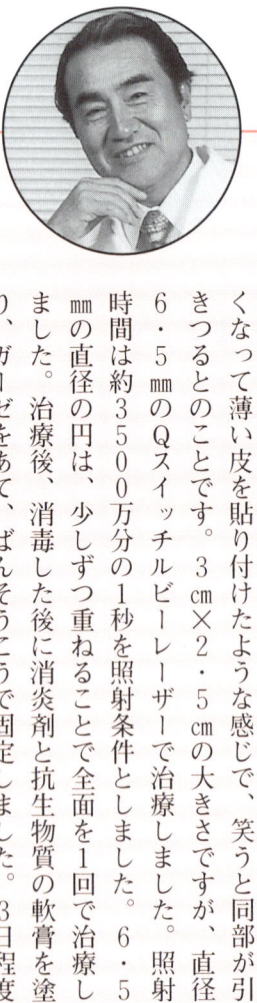

　右頬のシミは、凹凸がなく卵型をしており、周辺がはっきりした茶褐色をしています。シミの部分の皮膚は角質が厚くなっているため、皮膚の模様（皮紋）が粗くなり、皮溝が深くなって薄い皮を貼り付けたような感じで、笑うと同部が引きつるとのことです。３㎝×２・５㎝の大きさですが、直径６・５㎜のＱスイッチルビーレーザーで治療しました。照射時間は約３５００万分の１秒を照射条件としました。６・５㎜の直径の円は、少しずつ重ねることで全面を１回で治療しました。治療後、消毒した後に消炎剤と抗生物質の軟膏を塗り、ガーゼをあて、ばんそうこうで固定しました。３日程度でばんそうこうとガーゼをはがすと、照射したシミの部分は黒褐色に変色しており、その後、２、３日経つとピンセットで容易に薄かわ饅頭のごとく簡単にかさぶたをはがすことができます。その後、脱色素剤、軟膏、遮光クリームを使い、二次性の色素沈着がおこるのを予防しました。

⑦ソバカス（雀卵斑）のレーザー治療（29歳）

私は、生まれつき色白の子供で、両頬から鼻背にかけてソバカスが点在していたそうです。思春期を過ぎる頃から、ソバカスの色が濃くなり、数も増えて範囲も広がったように思います。特に生理前には濃くなりました。子供の頃には友達や周囲の目を意識することはありませんでしたが、思春期を過ぎてからは対人、特に男性の目を意識して引っ込み思案な性格になっていきました。子供の頃は前向きでお転婆な性格で、どちらかというと自分で言うのもおかしいですが、女番長のような性格でした。それが控え目な性格になったのですから、周囲の人もその変化に気づいたようです。高校生になり、薄化粧をするようになると気分的にもやわらいできましたが、受験勉強もあまり手につかず、高校を卒業すると同時に就職しました。就職すると、自分の自由になるお金も増えましたので、ソバカスを消すための化粧代に投資しました。化粧するようになり、私の性格もだんだんと明るくなっていきました。しかし汗をかいたりするとハンカチで汗を拭く度に化粧が落ちないかと心配になり、トイレに駆け込んで化粧の重ね塗りをしていました。私の家系

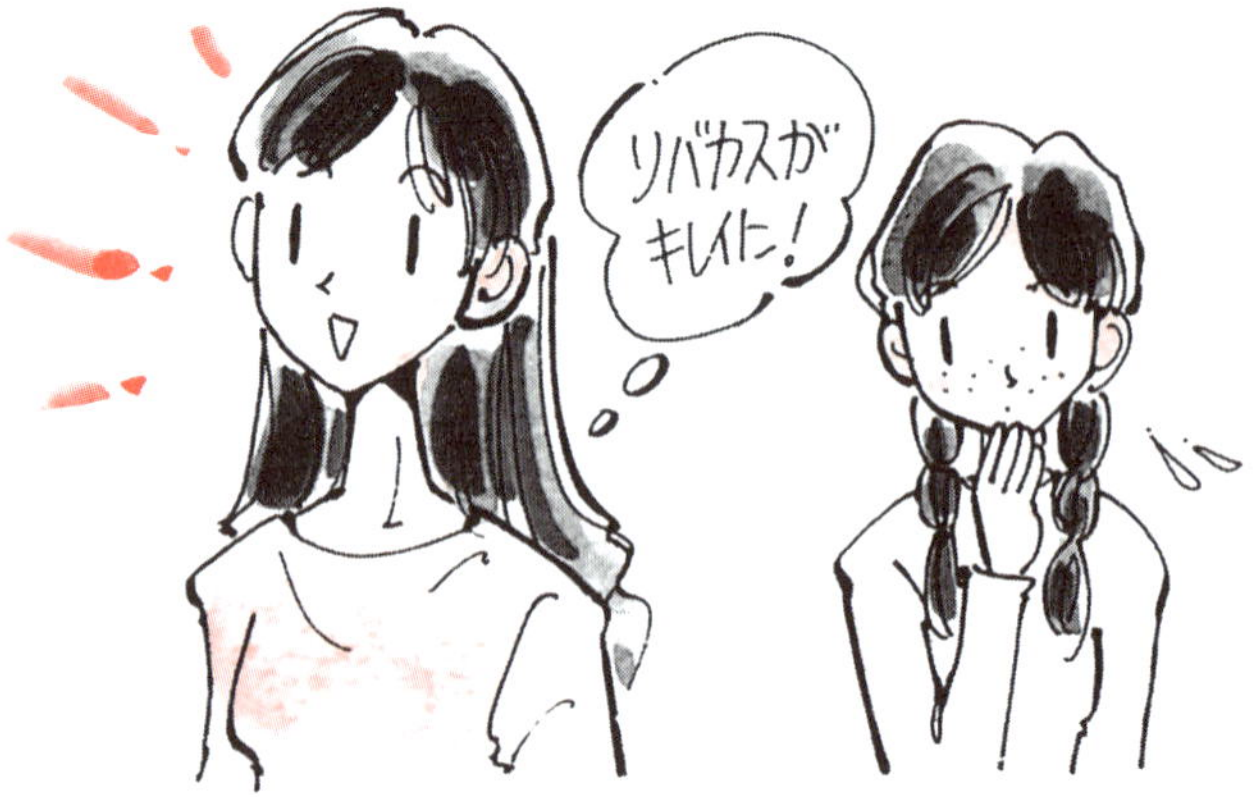

（3ページ参照）

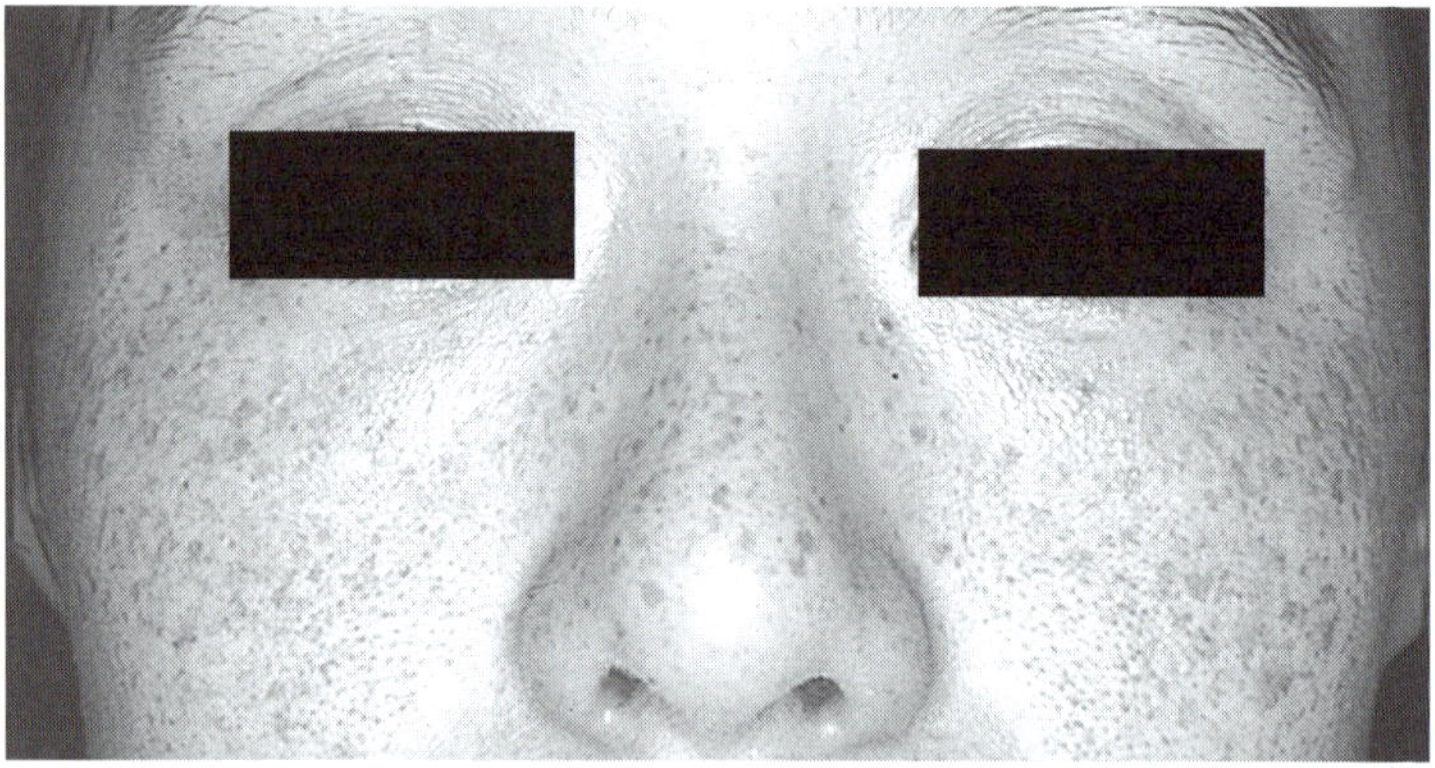

〈治療前〉▲写真7a

▼写真7b〈治療後〉

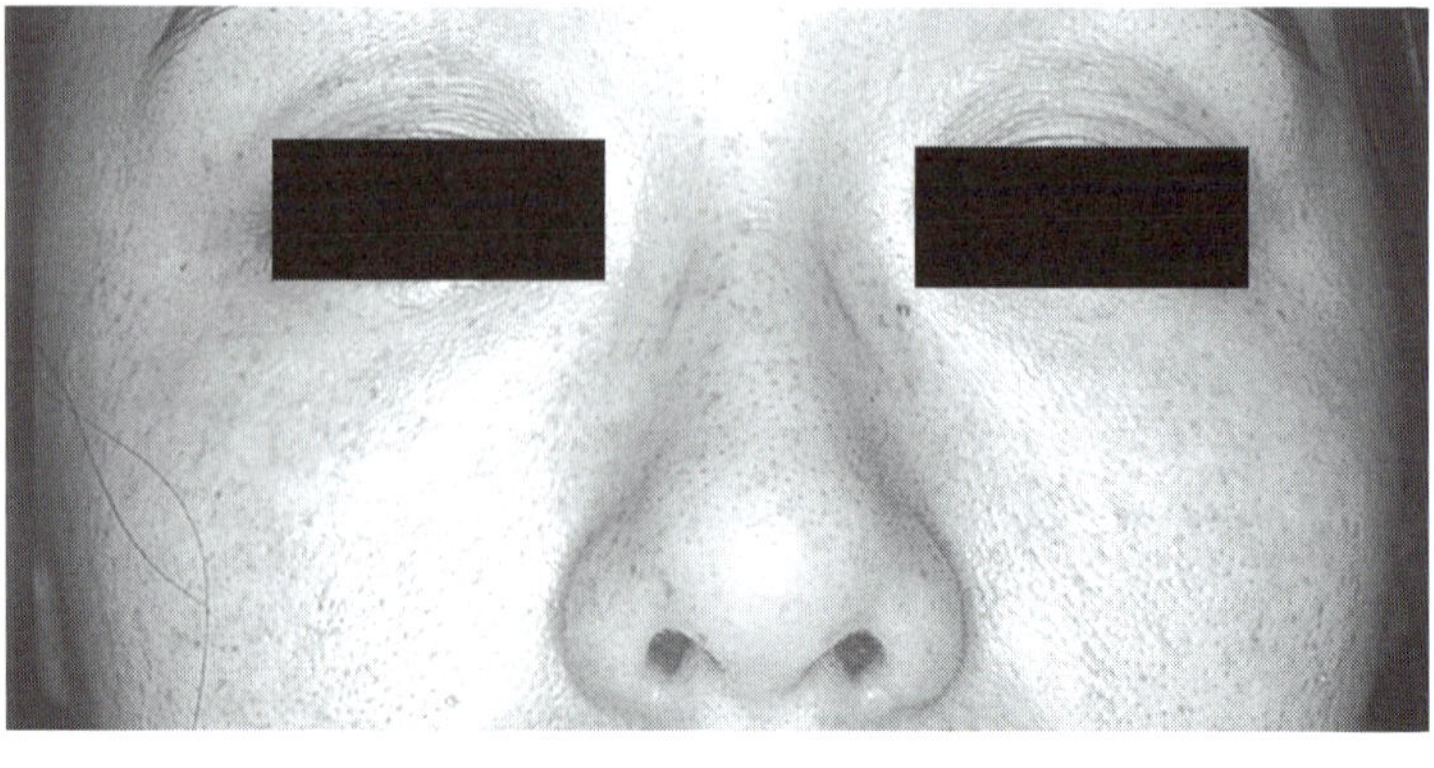

は、母も妹も同様のソバカスがあるので、遺伝的なものと考えていました。結婚前に、レーザー治療のことを知り、治療をうけることにしました。治療は、色のついたソバカスの部分だけをパチパチと焼きますので、ゴムで弾いたような痛みとともに、毛が焼けるにおいが一瞬しました。薬をつけ、ガーゼを２日程貼りましたが、その後は洗顔もできましたし、化粧もできました。治療後一週間でソバカスもすっかりとれ、むいたゆで卵の表面のようにツルツルの肌になりました。現在は結婚もして幸せな生活を送っております。もし子供にソバカスがあったらと心配していますが、私と同じようにレーザーでなるべく早い時期にとってやりたいと考えております。

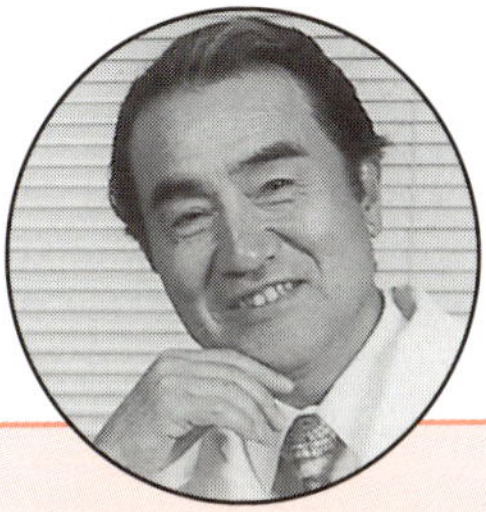

ドクターメモ

レーザー治療は、Ｑルビーレーザーを用いて直径３㎜の照射面積の治療をしました。点状のソバカスひとつひとつの色、大きさが違うので、大きさにあわせて舌圧子をソバカスのひとつひとつにのせていき、舌圧子の穴からレーザーを照射しました。照射後、消毒して、軟膏を塗り、ガーゼをあてた後、２日間ばんそうこうで固定しました。治療後、２日目来院時に、ガーゼをはずしました。消毒薬をつけてもピリピリしないというので、洗顔と化粧を許しました。

⑧毛細血管拡張症のレーザー治療（55歳）

（３ページ参照）

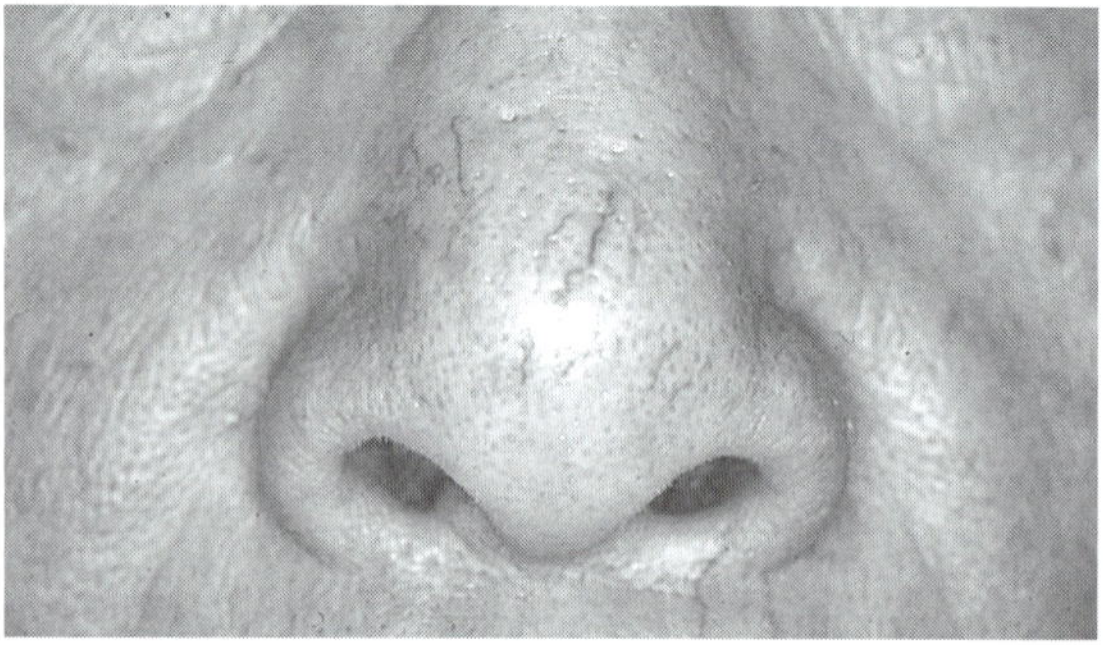

〈治療前〉▲写真８ａ

▼写真８ｂ〈治療後〉

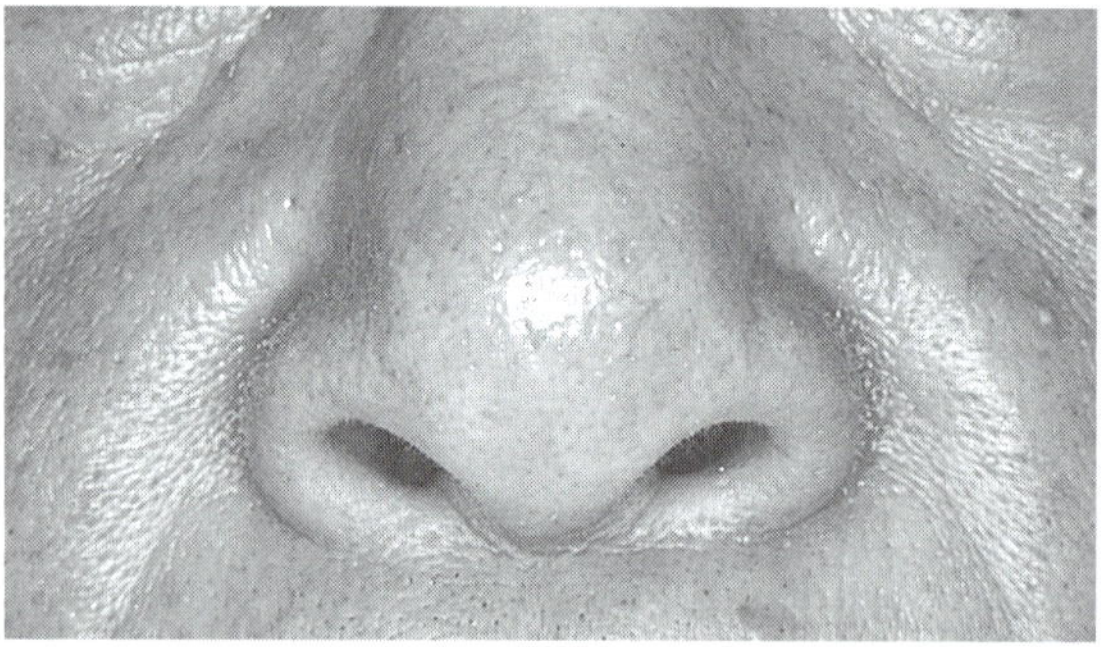

私は鼻の横の部分に25歳頃から赤い糸のような毛細血管はありましたが、丁度かげになる所でしたので気にせず放っておきました。40歳を過ぎた頃から、赤い絹糸をつけたような毛細血管が鼻背部にも現れてきました。うえの子が高校に入ったばかりでしたので、自分の鼻のことなど気にする暇もありませんでしたが、45歳を過ぎた頃よりだんだんと気になってきました。レーザーで治療できるということは女性誌で読み知っておりましたが、レーザーが恐いのと治

療費の面で心配があり、そのまま放置していました。

しかし、主人が定年になったのを機に相談してみたところ、治療することに賛成してくれましたので、思いきって受けました。1回の治療でかなり薄くなり、2回目の治療でほとんど分からないようになりました。こんなに簡単なら、迷うことなくもっと早く治療していれば良かったと思いました。治療費も思っていたより安く、約13万円ほどでした。

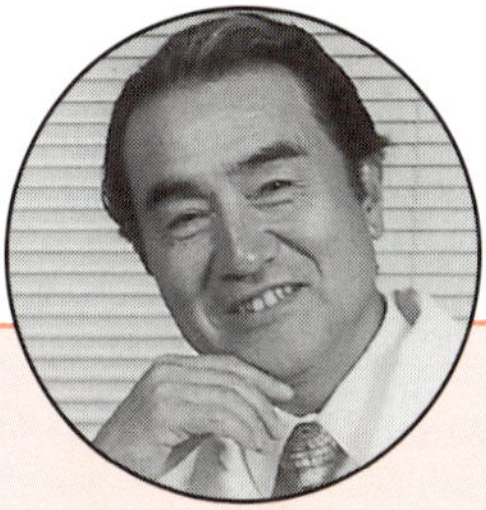

ドクターメモ

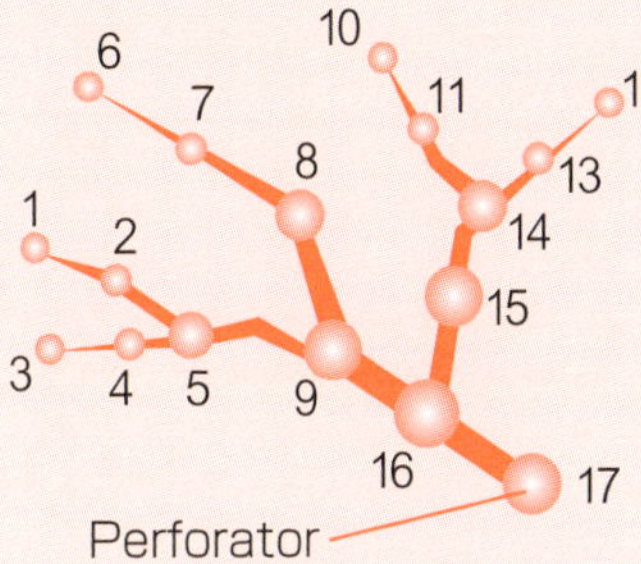

Fig CE.15

アルゴンレーザーの2回の治療できれいになりました。治療は、上の図のように枝わかれをした枝先の方から幹に向かって治療していきます。血管の太さによっては、炭酸ガスレーザーを併用します。

⑨黒子（ホクロ）のレーザー治療（44歳）

10歳の頃に、顔の黒子《ホクロ》に気づきました。鼻の上の黒子は、顔の中心ということもあり、非常に目立ち、高校生の頃カミソリの刃で傷つけたこともありますが、無駄な抵抗で2週間もすると再び色が出てきてしまいました。下唇の黒子は、年とともに大きくなったようで、中心部に黒い毛が生えているので、2週間に1度はさみで切っていました。鼻の上と左頬と下唇の黒子は、すべてが盛り上がっていますが、鼻と左頬の盛り上がりは25歳を過ぎてから始まったようです。下唇の黒子は、10歳で気づいた時にはすでに少し盛り上がっていました。小さい頃は、鼻の黒子のことで「鼻くそ姉ちゃん」といじめられ、つらい思いもしました。いくら鼻をかんでもふいても取れないと泣き、両親を悩ませたものです。40歳を過ぎてから黒子をとるなんておかしいと思うでしょうが、小さい時の黒子の悪い思い出も重なり、鏡を見る度に人知れず悩んでいました。女性週刊誌やチラシ広告で、レーザーで黒子が取れることは知っていましたが、レーザーが007の殺人光線であるという思いが、私の足を病院から遠ざけていました。ある時、大城先生の「女性の悩み

写真９ａ▶
〈治療前〉

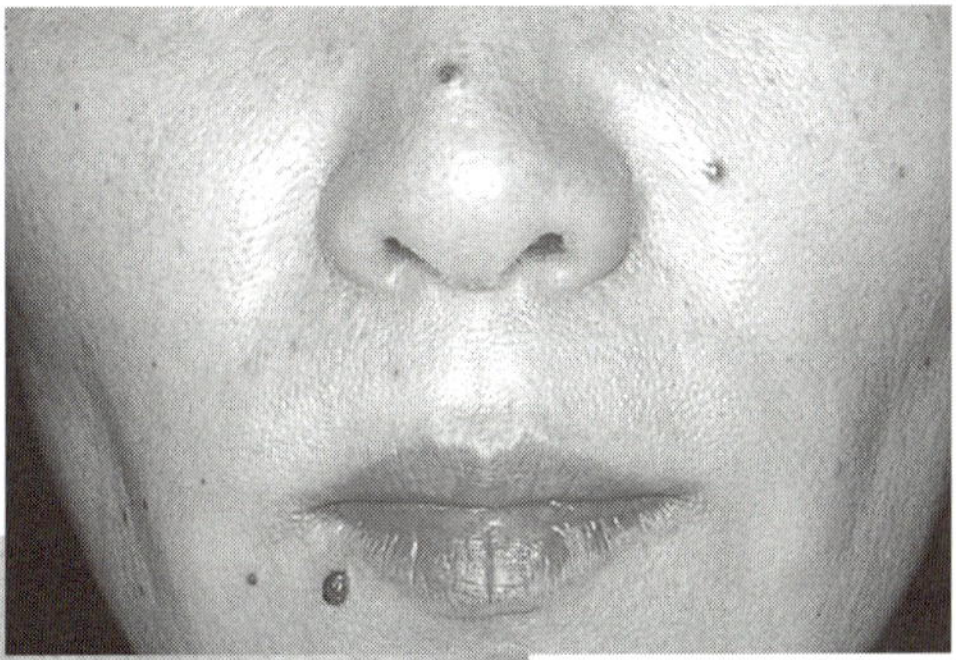

（３ページ参照）

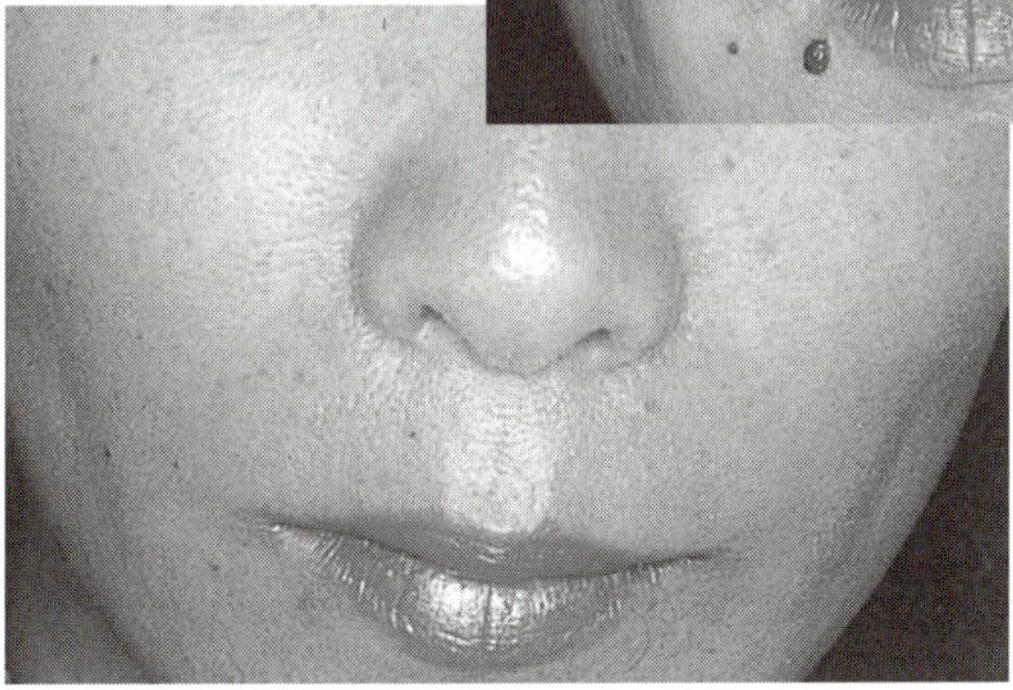

◀写真９ｂ
〈治療後〉

を解消するレーザー治療」という本を近所の図書館で見つけ、何度か読んでみました。私の黒子は、顔にできたアザに比べ、簡単に取れることを知り、勇気を奮って診察を受けました。治療前に先生が優しく「このようにきれいになりますよ」と、多数の症例写真を見せてくれました。治療には、２つのレーザーが使われました。鼻の上の黒子は、無理をして一度に取るとへこんでしまい傷になるかもしれないということで、５回にわけて治療しました。
また、大城クリニックでは黒子の場合、取れるまで治療を受けることができる請負制がとられており、安心して治療を受けることができました。現在は子供の頃からの悪夢もなくなり、鏡を見るのが楽しみな今日この頃です。

ドクターメモ

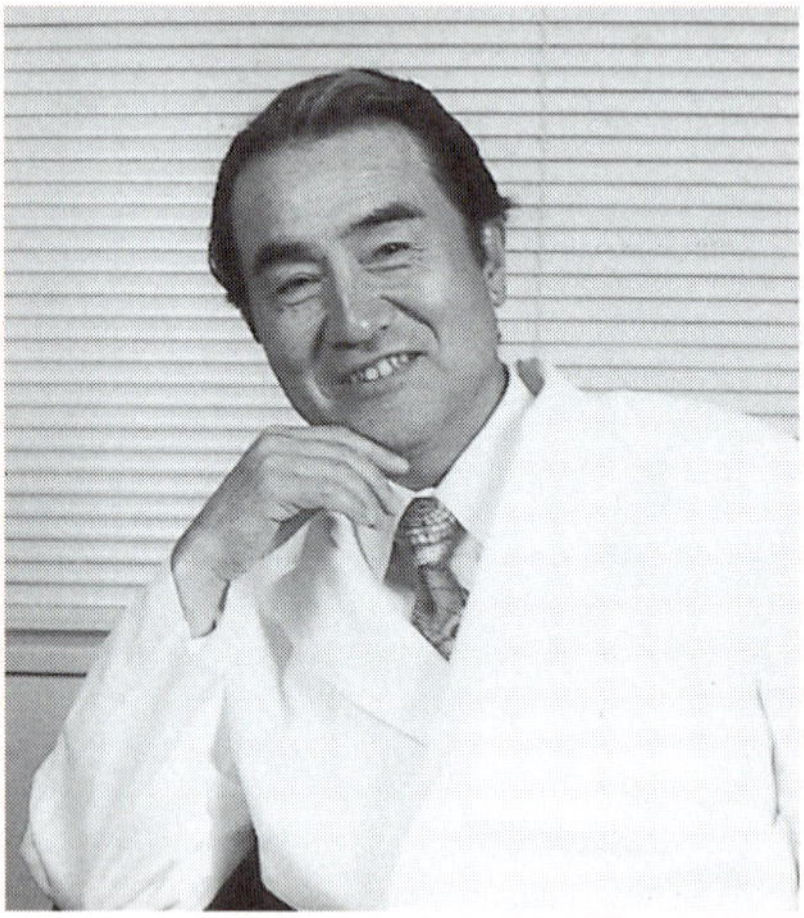

黒子の治療は、無理をせずくり返し治療することが大切です。強い治療をすれば、もちろん1回の治療で治すことも可能ですが、治療部位がへこむ場合もありますので、要注意です。

鼻と頬は炭酸ガスレーザー、下唇はエルビウムヤグレーザーとQスイッチルビーレーザーを使用しました。鼻は、治療が難しい部分ですが、ていねいに治療しましたので、きれいに仕上がりました。

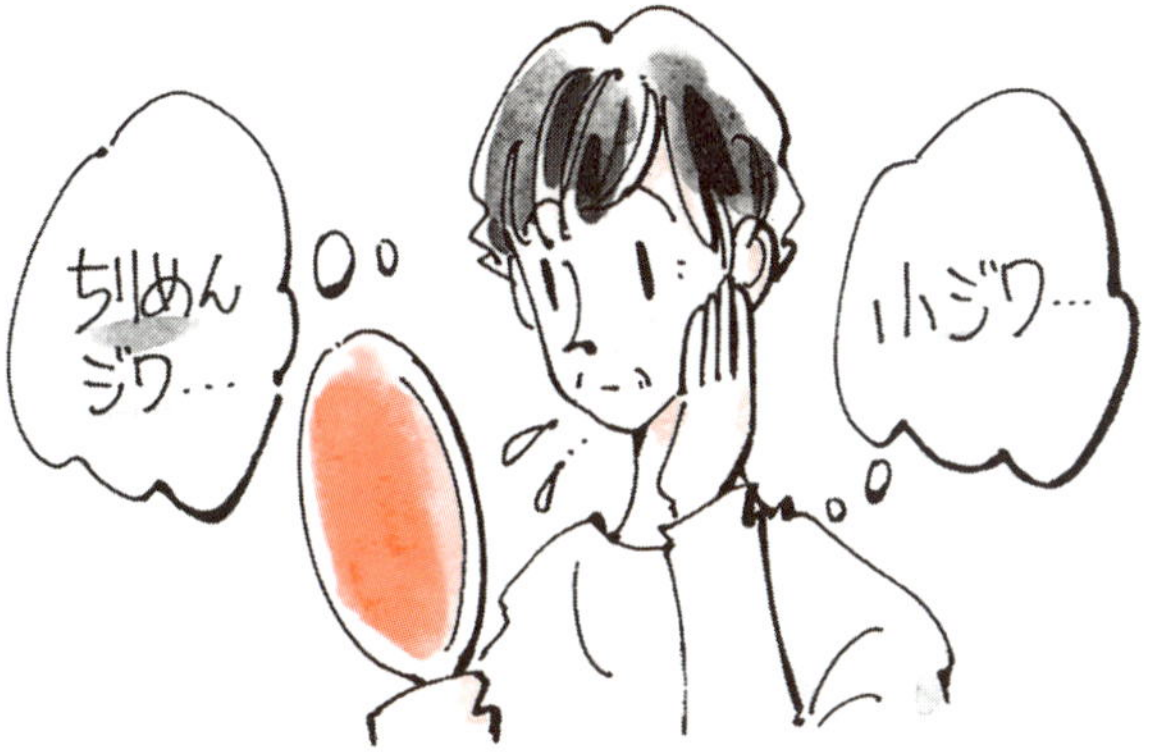

⑩シワを取るレーザー治療（68歳）

私は職業がら舞台に出ることが多いので、側頭部のシミ、目じりのシワと下まぶたのちりめんジワをレーザーで取ってもらいました。シミはルビーレーザーで、目じりの小ジワとちりめんジワは炭酸ガスレーザーを使用して治療してもらいました。シミには２日間ガーゼを貼りましたが、シワの治療は薬を塗って、そのまま帰宅できました。シワの治療は１ヶ月間隔で２回行いました。私は痛みに強いせいか、あまり痛みを感じませんでした。少しチクッと針を刺すような痛みで、たいしたことはありませんでした。

治療して現在10年近くたちますが、いまだに周囲の人から肌がきれいと誉められます。誉められる度に私は「レーザーで治療したのよ」、「あなたもレーザーで治療しなさいよ」と口癖のように言いますので、私のまわりにはレーザーの信者がたくさんいます。

（3ページ参照）

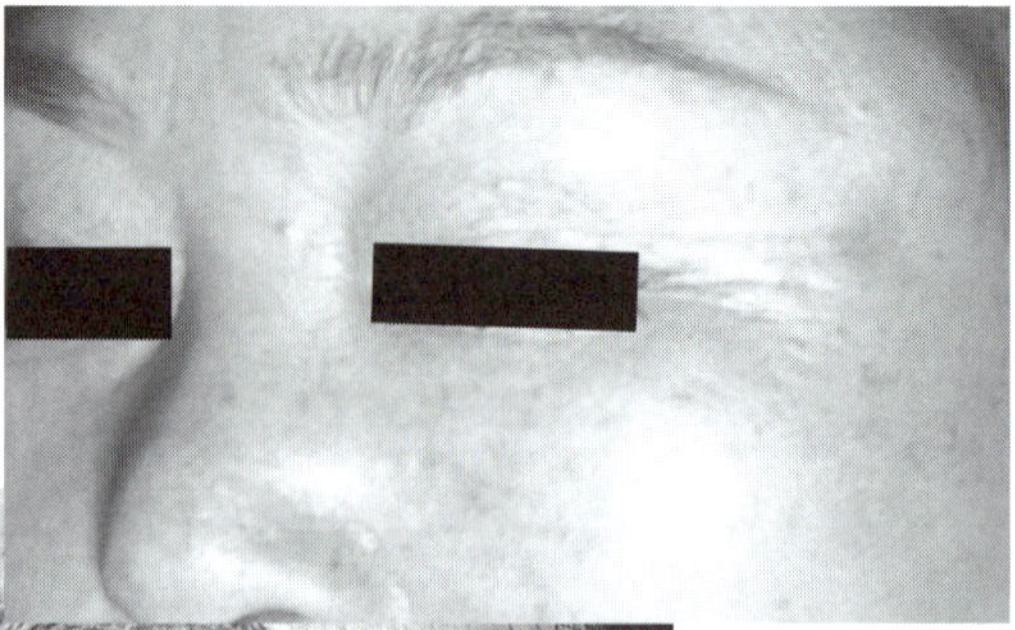

▲写真10a
〈治療前〉

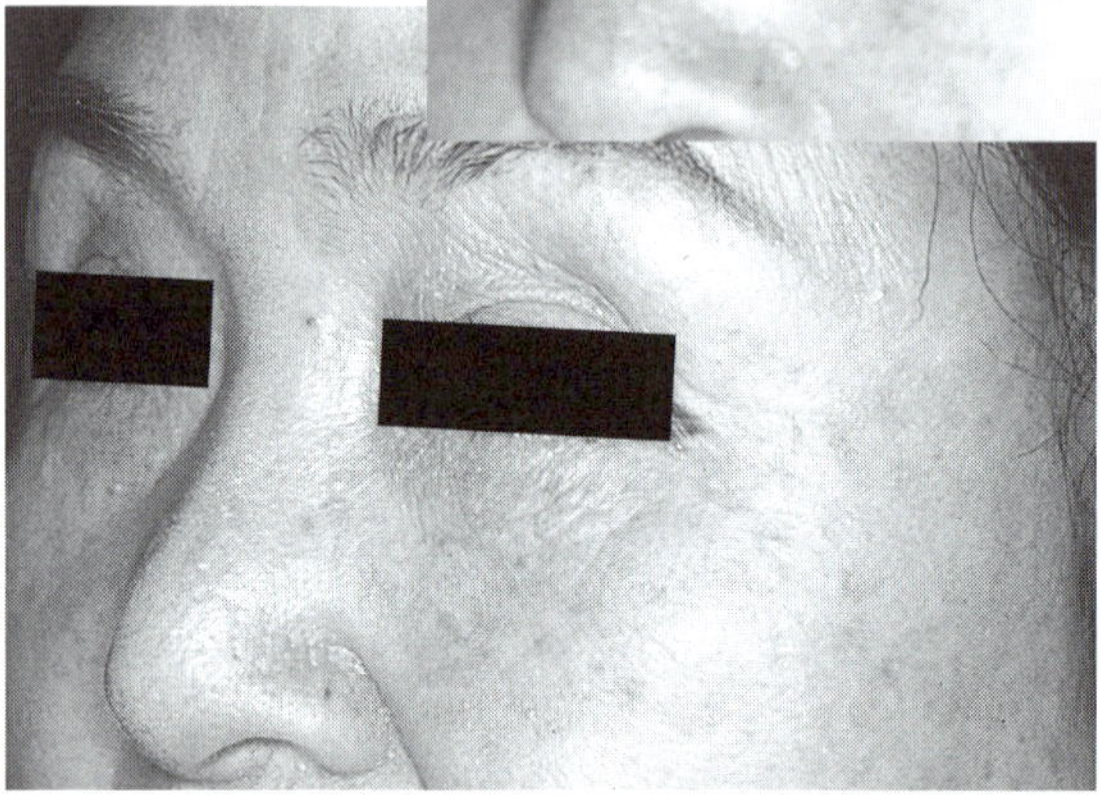

◀写真10b
〈治療後〉

ドクターメモ

炭酸ガスレーザーを特殊に加工して、10分の1㎜程度の小さな焦点にしますと、皮膚の中で水分が蒸発して、シワの皮下に水蒸気がたまります。この方法を2回くり返しますと、浅いシワが取れるようです。ただし、皮膚の薄い方に適した治療です。皮膚の厚い方には、この方法とヒアルロン酸の注入法を併用することもあります。写真10aは治療前、写真10bは治療6ヶ月後の状態です。

⑪シワのヒアルロン酸とレーザー治療（58歳）

若い頃には、想像もしていなかったのですが、眉間に53歳頃から深いシワが浮き出してきました。23歳の時に結婚、すぐ翌年に子供が生まれました。3年おきに一男二女の子宝に恵まれました。上の子が小学校に入学した頃に下の子が生まれましたので、毎日が忙しく戦争状態でしたのを覚えています。今は、小学校に入るのにも入学試験があるのですから、たまりません。夏の暑い日に、大きなお腹での塾通いは、今思い出してもぞっとします。真ん中の男の子がやんちゃなうえ少しもじっとしていないので、ついつい大声をあげて怒ってしまうこともありました。長女が小学校に入る頃には、長男が幼稚園、下の子がヨチヨチ歩きで、私は以前にもまして忙しくなりました。それに伴い、ついつい怒ることもありました。その頃は、髪を振り乱し子育てをしていたので、鏡を見るひまもありませんでした。

長女が中学生になった時には、私はもう37歳になっていました。時間に余裕もでき鏡を見るようになると、眉間のたてジワと目じりの横ジワ（からすの足跡）が顔についているではありませんか。

（4ページ参照）

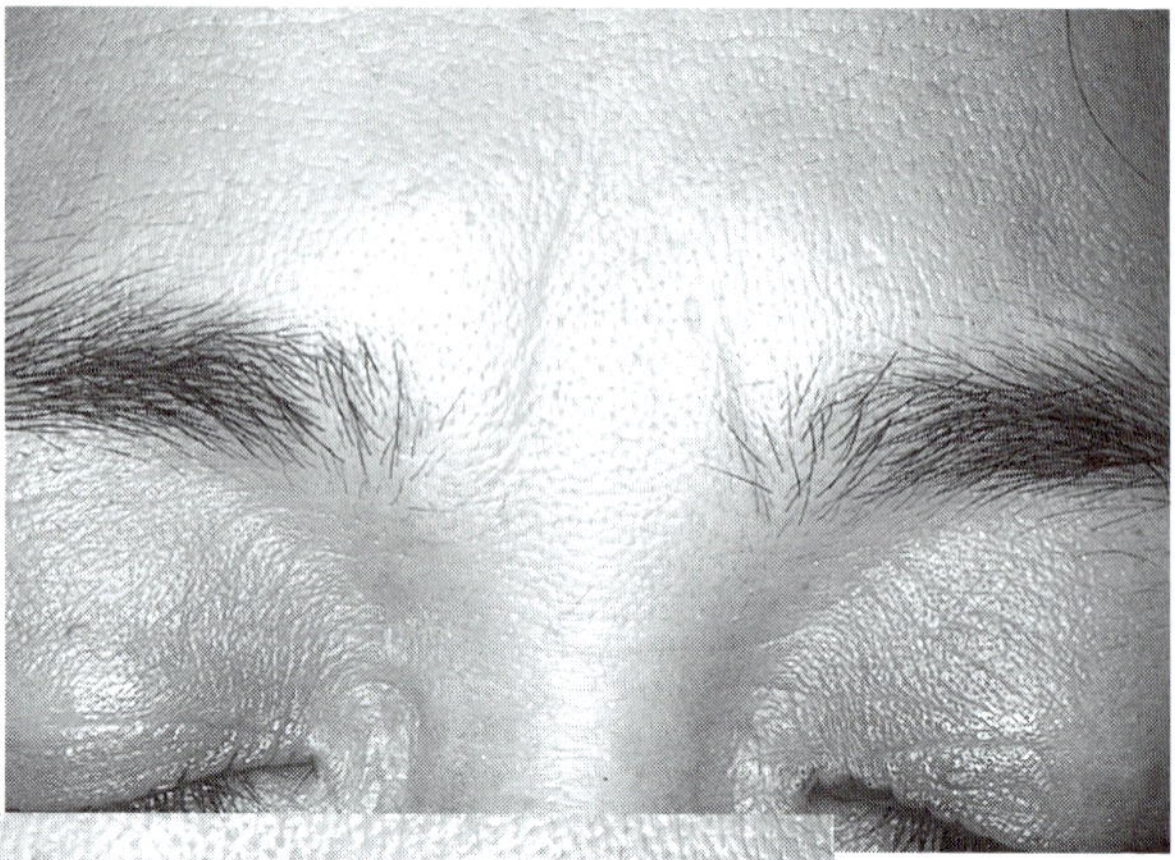

▲写真11a
〈治療前〉

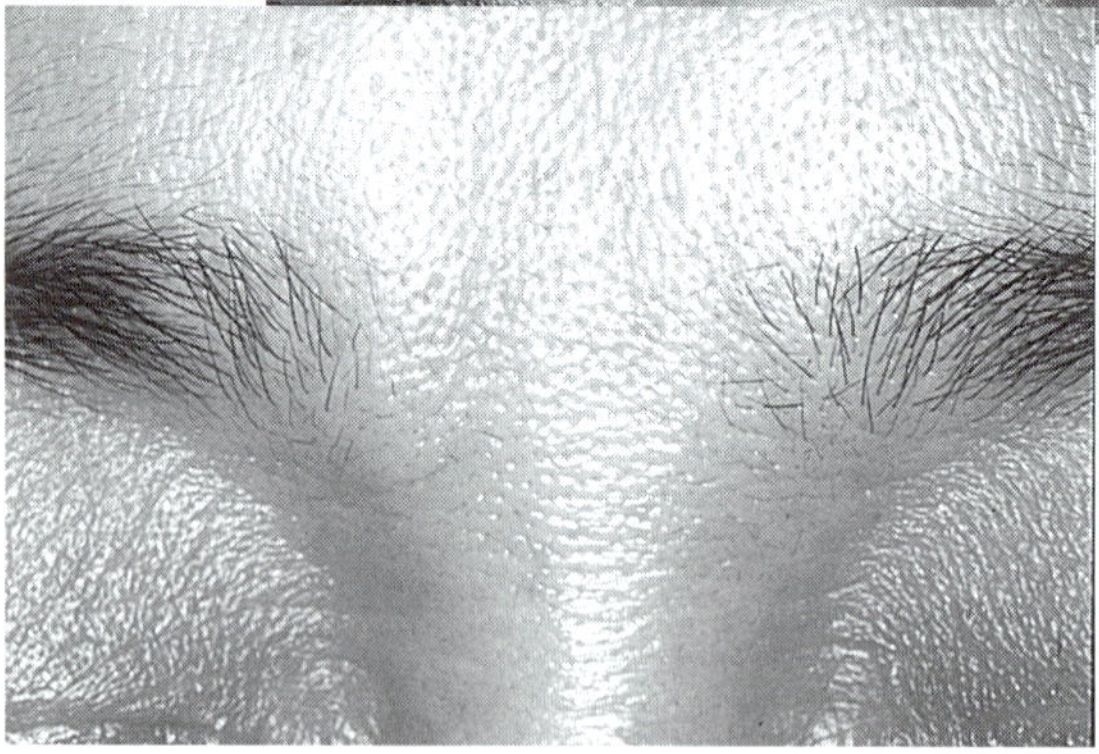

◀写真11b
〈治療後〉

それからが大変です。いろいろな化粧品を手当たり次第に試しましたが、私のシワは深くなるばかりです。下の子も今では大学を卒業し、就職もしたので、ようやく治療する気になりました。コラーゲンの注射できれいになることは聞いていましたが、ヒアルロン酸の注入でこんなに簡単にシワが取れるのなら、もっと早く治療すればよかったと思っております。

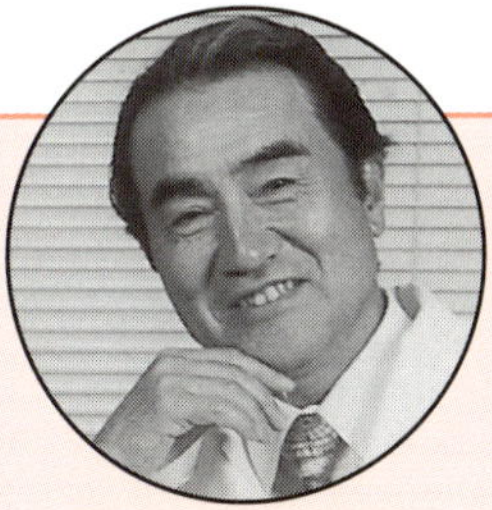

ドクターメモ

現在、コラーゲンは子牛の膠原線維を精製したもので、米国ＦＤＡが許可したものを使用しています。近年、英国で狂牛病が問題になり、欧州産のコラーゲンは日本ではほとんど使われておりません。米国産のコラーゲンがなくなることを心配して、現在ではヒアルロン酸の同様の注入法が北欧からはじまり、世界的に流行してきました。コラーゲンの注入法は、皮内テストにより１ヶ月の反応をみた上で治療しますが、ヒアルロン酸では皮内テストの必要はありません。しかし、術後１〜２日間、軽い発赤が続くこともあります。コラーゲンは４〜６ヶ月間持ちますが、それよりかなり長持ちするという報告もあります。コラーゲンもヒアルロン酸も、注入後の出血を防ぐために半導体レーザーによるＬＬＬＴを併用しています。

⑫ 若返りのレーザー治療（小顔作り）（55歳）

私は、1男2女の母親ですが、35歳頃からマリーナ勤務をし20年近く続けました。マリーナでは、お客と一緒によくヨットやクルーザーに乗りました。仕事が仕事ですから、日焼けをして黒くなるのは当たり前で、気にしたことはありませんでした。いつも顔や手足が真っ黒でしたので、シミやシワを気にしたこともありませんでした。

しかし、定年で退職して日にあたらなくなり皮膚が白くなってくると、日焼けしていた時には目立たなかったシミやソバカス、黒ずみ、目じりや眉間のシワが目立ってきたのです。気にしだすと不思議なもので、下瞼や口角のたるみまで気になってきました。

大城先生とは、退職前に知り合いになっておりましたので、これらの気になる部分を相談してみました。すると、今までは皮膚を削ったり切ったりして治していたことが、新しいレーザーの治療法では切らずに治せるとのことでした。まだ新しい治療法だからと先生は遠慮気味におっしゃいましたが、切らないでガーゼをつけることもなく治療をするということなので、思い切

（４ページ参照）

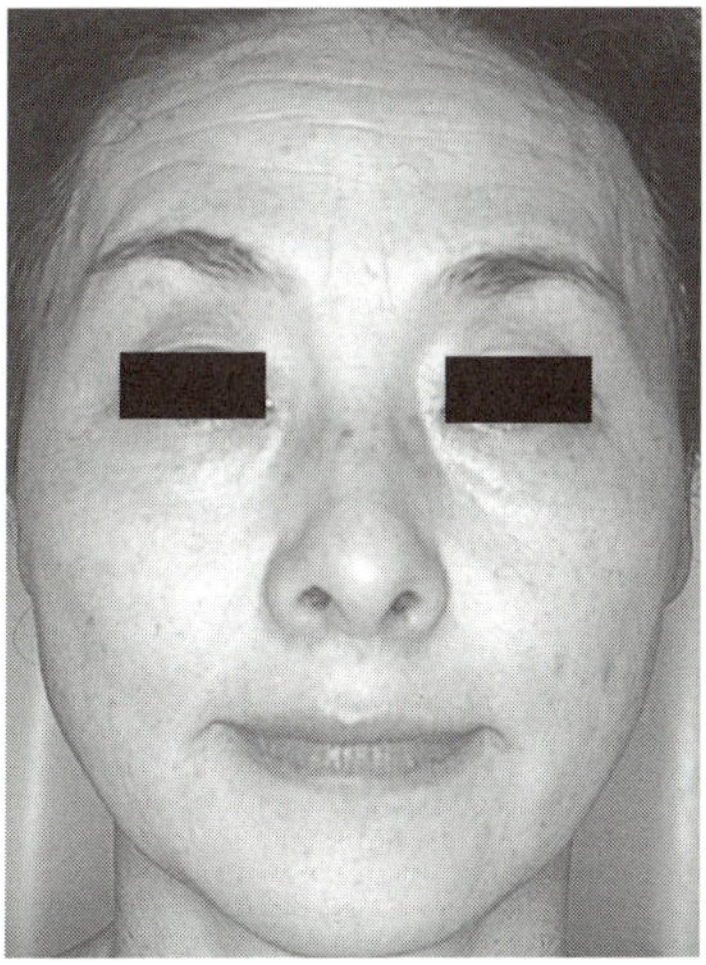

▲写真12b

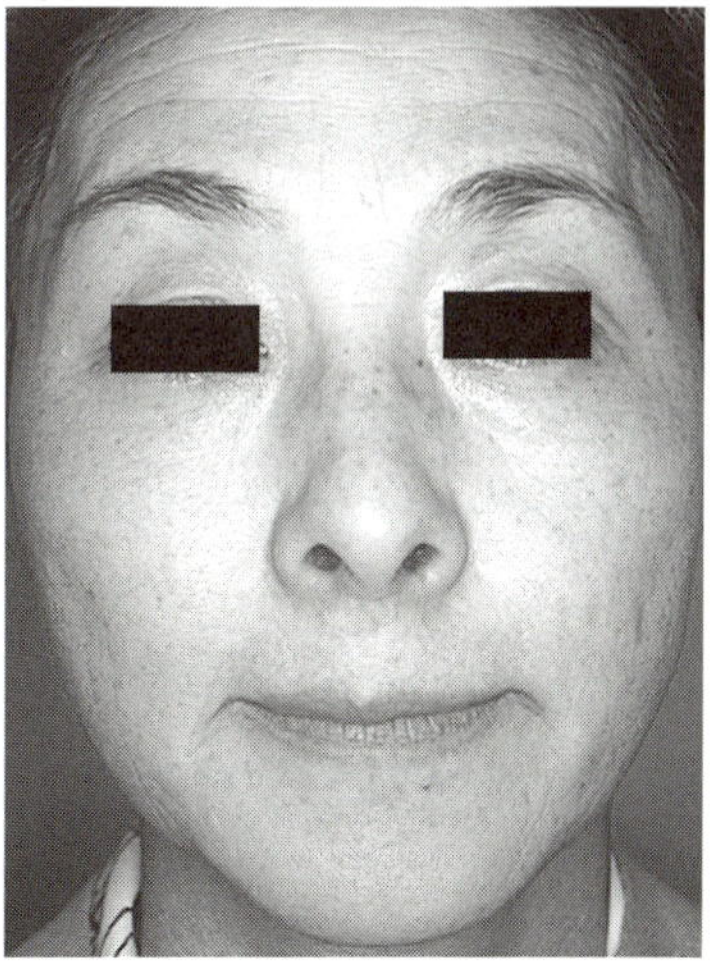

▲写真12a〈治療前〉

▼写真12c〈治療後〉

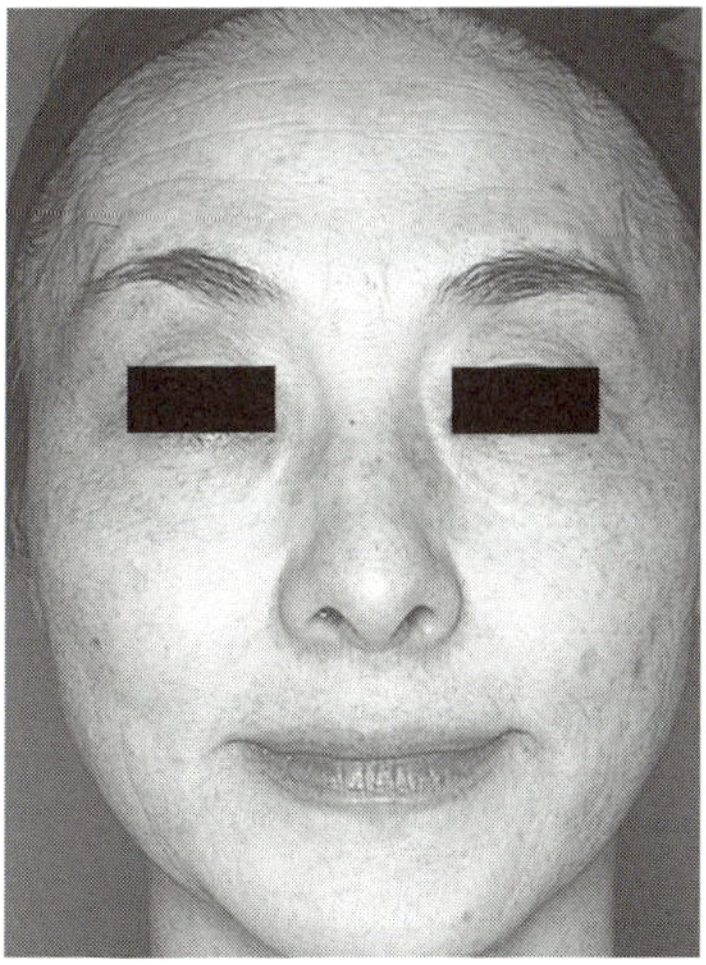

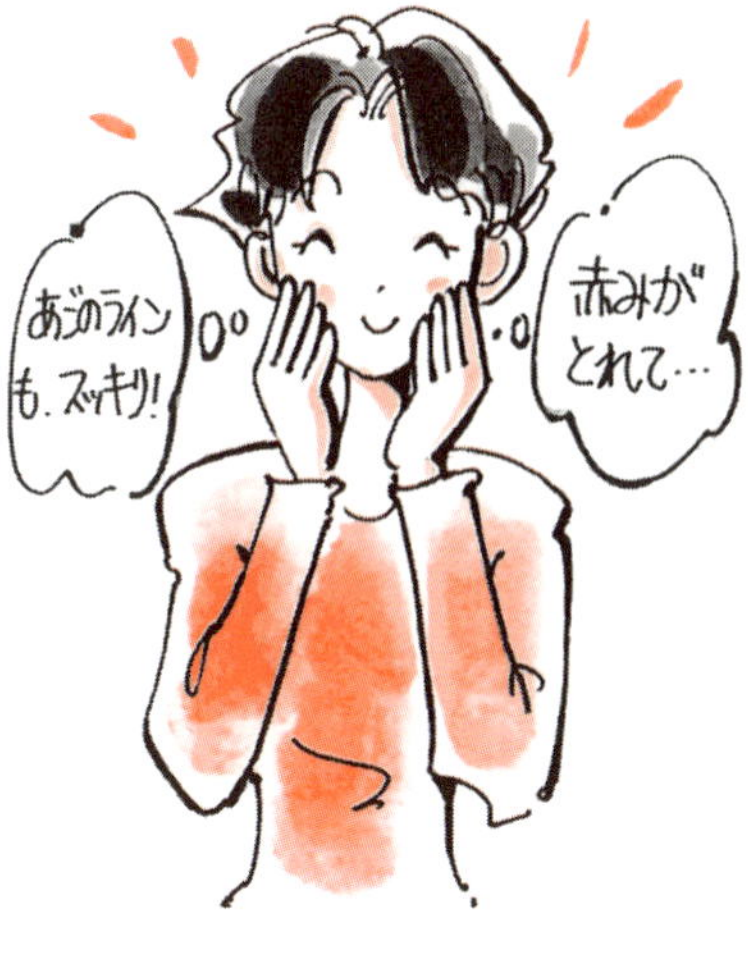

って治療を受けることにしました。もともと、男勝りの所もあり、物事の決断力は早い方なので、すぐに治療をしてもらうことにしました。治療の前に剃毛して顔の輪郭を整え、レーザーで治療をしました。毛が生えている部分がわずかに痛いだけで、他は歯をくいしばる必要もなく治療がすすみました。

顔の右半分が終わった時点で、鏡を見せてもらいました。顔の赤みもほとんどなく、シミやクスミがとれて白くなっているではありませんか!! 目じりが上がり、それによって目が大きくなったように思いました。

また、あごのラインがすっきりして、唇もレーザーがあたった所はクスミが消え、ピンク色になっていました。その後、左半分を治療し終えてみて気づいたことですが、顔全体が引き締まり小顔になっていました。唇は少し小さめになっており、唇の色もクスミが取れてピンク色に変わっていました。顔の輪郭がすっきりしたせいか自分で言うのもなんですが、上品な顔になったように思います。皮膚のきめが細かくなり、張りのあるいわゆるもち肌になりました。

2回目の治療を2ヵ月後に行い、さらに効果が現れました。美肌効果と顔が白くなり、目尻や額の小ジワはとれ、顔はさらに小顔となって15年前の私になりました。ガーゼを貼らないでこんな治療ができるなんて、先端技術のレーザー治療はまったく夢のような治療です。

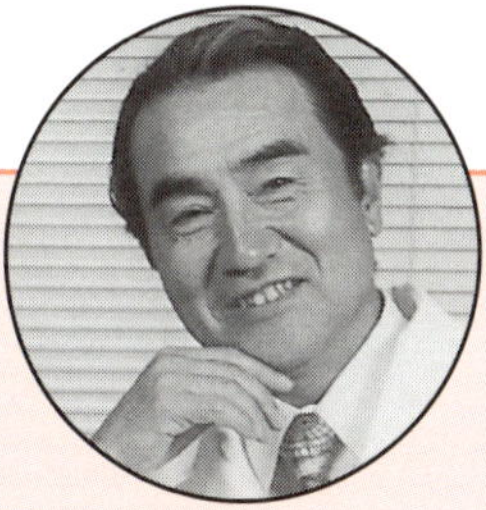

ドクターメモ

レーザー光線は、アレキサンドライトレーザーを用いますが、薄いシミ、ソバカス、クスミ程度なら1～2回の照射でガーゼを貼らずに、取り去ることができます。目尻、眉間の小ジワも薄くなり、顔全体の皮膚が締まって弾力のある若々しい肌になります。顔全体の皮膚が締まりますから、立体的な縮みの効果が得られます。手術によるフェイスリフトでは、顔形が変わってしまうこともありますが、レーザーによる方法では相似形で収縮し立体的な小顔が作れます。大ジワに対しては、炭酸ガスレーザーとコラーゲン注射を同時に併用することで、コラーゲンの持続効果を長持ちさせることができるのです。写真12aが術前、写真12bが1回治療後、写真12cが治療2回後の状態を示します。

⑬急性期の若いニキビのレーザー治療（19歳）

12歳の頃、ニキビができ、その後ずっとニキビが治りません。私のニキビは生理前になるとひどくなるようです。15歳の時、別の病院で3回のドライアイス治療を受けましたが、改善することはありませんでした。この度、レーザーによるニキビの治療法があることを知り、治療を受けました。私には姉がおりますが、姉はきれいな肌をしており、家族の中で私だけがニキビがひどいのです。もっとも、父が痘痕がたくさんあるので、もしかしたらそれが私に遺伝したのではと思っています。

先生の説明で、治療はレーザー光線をレンズで絞って毛穴に穴をあけ、中の脂を溶かしてオイル状にし、小さな穴から押し出すという説明を受けました。最初は大変不安でしたが、思ったほど痛くはなく、輪ゴムで軽く弾かれた程度の痛みでした。その後で、面胞圧子という器具を使い、中のオイル状のものを、またはドロドロしたものを押し出すのです。直後には、顔を石鹸で洗い薬をつけてもらい、そのまま帰宅しました。4日程抗生剤の内服薬、消炎剤の内服薬、洗顔後に軟膏を塗るという程度のことを、家で行なうよう指導されました。指示された2週間後には、ニキビのブツブツも取れ、滑らかなきめの細かい皮膚となっていました。こんなに早く治るのであれば、もっと早くレーザー治療をしていればとつくづく思いました。

（4ページ参照）

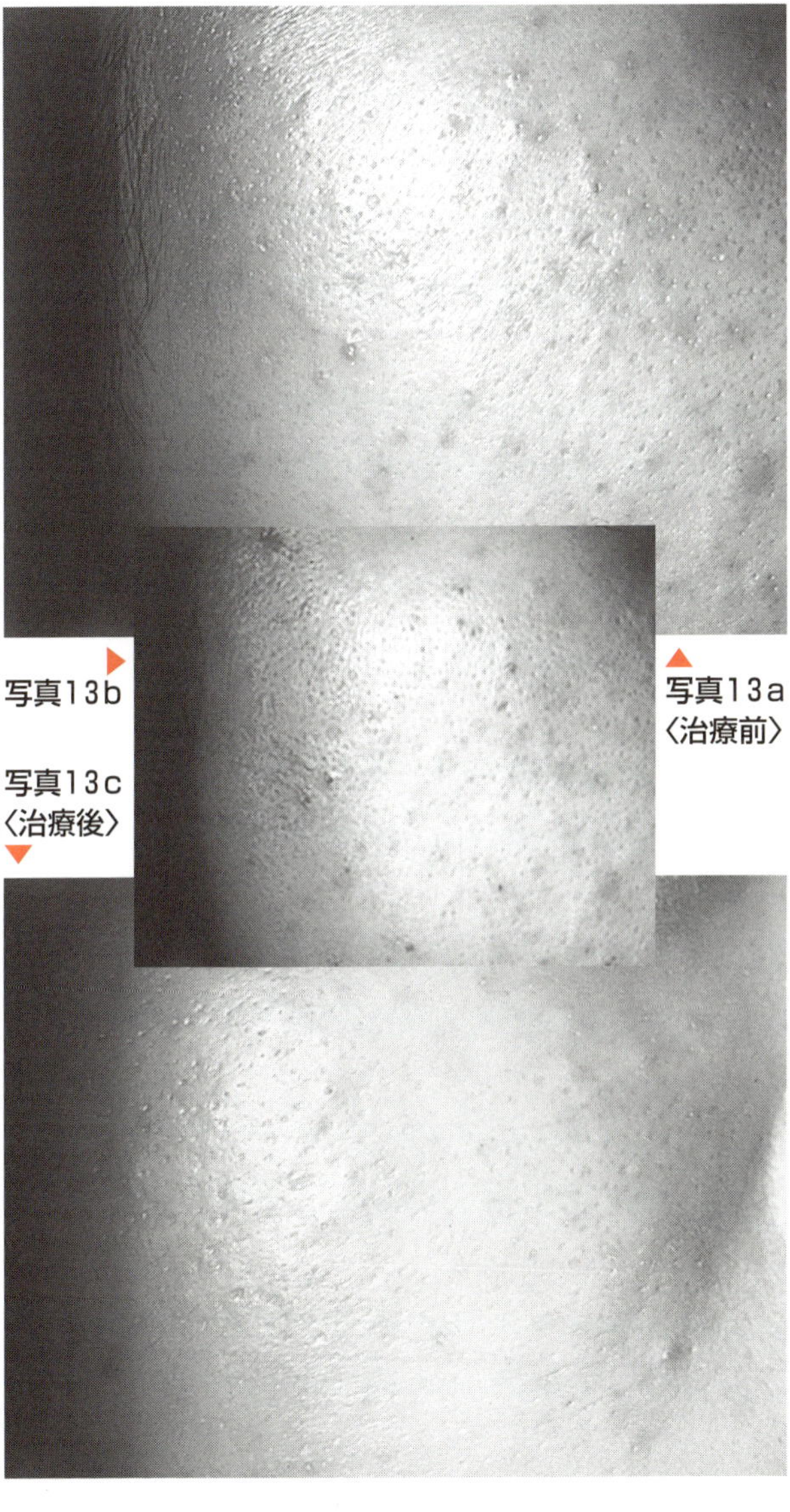

写真13a〈治療前〉

写真13b

写真13c〈治療後〉

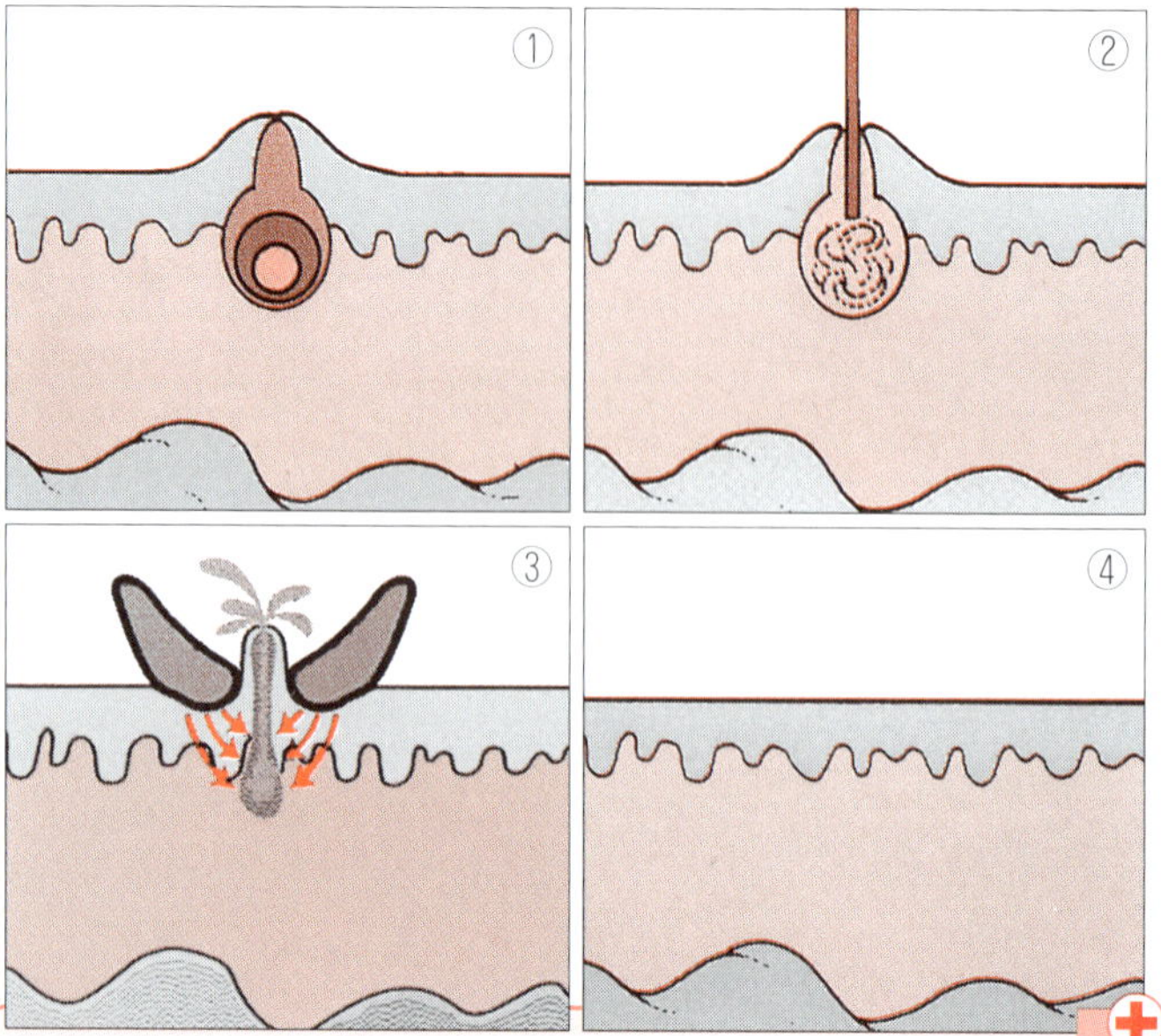

ドクターメモ

写真13ａは治療前、写真13ｂは炭酸ガスレーザー光を集光させ、ニキビの部分を照射し内容物を取り去った所です。一部分出血がみられます。写真13ｃは術後2週間を示します。上の図は、治療を模式的にしたものです。①はニキビの状態、②レーザー光で照射したところ、③圧子で内容物を押し出す、④治癒した皮膚、を示しています。

　レーザー光線の治療は非常に小さい穴、１００～１５０μmの小さな穴をあけます。レーザー光線を中にいれて、そこからレーザー光線をおくりこむので、オイル状になると同時に熱で細菌を殺します。内容物をレーザー光とともに排出させるので、治りが早いのです。

⑭ ニキビ跡のレーザー治療（22歳）

18歳で高校卒業後、化粧をするようになりました。中学、高校の頃はニキビもなく、きれいな肌が自慢でしたが、大学に入学した頃からニキビができ始めました。恋人ができた頃だったので、私の悩みは大変なものでした。ニキビ用の石鹸を購入し朝晩洗顔したため、皮膚が乾燥してかえって悪くさせてしまいました。皮膚科にも数回通いましたが、一向によくならずニキビは放っておくと化膿してひどくなりますので、自分で痛さを我慢してつぶしていました。その結果、両頬に痘痕の跡がひどく残りました。化粧品がニキビに悪いのではと思い、その後、思い切ってやめることにしました。やめてしばらくするとニキビは軽くなりましたが、色素沈着は以前にも増してしっかりと残っていました。皮膚の凹凸も気になりますので、思い切ってレーザー治療をうけてみることにしました。ウルトラパルスレーザーという特殊な炭酸ガスレーザーで皮膚を削りました（写真14 a）。ガーゼを2週間程あてました。表面は赤くなっていましたが、色素沈着はきれいにとれて、凹凸もかなりきれいにとれていました。しかし、さらに2週間もすると、削った部分全体が茶褐色の2次性がでてきました。このように再度、色素沈着が出ることは事前に聞いていましたが、さすがに驚きました。その後、週に1回弱いレーザー治療を行なったら、4ヶ月程で色素沈着は取れました。発赤に対しては、2度ほど治療を受け、現在は赤みも取れ満足しております（写真14b）。

（4ページ参照）

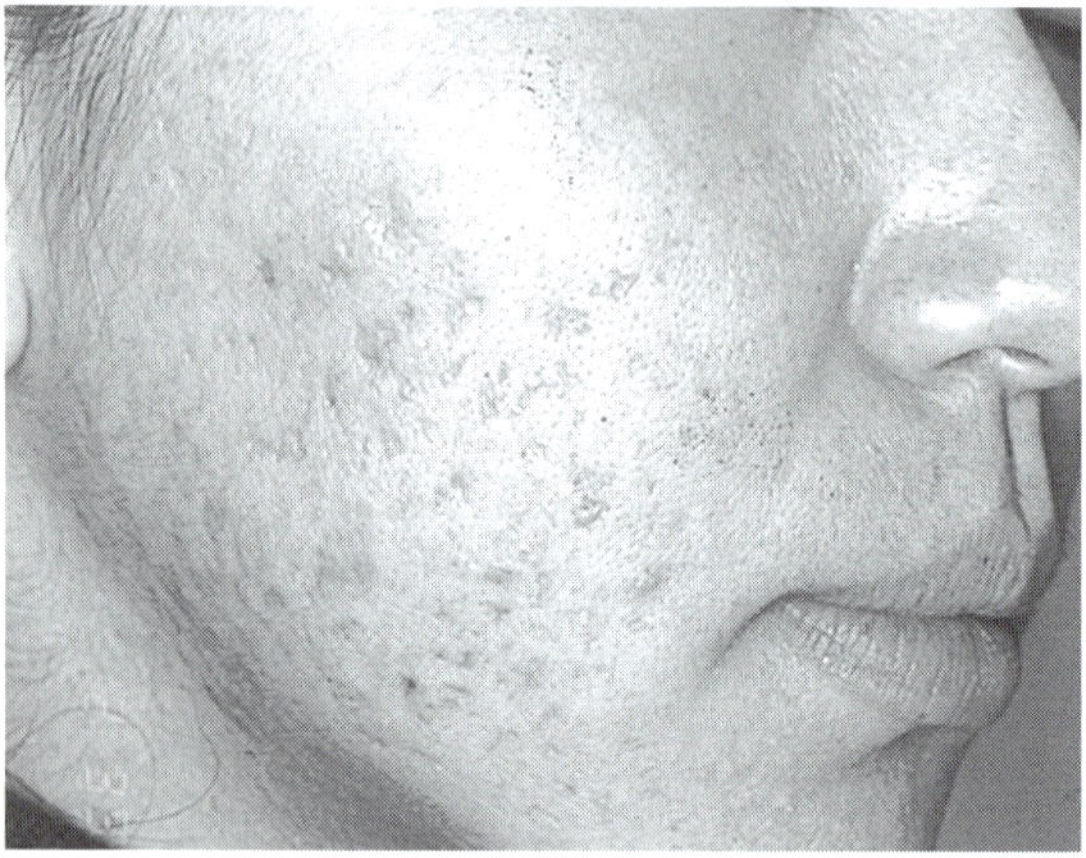

▲写真14a〈治療前〉

▼写真14b〈治療後〉

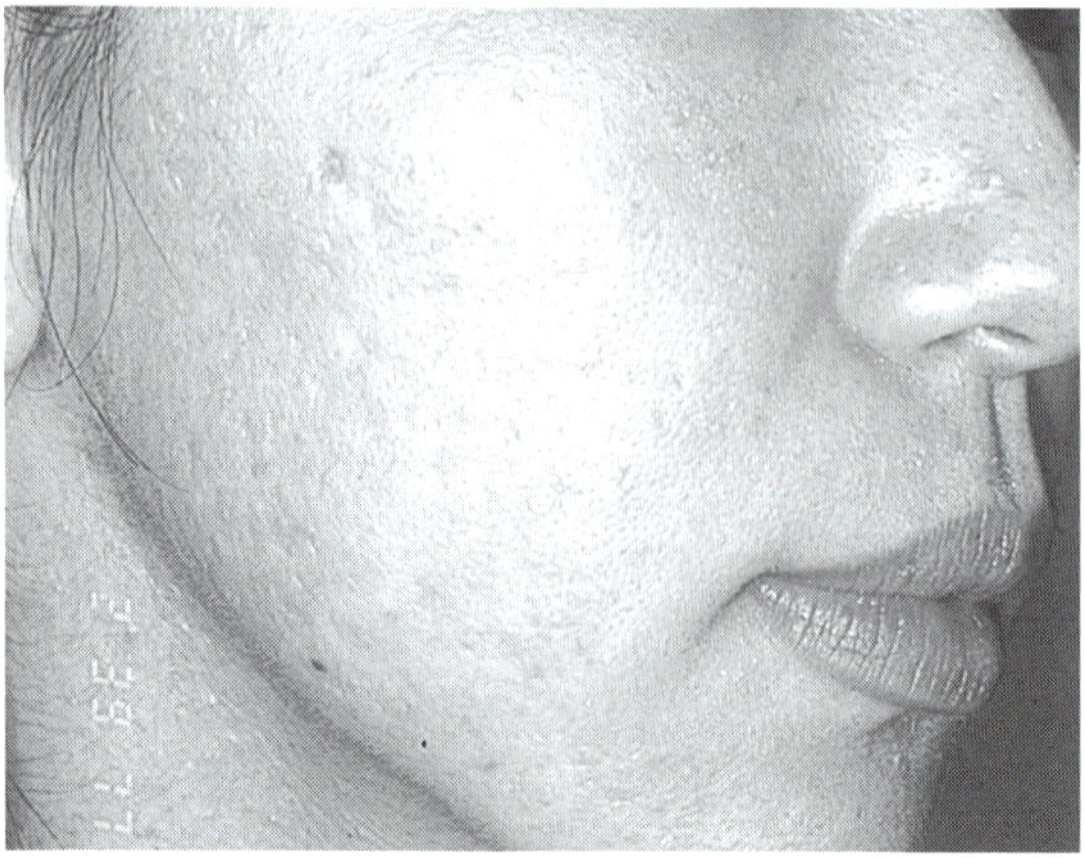

ドクターメモ

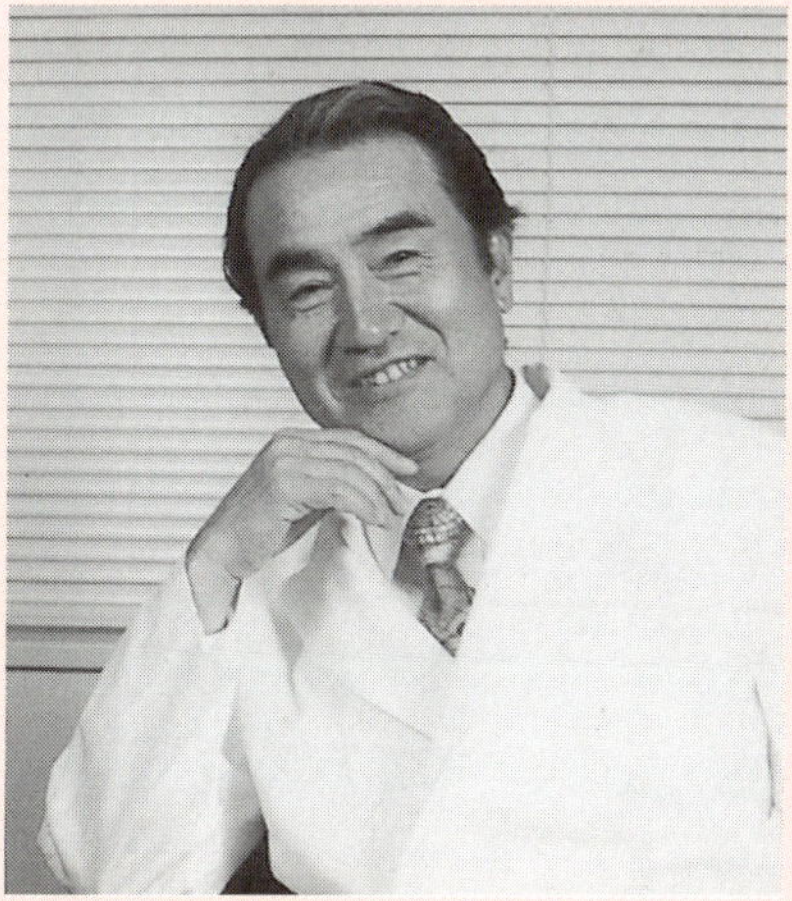

凹凸の治療は、急性期の炎症症状が取れなければ治療ができません。そのため、急性期の炎症症状がなくなったのを見計らってウルトラパルスの炭酸ガスレーザーやエルビウムヤグレーザーで凹凸を削って平らにします。日本人の場合、皮膚を深く削るとほとんどの場合、２次性の色素沈着が起こりますが、これは弱いレーザーによるＬＬＬＴでとれますのでご安心ください。

⑮S・コメスのレーザー治療（46歳）
（Cosmetic Medical Soin）

私は10数年来、銀座の高級クラブのママさん稼業をしております。夜の仕事は不規則な生活になります。昼過ぎに起床し、食事をとってからシャワーを浴びて美容院へ行き、顔と髪を整えて着物に着替えます。そして軽く夕食をとり夜の9時頃から仕事場につきます。お店には早番の人が7時頃から来ていますが、忙しくなるのは9時以降です。閉店は深夜12時頃ですが、お店を閉めた後に夜食をとり帰宅しますので、眠りにつくのは午前3時、4時頃というのが生活のパターンです。〝夜の蝶〟とはよくいったもので、このような毎日を過ごしていますと太陽にあたる機会はほとんどなく、休日はできるだけゴルフやプールに通って健康面には気をつけています。仕事柄、肌にも十分気を使っているつもりですが、最近小ジワやタルミが目立ってきましたし、寝不足が続くと肌荒れが出てしまいます。大城先生が考案された、クリスタルピーリングとレーザー治療をあわせたS—コメスという新しい方法を勧められて試してみました。すると、たった1回の治療で、気になっていた肌荒れがすっきりしているではありませんか。皮膚のきめが細かくなり、

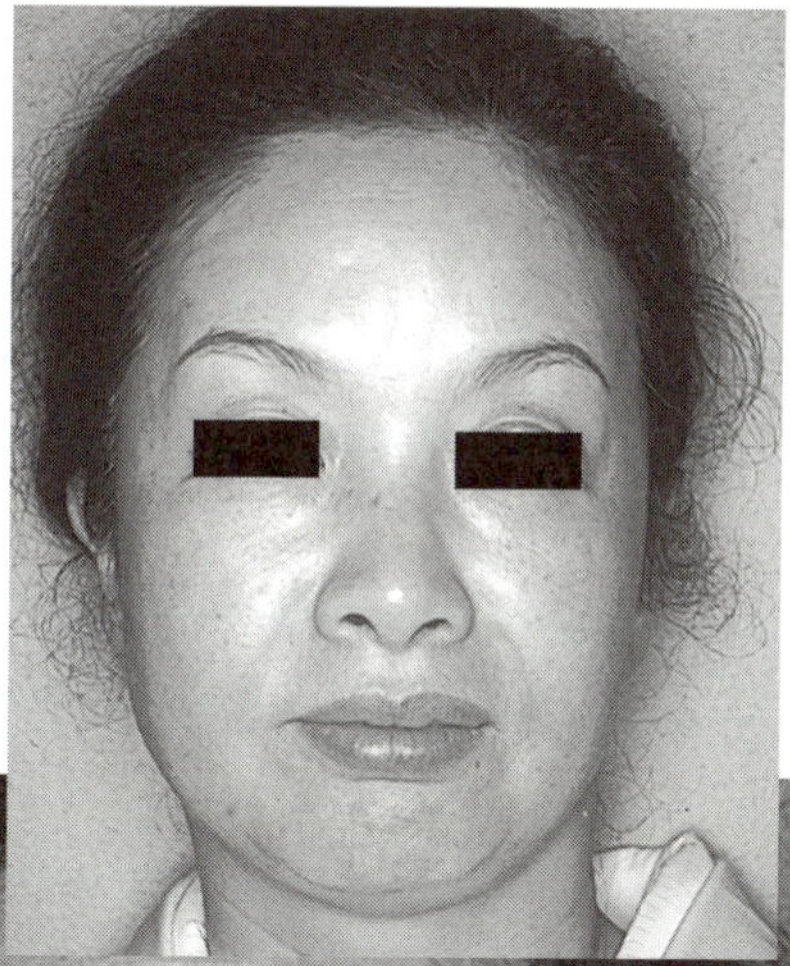

▶写真15a〈治療前〉

（5ページ参照）

〈治療後〉写真15b▼

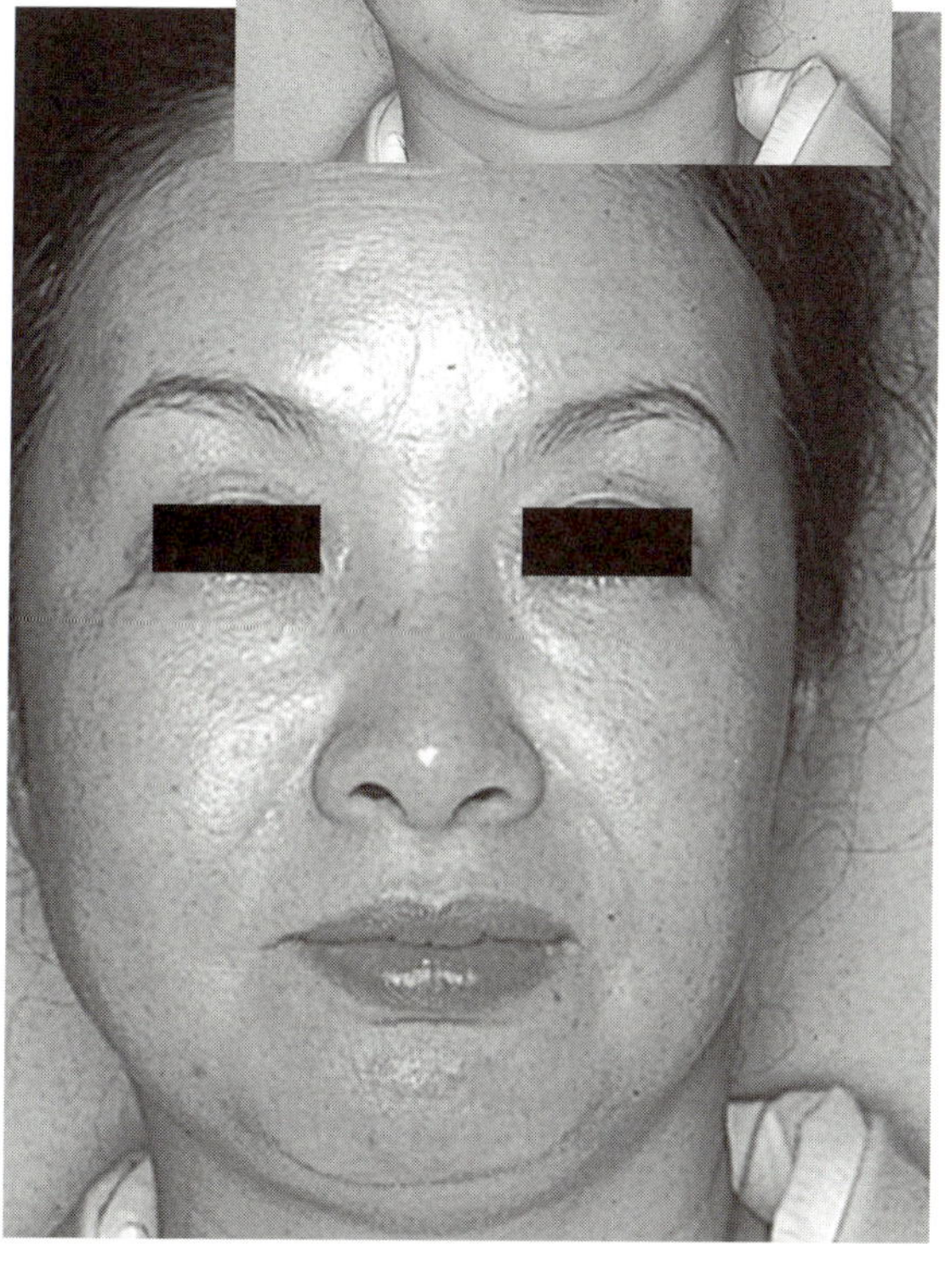

張りも出て色白となり顔が引き締まりました。また、小ジワやタルミも取れたようです。お店の女の子からは、「ママ、きれいになったわね」「若返りの秘訣を教えてくださらない？」と声をかけられますし、久しぶりに会ったお客さんからは、「美容整形でもしたの？」と聞かれることがたびたびあります。

ドクターメモ

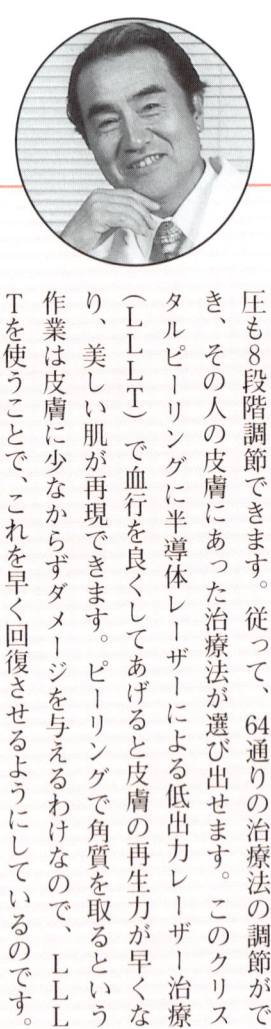

クリスタルピーリングの機械は、150ミクロンのクリスタルピーリングの粉末に陰圧をかけて、皮膚の角質と老廃物を除去する方法です。陰圧により毛穴も開きますので、毛穴の深い部分まできれいにすることができます。粉末の量が8段階、陰圧も8段階調節できます。従って、64通りの治療法の調節ができ、その人の皮膚にあった治療法が選び出せます。このクリスタルピーリングに半導体レーザーによる低出力レーザー治療（LLLT）で血行を良くしてあげると皮膚の再生力が早くなり、美しい肌が再現できます。ピーリングで角質を取るという作業は皮膚に少なからずダメージを与えるわけなので、LLLTを使うことで、これを早く回復させるようにしているのです。すなわち、エステでクリスタルピーリングを行うのと、病院でLLLTを併用させてクリスタルピーリングを行うのと、病院でLLLTを併用させてクリスタルピーリングを行うのとでは強度が違うので、まったく効果が違ってくるのです。

⑯B・コメスのレーザー治療（28歳）

私は、小学校の頃から肥満体型でした。現在１６２㎝、60・５㎏で顔も丸く、体もどっしりした感じです。エンダーモロジーという方法でプロポーションが良くなると聞いていましたが、レーザーを併用することで短期間で効果があがると偶然目にした女性雑誌で読み、その方法をＢ・コメスということを知りました。はじめに首からレーザーで治療し血行を良くした後、エンダーモロジーにかかります。エンダーモロジーは肩から上腕、背中、大腿、下腿へと進み、仰臥になって胸を除く肩から下肢まで治療します。最後にお腹を治療して終わります。

私はモニターですので、レーザーをあてて治療した時とあてないで治療した時の両方を体験しましたが、レーザーをあてた時の方が強く治療しても耐えられますし、治療後の疲れが出にくいようです。２回の治療で、肩から上腕にかけて細くなるのがわかりました。８回目の治療後に写真を撮り見せてもらいましたが、あまり変化がわかりませんでした。16回目の治療が終わった後では、かなりはっきりとその変化がわかりました（写真16ａ、16ｂ）。

（5ページ参照）

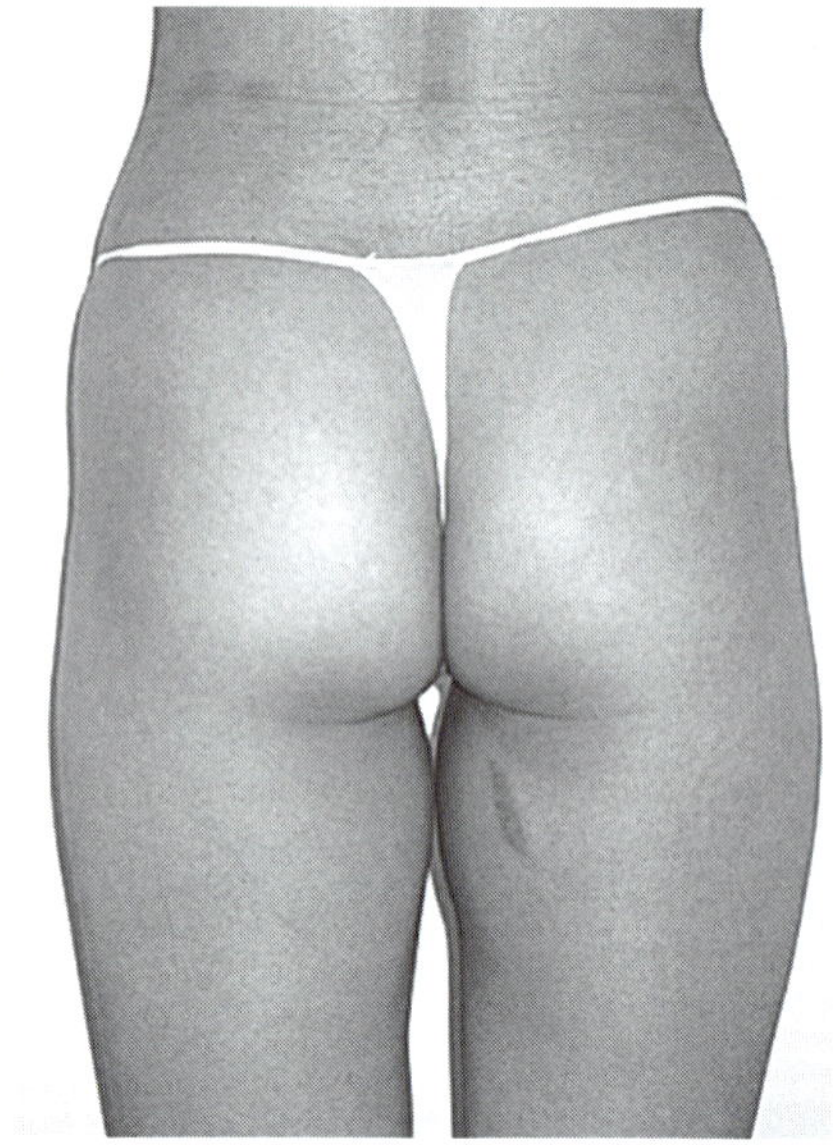

▲写真16a〈治療前〉

▼写真16b〈治療後〉

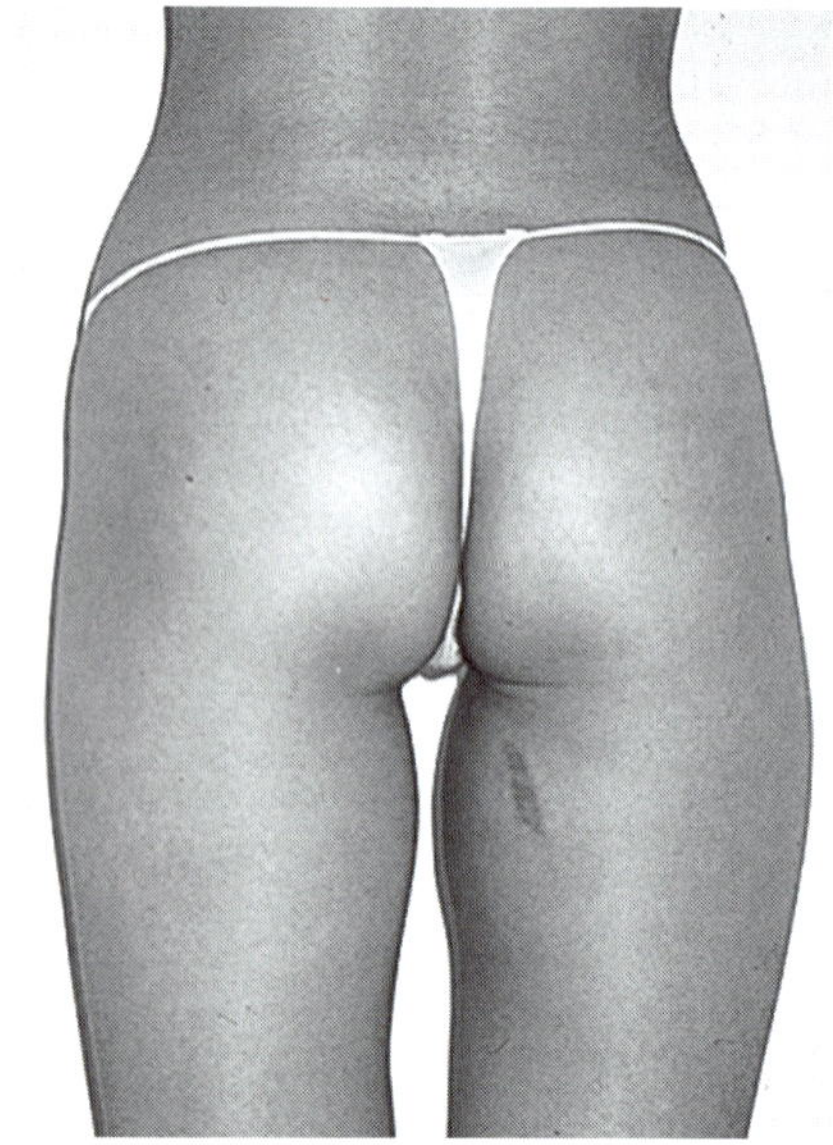

ドクターメモ

B・コメスもエステ技術にレーザー治療を重ね、医療技術に変えたものです。S・コメスのところで述べました通り、レーザー治療には半導体レーザーで神経・血管・リンパ管を活性化させ、ホルモンのバランス・酵素・免疫を活性化させるもので、体力の改善を図るものです。エンダーモロジーはフランスで開発された、エステの

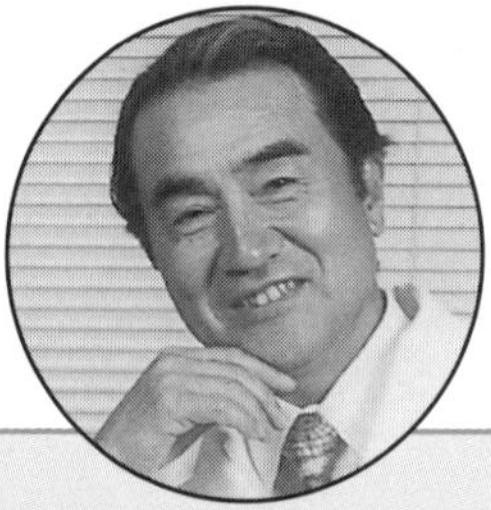

技術です。機械で皮膚を吸引し、ローラーで圧をかけることで血液の循環を良くし、血液やリンパの量を増し、体の機能回復を図るものです。

なお、皮膚を機械的に刺激し、線維が細胞を刺激することで、皮膚のコラーゲン線維を増やすことができます。脂肪が体につくことで太りますが、脂肪組織が肥大しますと、血管リンパを圧迫してそれらの働きを損ね、皮膚を薄くさせます。血液やリンパの流れが悪くなりますと、老廃物が出たりして、表面がでこぼこになります。これをセルライトと言っていますが、このセルライトがエンダーモロジーで改善されます。

エンダーモロジーは９段階の陰圧がかけられますが、いずれにしても機械的な刺激を加えるのですから、一時的にせよ皮膚や皮下組織に、軽い目に見えない損傷が起こります。これらの損傷を治すことで膠原性を増し、皮膚を厚くし、平らで若々しく弾力のある皮膚を再生します。このエンダーモロジーとレーザー治療を重ねることで、エンダーモロジー単独よりも強力な治療ができますから、膠原線維の量もさらに増え、損傷の回復が早くなるのです。強力な施術は短期間に強力な効果を生むことができるのです。

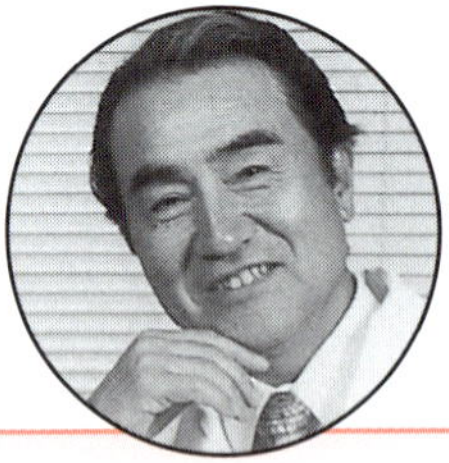

エンダーモロジーをするにあたっては、メッシュ状の特殊な全身用のタイツが必要となります。これを着用して治療することで、ローラーのすべりが良くなり、不必要な皮膚への刺激がなくなります。
B・コメスは、まず専用のタイツを着用後、半導体レーザーによる全身の治療を行ない、その後、脊髄の近くから背部全体を治療し、お臀部から四肢の治療に移ります。上胸部、側腹部を治療した後、腹の治療を行ないます。通常この治療法の体重減少は期待できませんが、体のプロポーションが良くなり、セルライトが取れて、皮膚がみずみずしく弾力性がある肌に変わっています。2〜3回の治療で1〜2サイズ小さな洋服が着られるようになる方が多いようです。不思議なもので、女性は美しくなるとさらに美しくなりたくなるようで、この頃から黙っていても食事制限を始められる方が多いようです。女性が痩せる場合は、内臓のコレステロールが先に取れた後、皮下脂肪が取れますので、体重計に乗っての数値的な減量は内臓脂肪が取れた後で現れてきます。体重の減少がなくても、プロポーションの改善がありますから、食事制限も続き、2〜3ヶ月努力すれば、目にみえた10kg程度の体重減少が得られるのです。

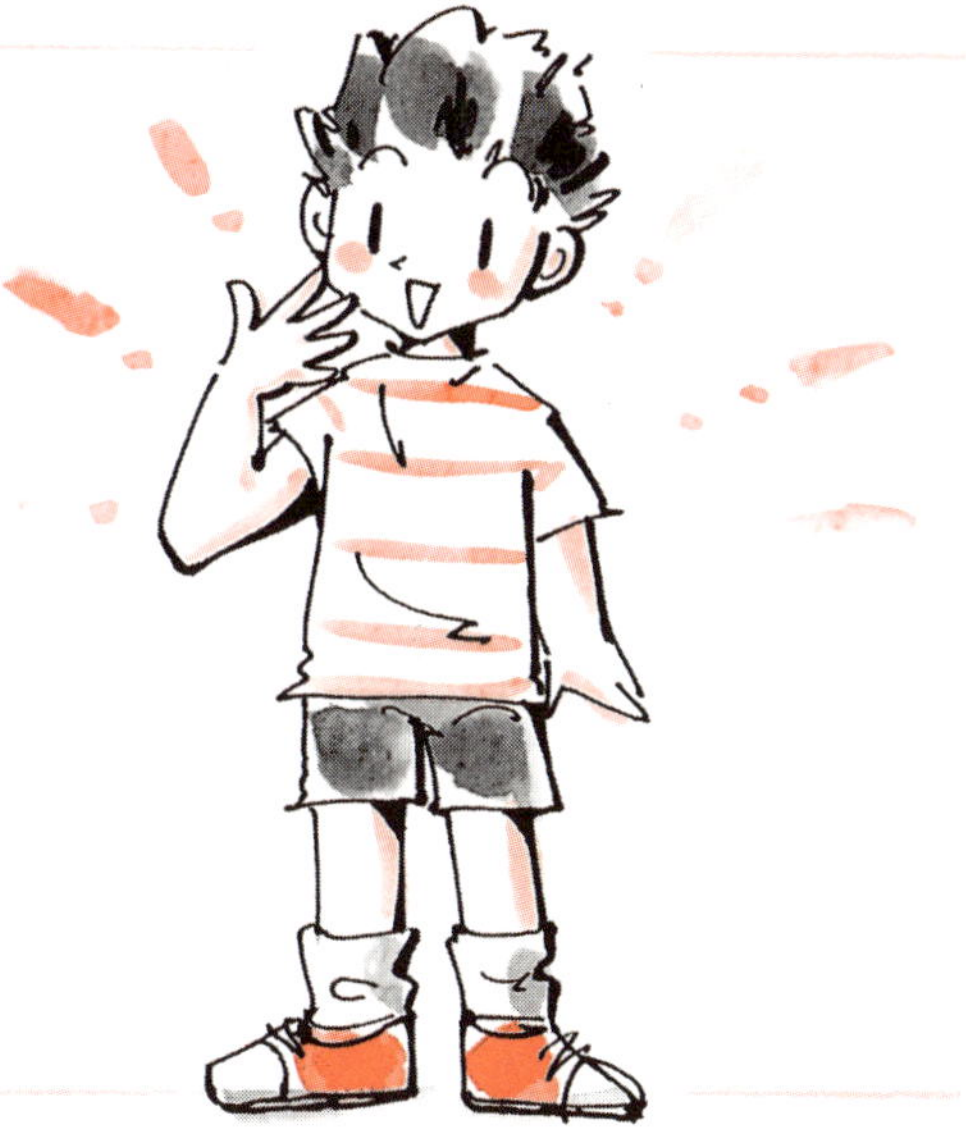

⑰医療レーザー脱毛（有毛性母斑細胞母斑）（５歳）

出生時から右側頭部から右頬にかけて有毛性の黒アザが見られました。１０００分の１秒のルビーレーザーで治療をした所、黒いメラニンのアザが消え、太い頬部の毛は細くなり、正常のびんの形状になりました。これは、レーザー光線が黒い物質に吸収されやすく白い物質に吸収されにくい性質を利用した治療です。強く治療すると皮膚に火傷の跡ができます。レーザーを照射した部分の毛が全部取れてしまいますので、びんが細くなり不自然になってしまします。そのため、弱い出力でくり返し治療し、鬢の形を損なわず皮膚の色をとり毛を細くすることに成功しました。

このように、ルビーレーザーを使って脱毛

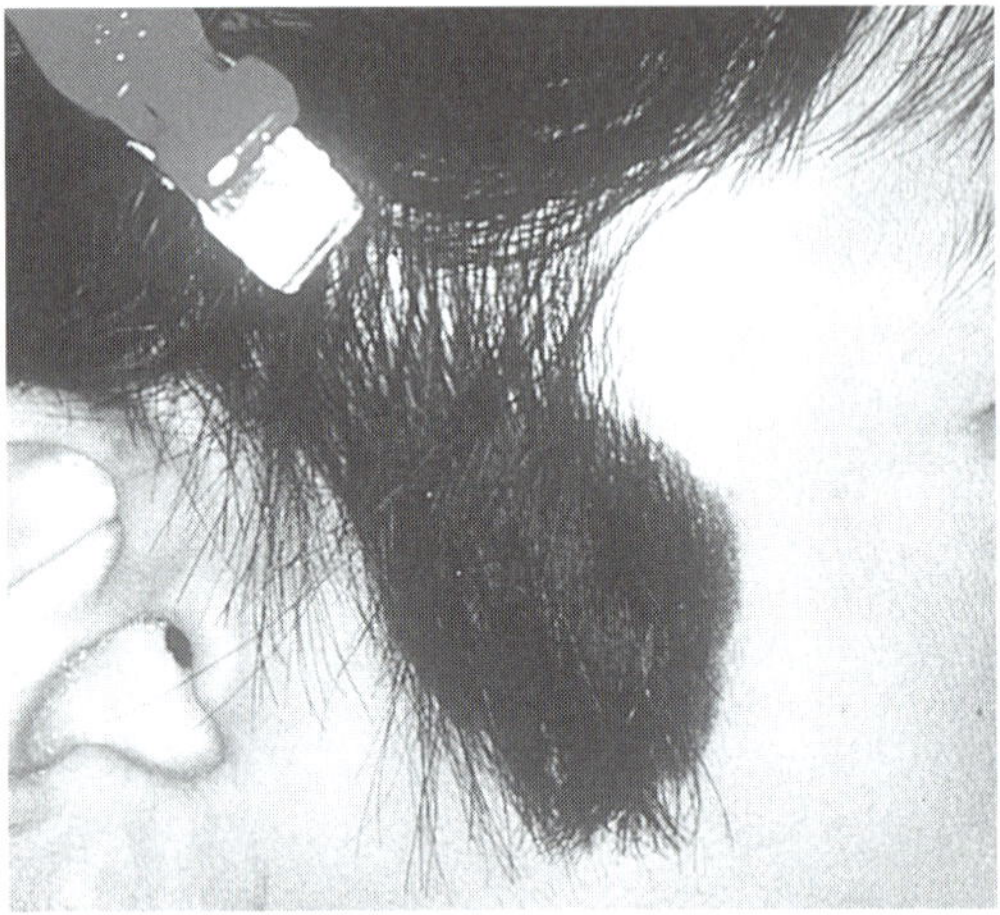

▲写真17a〈治療前〉

（5ページ参照）

▼写真17b〈治療後〉

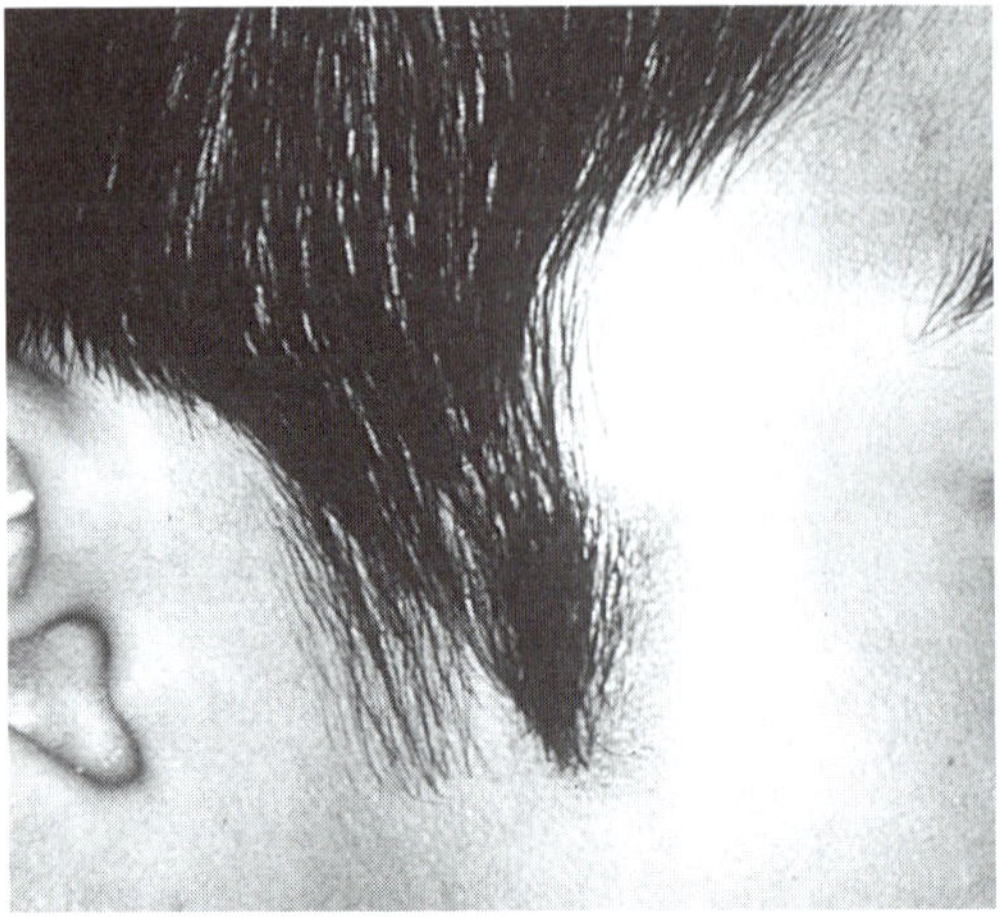

ができることは、25年前からわかっていました。アザでない普通の皮膚の太い毛をレーザーで取り除くのが医療レーザー脱毛です。従って、レーザー脱毛の技術は25年前に大城が発見した技術なのです。

⑱襟足（えりあし）の医療レーザー脱毛（23歳）

私は田舎の出身なので、結婚する時は角隠しでするものだと、子供の時から思っていました。襟足をあげた首から背中にかけてのうなじに、一種の憧れさえ抱いていました。現在のつき合っている彼とは、大学2年生の時から交際をはじめたのですが、卒業と同時に結婚を申し込まれました。そこで、日本髪を結った時、襟元が白くて長くなるように脱毛を希望して病院に行きました。ところが、その病院では電気脱毛しかしておらず、襟足は脊髄に近く危険なので電気脱毛はできないと断られました。がっかりした私は、結婚式には襟元を剃って整えようといったんは諦めたのですが、レーザー脱毛は襟足も治療できると知り、喜びでいっぱいになりました。

早速レーザー治療してもらえる大城クリニックにかけつけて、治療をしてもらうことにしました。初めの治療から2ヶ月間をあけて2回の治療したところ、毛が薄くなりました。完全に脱毛されたわけではありませんが、襟元はすっきりとし首が長く見えるようになりました。結婚式に、念願の日本髪を美しく結うことができると、結果に満足しています。

（5ページ参照）

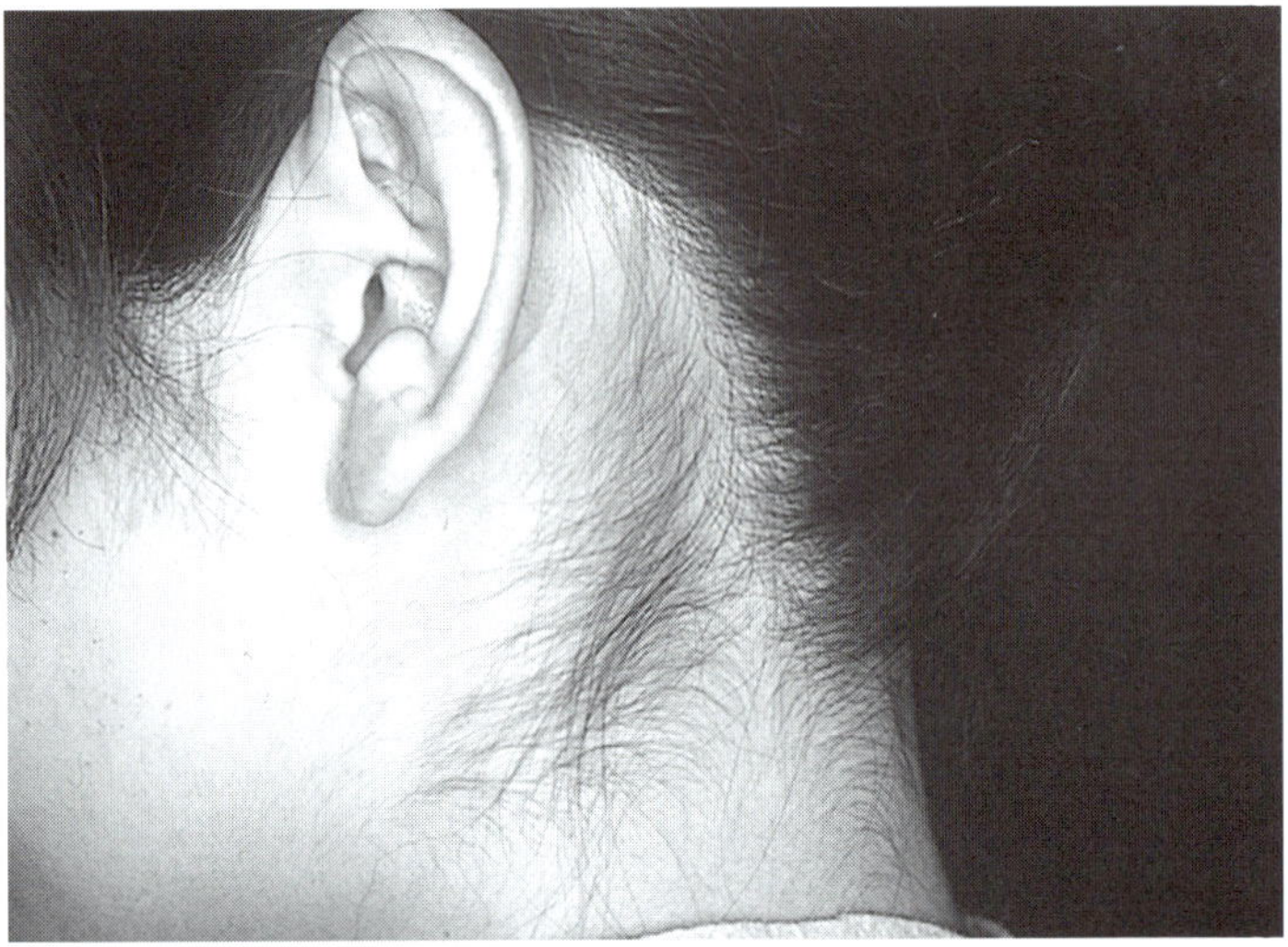

▲写真18a〈治療前〉

▼写真18b〈治療後〉

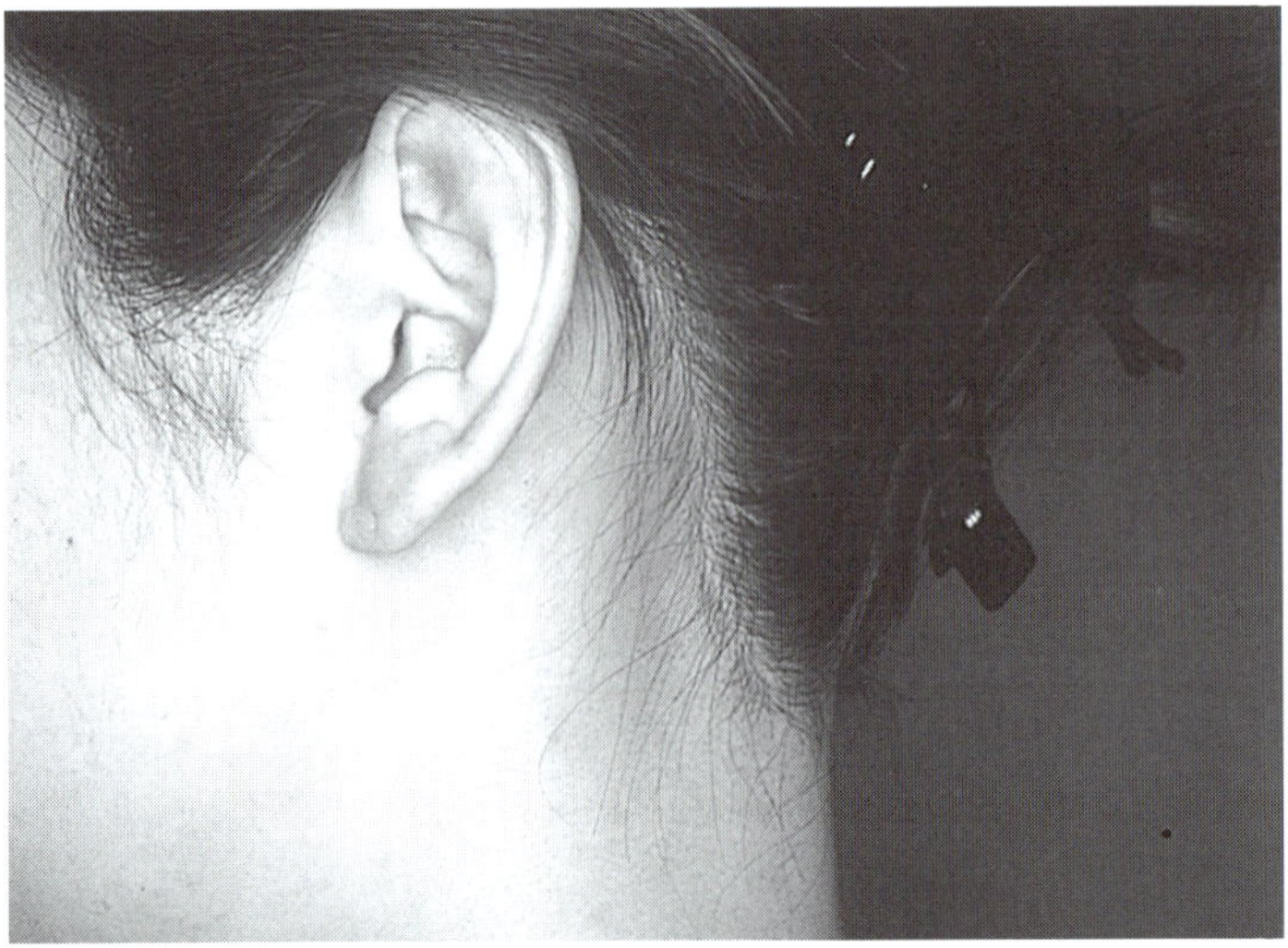

ドクターメモ

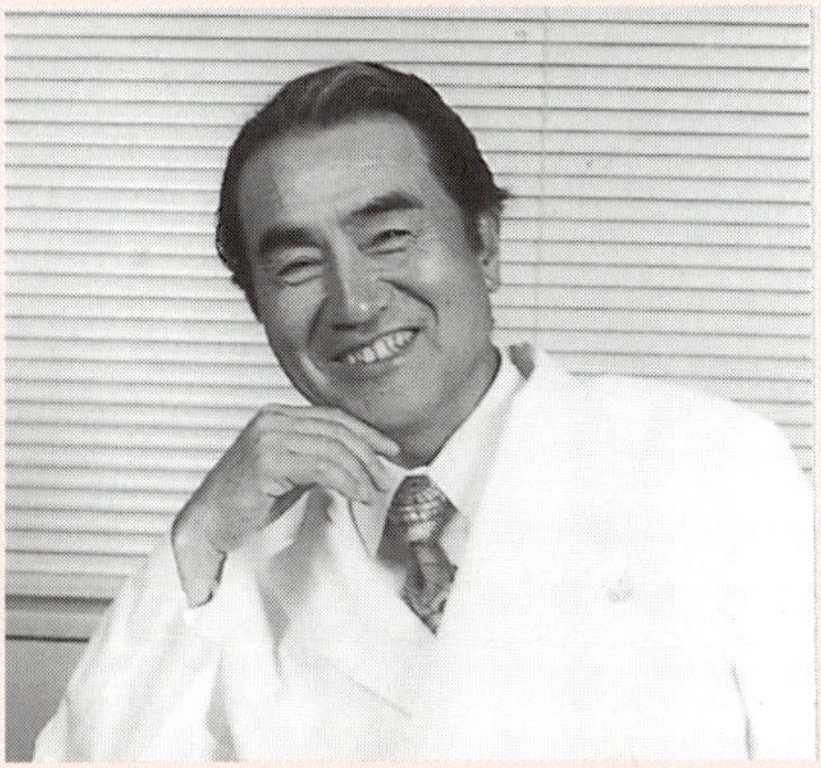

襟足は脊髄に近いこと、頸動脈、頸静脈が近くを通っているといった理由で、電気脱毛することは確かに危険です。レーザーによる脱毛は出力のコントロールが精巧にできますので、皮膚を傷つけないで脱毛することが可能になりました。これまで25年間の毛の生えたアザの治療の経験がありましたので、治療の間隔やレーザーの強さについては自信がありました。襟首の場合、１〜２ヶ月の間隔で２〜３回の治療すれば満足していただけるようです。

（5ページ参照）

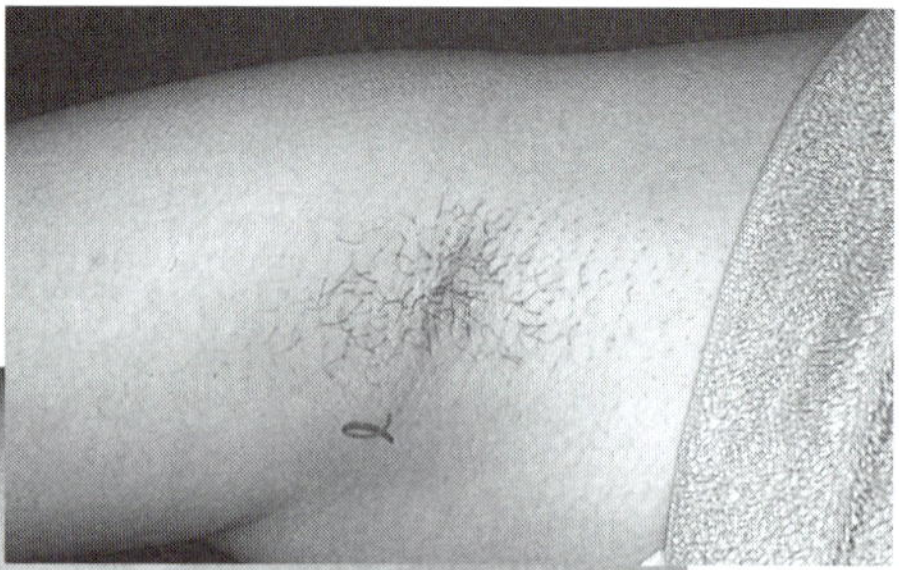

写真19a
〈治療前〉

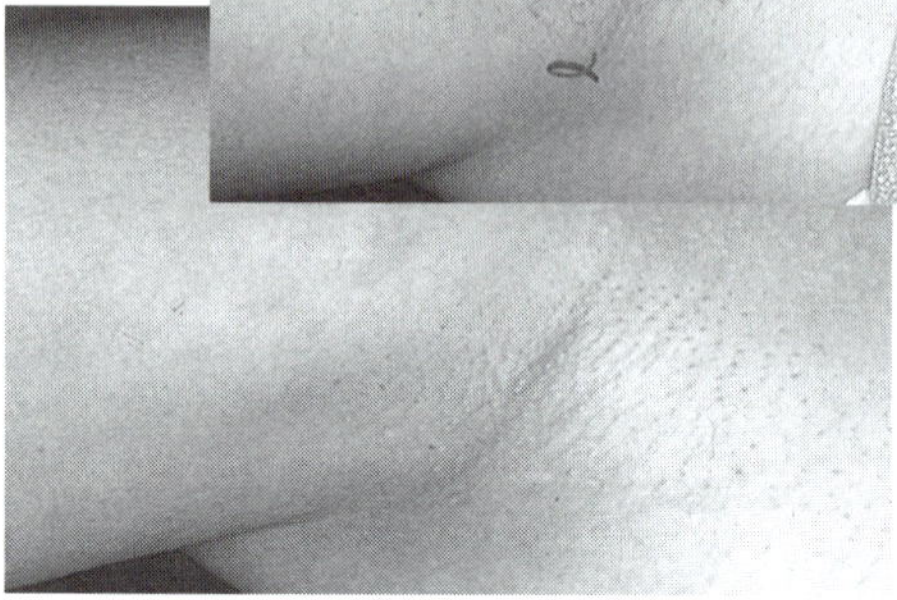

写真18ｂ
〈治療後〉

⑲ワキの下の医療レーザー脱毛（23歳）

私は、ワキ毛は高校のプールの時間をきっかけに気になりはじめました。友達で早い人は中学入学当時よりワキ毛を気にしていた人もいます。当時は、剃ったり除毛クリームで処理して夏の袖なしの洋服などきていましたが、自己処理では時間もかかるし、肌の弱い私は肌荒れを起こしてしまい、何かもっと良い方法はないかといつも思っていました。

そんな時、友達からレーザー脱毛が良いと聞きましたが、当時学生だった私にとっては治療費が高く諦めていました。現在は就職し治療費が払えるようになりましたので、レーザー脱毛をすることを決め受診しました。レーザー脱毛は治療時間が短く、自己処理に比べて仕上がりもよくて、今は夏服を着るのもまったく抵抗がなくなりました。

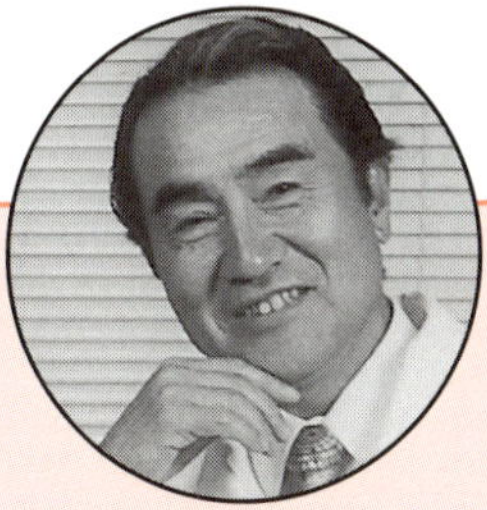

ドクターメモ

ワキの下には手の方に向かう神経がたくさんありますので、ひとつ間違えると大変なことになります。そのため、電気脱毛で処理する場合は神経、血管に触れないようにていねいに治療しなければなりません。エステでの治療も流行っていますが、治療は経験豊富な医師のいる所を選ぶべきでしょう。レーザー医学に携わる者として、医師でもレーザー治療する際には、何らかの資格が必要と考えています。普通の医師でも問題があるのですから、エステの脱毛は良く考えてから行ってください。

毛は体を保護するためにあります。頭は大切なので毛で覆われています。ワキの下も前述したように手関係の神経が集まっておりますので、とても大切です。脱毛を安易に考えると大変なことになってしまうので気をつけましょう。腋臭症の場合は強い治療も必要となりますので、経験豊富な病院を選ぶことをおすすめします。

（6ページ参照）

⑳ Vラインの医療レーザー脱毛（25歳）

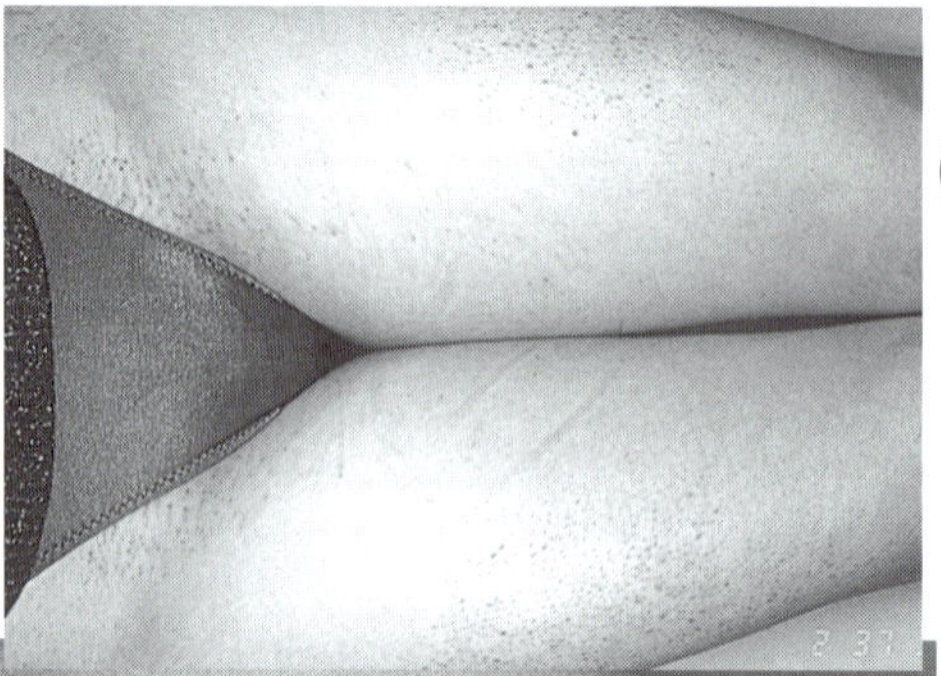

▶写真20a〈治療前〉

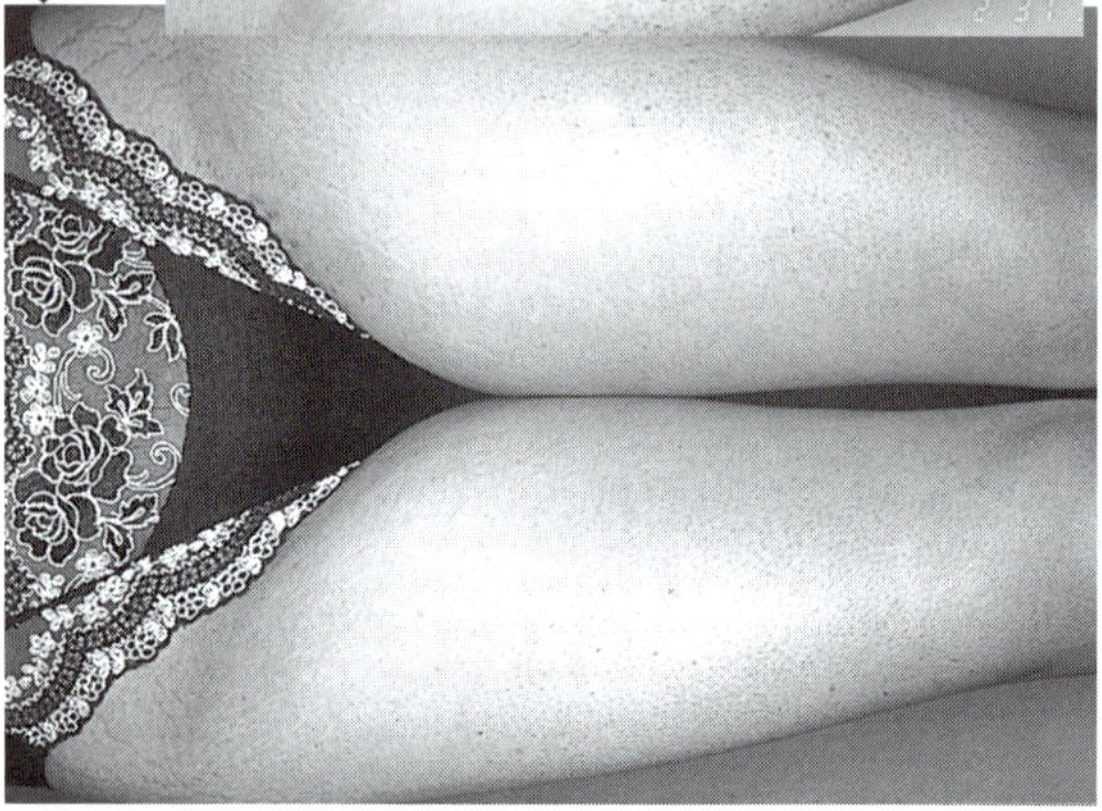

写真20b〈治療後〉▼

友人と海外へ旅行することになり、水着を着ることになりました。私は高校以来水着になる機会がなかったのですが、いざ水着になると思うとVラインが気になってきました。最近の水着は脚を長く見せるためにハイレグのカットになっているため、どうしてもVラインの毛がはみだしてしまいます。初めは気になる部分を剃って着るつもりでしたが、ヒゲ跡のように青くなるのではと、とても心配になりました。

そこで、海外旅行を機にレーザ

ー脱毛治療を受けることにしました。病院に電話をしたところ、Vラインは水着を着て治療するとのことでした。いきなりVラインを治療するのは少々こわかったので、まずはワキの下で治療を受けたところ、以前受けた電気脱毛に比べて痛みも少なく、安心してVラインを治療しようと決意しました。

治療の段になり、どこまでを処理したいか聞かれ、緑色のマーカーで線を引き治療に入りました。初めは恥ずかしかったのですが、ゴムで弾くような痛みを意識しているうちに、いつのまにか終わっていました。軽い火傷の状態になりますので、治療が終ってから冷やしタオルで冷やしてもらい、30分程冷やすと赤みも取れたので帰宅しました。その日の入浴はできませんでしたが、翌日からは入浴も可能となりました。今度の海外旅行で、いろいろな海で水着を着るのを楽しみにしています。

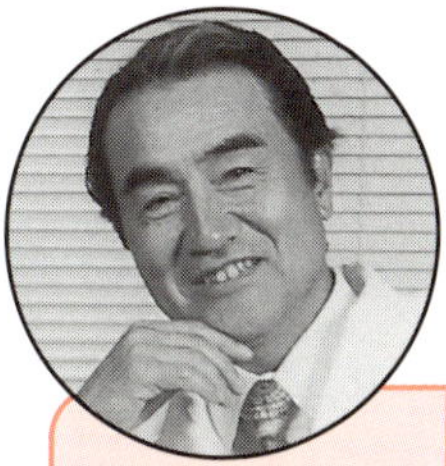

ドクターメモ

Vラインはかぶれやすいので、強めの治療をするとすぐ火傷をしてしまいます。また、色素沈着もついていますので、弱めの治療が必要になります。そのため、個人差はありますが、3~5回の治療が必要になります。

2 アザのレーザー治療

1 血管からできたアザ

皮膚の異常は、形態の異常と色調の異常に分類されます。アザは一般に、赤、青、茶、黄、黒などの色調の異常を表すことばです。皮膚の色は、色素細胞でつくられるメラニン、赤血球のヘモグロビンのほか、カロチンなどによって成り立っています。

治療する立場から分類すると、色調の異常は主として、メラニン系のアザとヘモグロビンの血管系のアザの2つに分けることができます。皮膚の血液の循環がいいことが、皮膚の健康や美しさをつくる大切な要素です。そのも

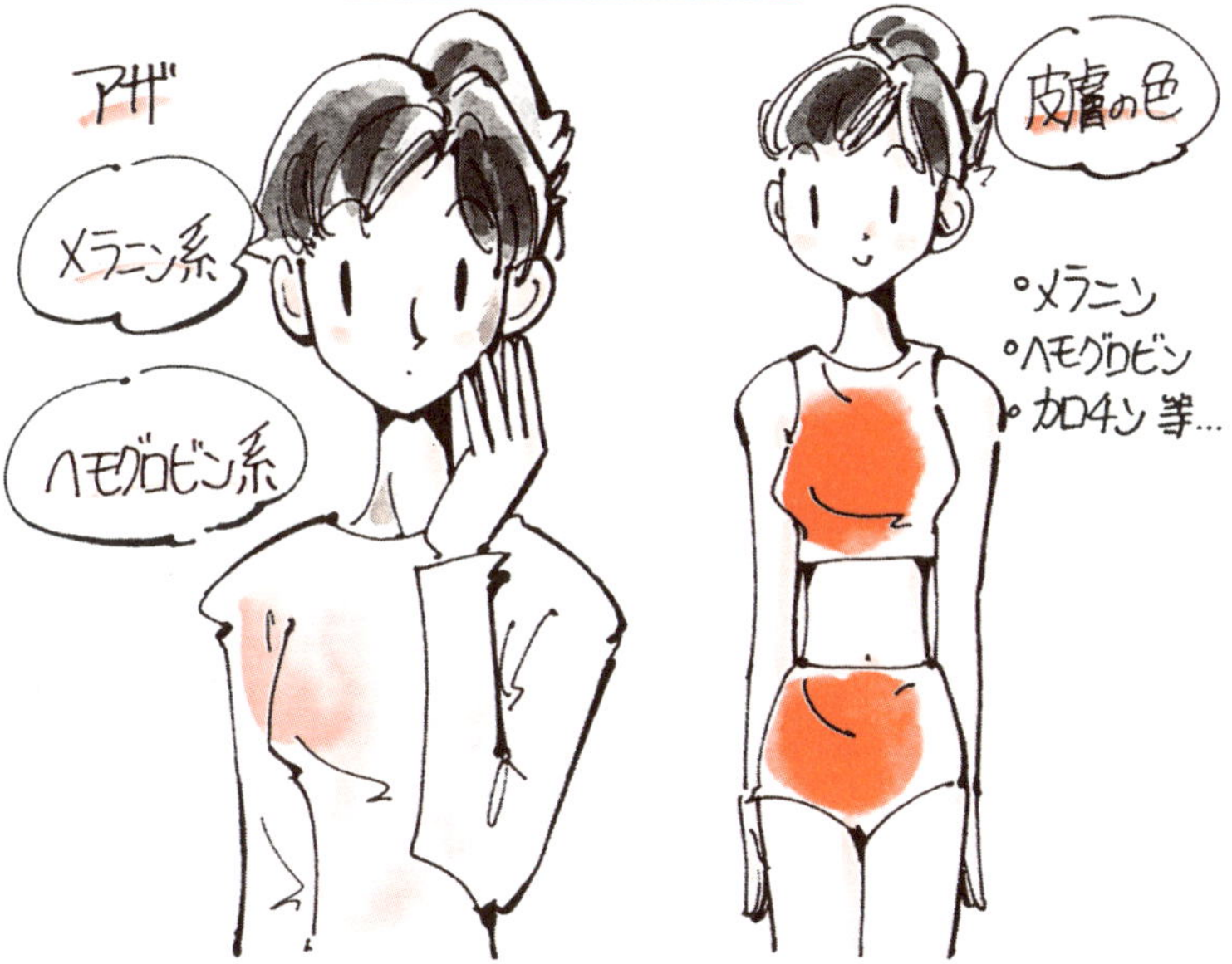

となっている血液は、心臓から大動脈、動脈、小動脈を通して毛細血管へ運ばれます。毛細血管はあらゆる組織や臓器にありますので、おのおのこの毛細血管を通して酸素や栄養分が分配されることになります。それらの組織や臓器からは、いらなくなった炭酸ガスや老廃物が毛細血管に運ばれ、小静脈、静脈、大静脈を通して心臓へ運ばれます。心臓から肺に送られた、炭酸ガスは肺から排泄され、新鮮な酸素を受け取って、再度、心臓に戻り全身へと分配されます。

口からはいった食べ物は、主に小腸や大腸で吸収された後、肝臓に運ばれ、そこから血液を通して全身に分配されることになります。老廃物は肝臓や腎臓で処理され、体外に排泄されます。したがって、毛細血管は私たちが生きていくために非常に大切なものです。

この毛細血管の部分や小動脈、小静脈の部

分に異変が起きたのが、赤アザです。赤アザには、単純性血管腫、苺状血管腫、海綿状血管腫、毛細血管拡張症などがあります。これらのアザは毛細血管が拡張した状態で、中の赤血球の色が表面に反映して映し出された色を持っています。動脈血の色は、酸化ヘモグロビンが多く鮮やかな色をしていますが、皮膚の表面から見た場合、血液が心臓の鼓動に合わせて脈うつのが見られ、黄色みを帯びた赤アザとなります。これに対して、静脈血の色は還元ヘモグロビンによるドス黒い色をしており、皮膚の表面から見た場合、紫色のつよい赤アザとなります。

赤アザの治療法には、赤アザを切りとって縫い合わせる方法（切除縫合手術）、大きな赤アザを切りとった後に、からだのほかの部分を切りとってきて皮膚を植える方法（植皮術）、ストロンチウムなどの放射線で治療する方法（放射線療法）、入れ墨で赤い色を隠す方法、化粧品で色を隠す方法などがあります。それぞれ、一長一短ありますが、できばえの点から考えますと、レーザーによる治療法がもっとも優れている方法だと思います。そのため、最近では、レーザー単独による治療や、レーザーと従来の治療法を併用する方法が主流となってきています。赤アザの場合、異常血管の太さ、数、深さによって、治療法が違ってきます。

浅い赤アザの場合は、どのレーザーを使っても、色をとることができます。しかし、深くて色の濃いアザの場合は、表面から深い部分へと順に治療することになります。レーザー光線は光ですから、赤血球に当たると赤血球の後ろに影がで

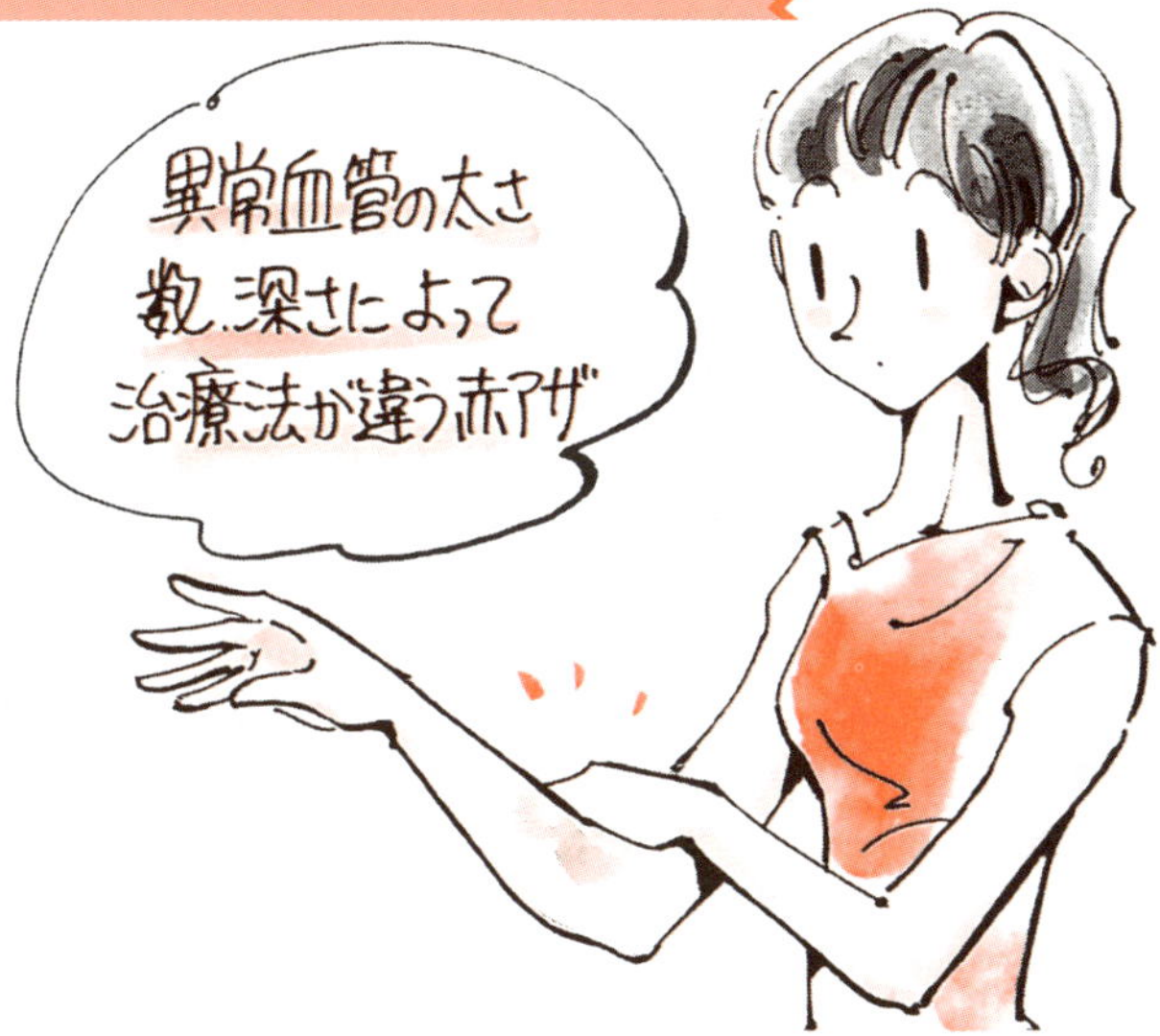
異常血管の太さ
数、深さによって
治療法が違う赤アザ

きます。したがって、奥深い部分の赤血球には、レーザー光線はあまり当たりません。強い光を当てれば、奥深い部分まで十分な光を送ることは可能ですが、表面から奥深い部分まで一度に治療すると、そこにある血管が全部死んでしまいますので、皮膚は傷ついてしまいます。そのため、表面から順に傷をつけないように注意して治療することになります。また、皮膚を傷つきにくくするためには、照射時間が短いレーザーのほうが有利です。

赤アザの中には、盛り上がったものもありますが、治療する場合は、照射時間を長くして、皮膚の表面全体を治療することはしないで、点状にバラバラと治療したり、シマウマ模様に治療し、盛り上がりを取ることもあります。アザの種類によって、いろいろなレーザーが使われることになります。

①単純性血管腫（26歳）

生まれた時から、左の首に赤い血管腫があったそうです。北国に育ちましたので、冬場はマフラーをして過ごせますから、人目を避けることができますが、夏場はやはり半袖を着るシーズンになりますので、赤いアザが表に出て人目につきました。小さい頃はそのため、友達からからかわれて一時期不登校になったこともありますが、中学校に入って英語の勉強が始まった時、日本から離れればからかわれることもなくなるかも知れないと思い、一生懸命に語学を勉強しました。語学ができるようになると、国語の表現力も優れるようになり、友達からからかわれることも少なくなりました。得意な英会話で人と話す機会も多くなり、自信がなく伏し目がちだった暗い性格も、だんだん明るくなってき、赤アザについて口にする友達も少なくなって、高校も無事卒業しました。大学に入り、皆が化粧をするようになると私も始めたのですが、首のアザを完全に隠すことは難しく、襟口で化粧品が落ち、赤くなることもたびたびあって、いつも襟元を気にするようになりました。そのせいか、また伏し目がちな暗い性質が、再び芽を出し始めました。大学を卒

写真１a ▶
〈治療前〉

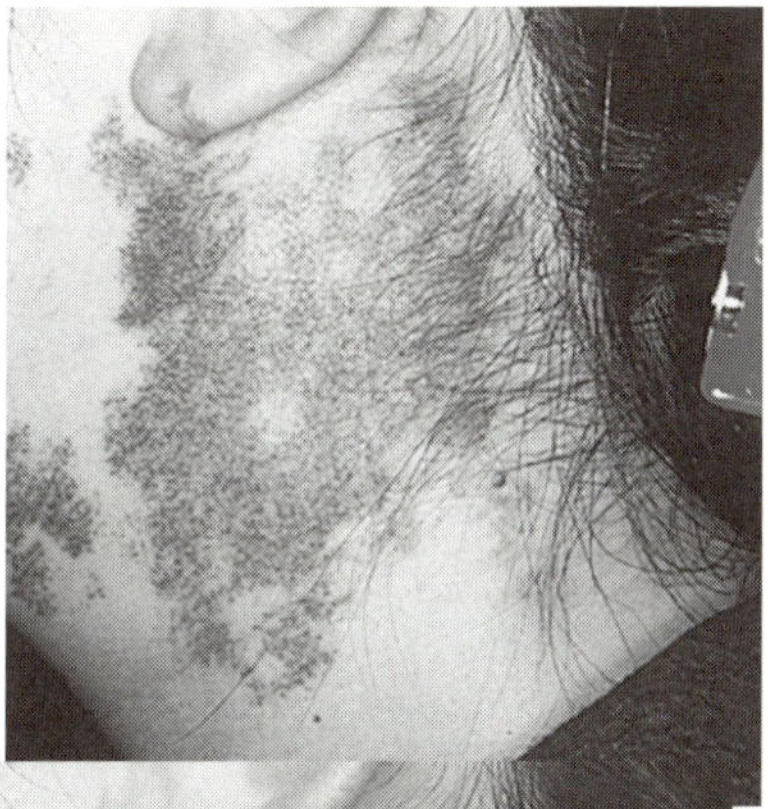

（６ページ参照）

写真１b ▼

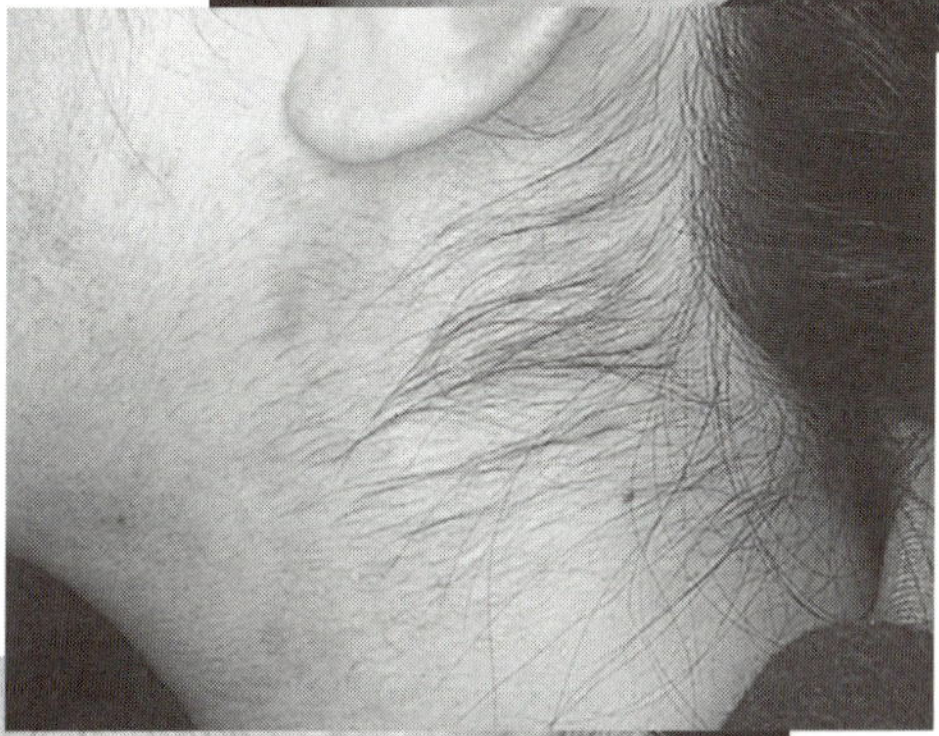

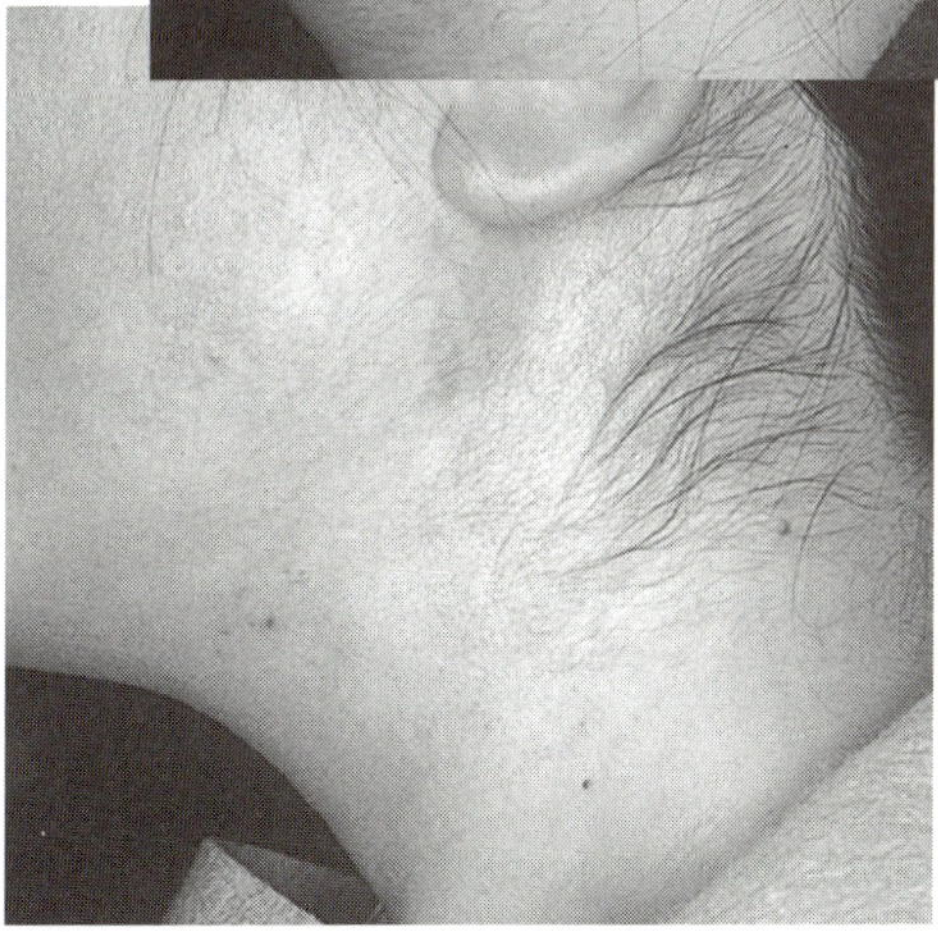

◀写真１c〈治療後〉

業して就職しましたが、事務系の人目に立たない所での仕事を選びました。

以前からレーザーで赤アザを取れることは分かっていましたが、両親に相談することもできず過ごしてまいりました。最近弟は大学を卒業しましたので、家庭にも金銭的な余裕が出たため、両親がレーザー治療をすることを勧めてくれました。レーザー治療についても、以前からその効果についても知っていましたので、無口な私にしては珍しく饒舌になり、大城クリニックのことについて両親に説明しました。両親は私がアザについて気遣っていることを分かっていましたが、私の表情の豹変ぶりに目を見張り、すぐに病院に連れて行ってくれました。

ダイレーザーで一部テスト治療した後、1ヵ月後にアザの部分を全面治療してもらいました。「1回の治療でこんなにきれいになるのだったら、もっと早く治療してあげれば良かったね」と両親も喜んでくれました。

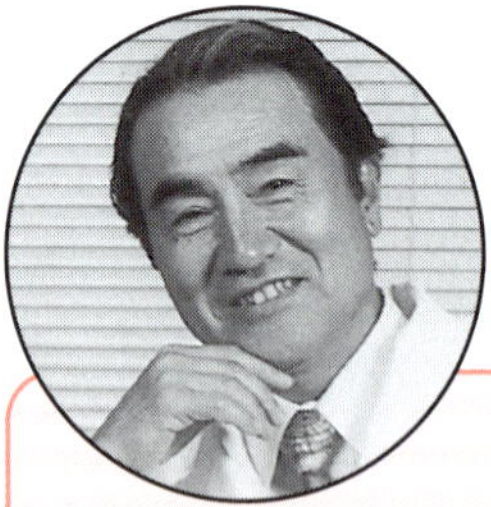

ドクターメモ

赤みの部分は1ヶ月くらいで取れましたが、二次性色素沈着は4ヶ月くらい続きました。このような赤アザを単純性血管腫と言いますが、個人差・部位差があり、治療回数は深さの程度によって変わってきます。この患者さんのように、東洋人の場合は治療後二次性色素沈着がよく起こりますが、これは一過性のもので、時間とともに消えますから、心配はありません。

②苺状血管腫（生後6週目）

私はこの子の母親ですが、結婚後にまもなく妊娠し順調に発育しました。未熟児でもなく健康な赤ちゃんを出産しました。お産も一人目の子供にしては軽く、３３５０ｇの元気な女の子が誕生しました。ところが生後1週間目頃から右の上肢に赤い斑点が現れ、あれよあれよという間に赤い部分は広がり隆起してまいりました。何か悪い病気でも起こったのではないかと心配し、お産でお世話になった病院に相談に行きましたところ、「そのまま放っておいても治りますよ」と言われましたが、心配になって2～3のお医者さん巡りをしているうち、大城クリニックを紹介されました。大城クリニックでは以前に同じような赤ちゃんを大勢治した経験があるらしく、その患者さんの治療経過を見せて説明してくれました。確かにそのまま放置しても治りますが、治って色がとれたあとでも皮膚はぶよぶよして、弾力性のないたるんだ皮膚の状態になり、時には手術をして皮膚を全部縫い縮めなければならないこともあるとのことでした。しかし、弱いレーザーで治療すれば、血管腫も皮膚も縮まり、弾力性もあり、正常な皮膚に近い状態で治ることも説明してもらいました。家に帰って夫と相談した結果、弱いレーザー治療を受けることにしました。治療を開始すると、だんだんと膨らんできていた血管腫が成長しなくなり、皮膚が縮んで赤い色も取れてきました。3年後にはどこに血管腫があったか分からない程になりました。先生の言われるままに1週間に1~2回病院に通いましたが、今思えば大変なことでした。血管腫を意識する前に治すことができて、本当に良かったと思います。

（6ページ参照）

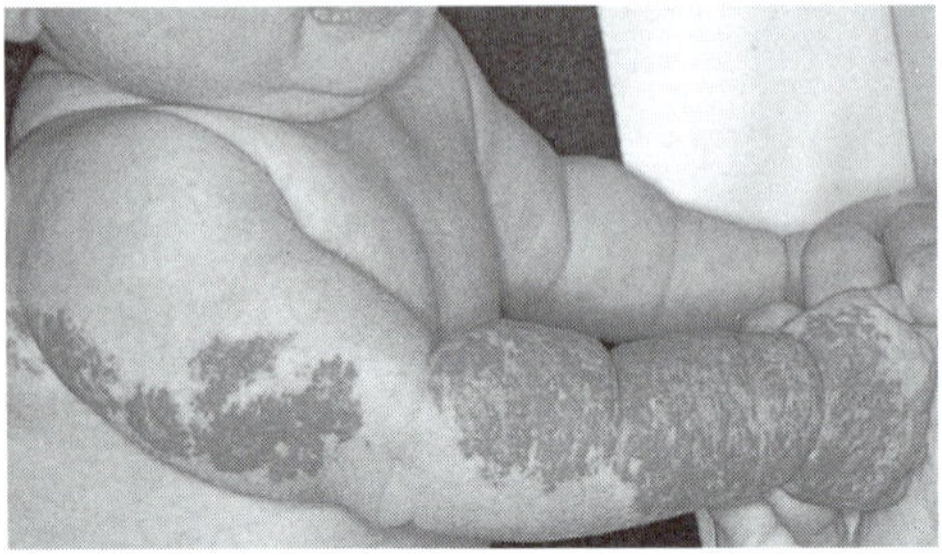

▲写真2a〈治療前〉

▼写真2b

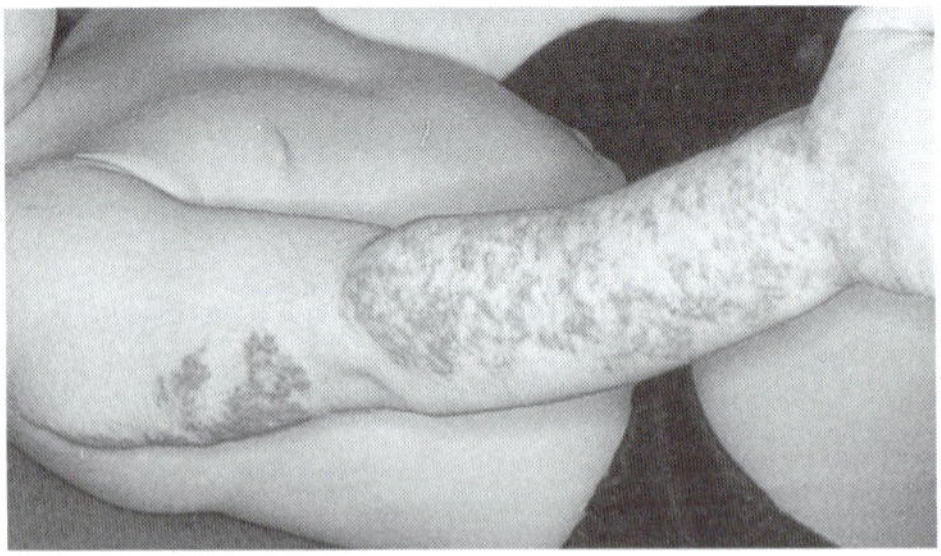

▼写真2c〈治療後〉

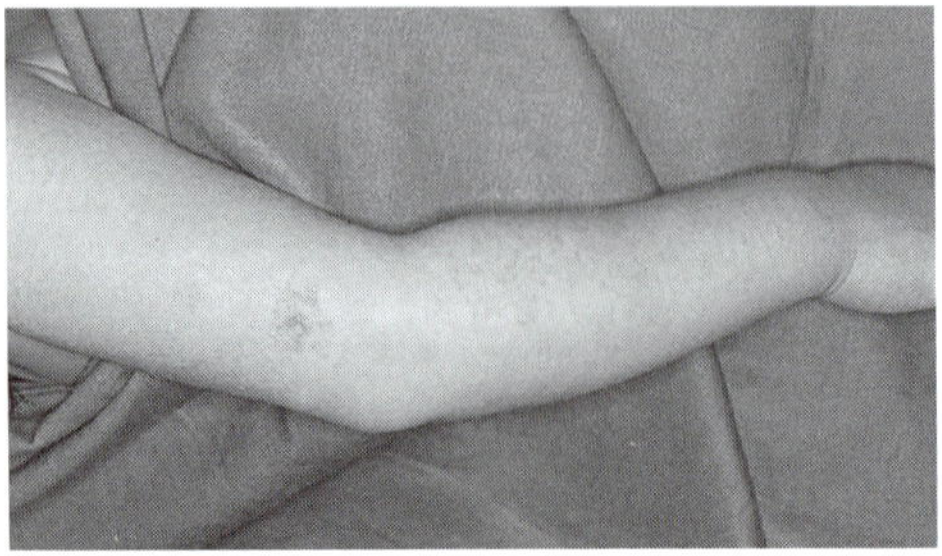

ドクターメモ

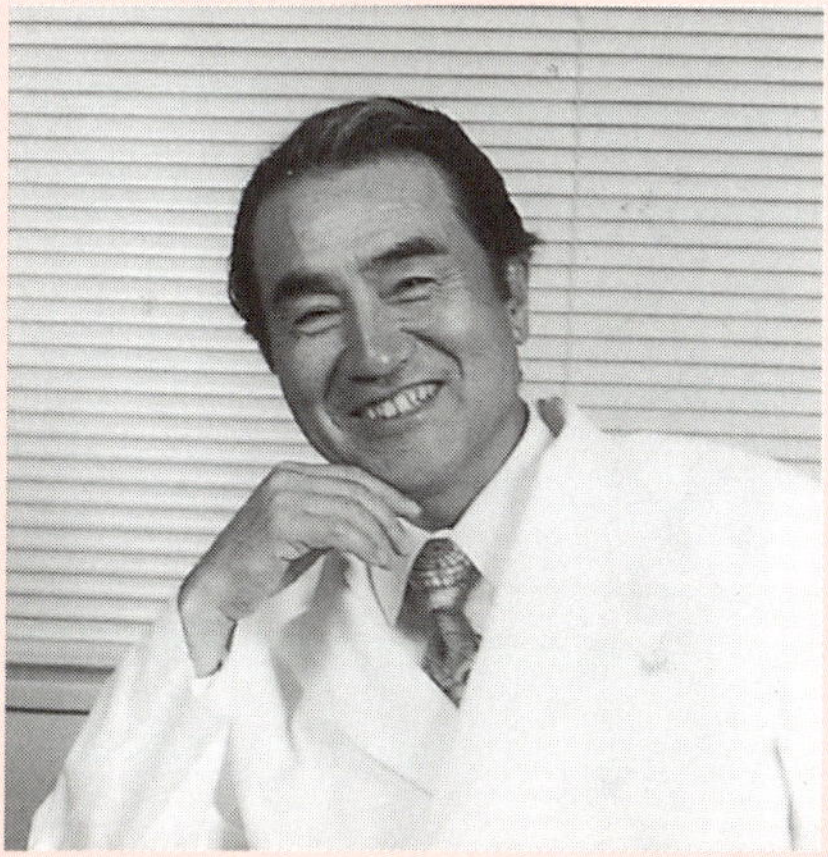

苺状血管腫は１週間から10日目に現れて１ヶ月程で隆起し、３～６ヶ月まで拡大します。５歳くらいまでの間に自然消褪もします。苺状血管腫は腫瘤型と局面型があります。腫瘤型は生後１年で最大の大きさになり、７歳以降も30～40％残ると言われています。腫瘤型はアルゴン、色素、ルビーレーザーを使った強い治療（ＨＬＬＴ）を行いますが、この症例のように局面型には半導体レーザーによる弱い治療（ＬＬＬＴ）を行います。

③海綿状血管腫（25歳）

私の唇の血管腫は生まれた時からあったそうです。子供の時は「ケンカしたの？」「口を噛んだの？」、時には「人食い人種」などと言っていじめられたものです。大学に入って20歳頃になると、唇の色がどす黒く変化してきました。卒業して就職しましたが、外交の仕事に就きましたので、人に会うことが多く、表面上は平然とした顔をしていたつもりですが、いつも他人の目を気にしながら仕事をしていました。レーザーによる治療で手術しなくてもよい方法があると知り、喜んで治療を受けました。アルゴン・レーザーで照射時間を長くすると組織が縮まると聞き、月に1回ずつ治療をしてもらいました。治療の度に唇の厚さが薄くなり、色も薄くなりましたので、治療が待ち遠しくてなりませんでした。3回程治療したところ、得意先の奥さんに「あなたきれいになってきたわね。頑張《がんば》ってくださいね、応援してますよ」と励まされたことを、今でも思い出します。その後、結婚して2児の父親になりましたが、子供には私のような血管腫もなく、ホッとしております。子供たちに気づかれる前にレーザー治療をして良かったと思います。

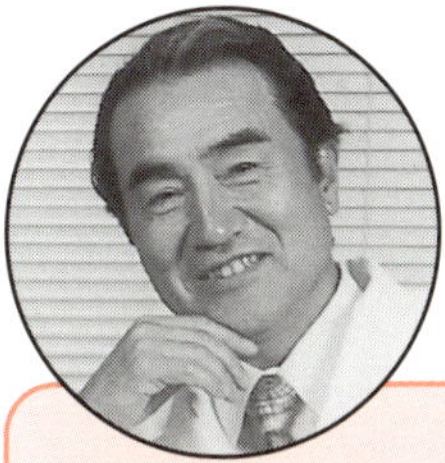

（7ページ参照）

ドクターメモ

レーザーは出力によってタンパク変性、血液凝固、水分の蒸散、炭化までの変化がありますが、このような海綿状血管腫の場合、タンパク変性を利用して治療しました。肉に焼け火箸をくっつけるとジュッといって白くなり縮まります。これがタンパク変性です。同じようにレーザーを使って組織を白変させ縮めることで、血管腫の色をとり、ボリュームを小さくする治療をしました。外交の仕事をしている患者さんなので、ガーゼを貼らないですむように工夫しました。

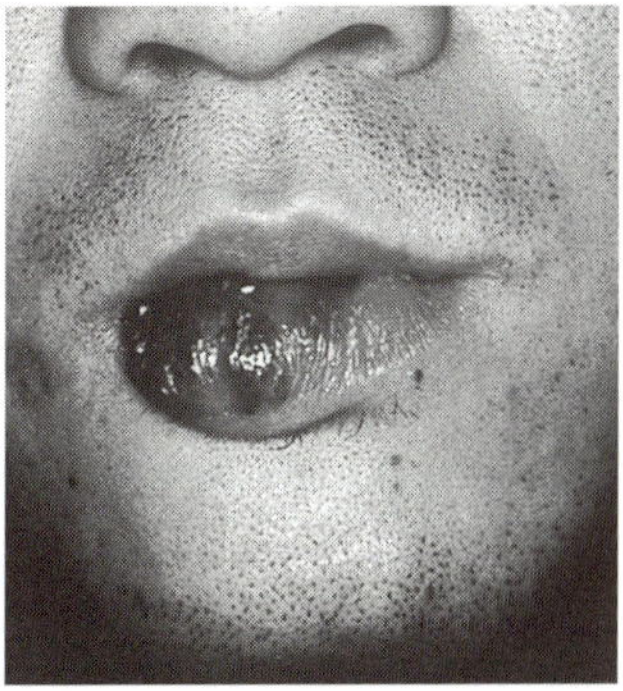

▲写真3a〈治療前〉

▼写真3b

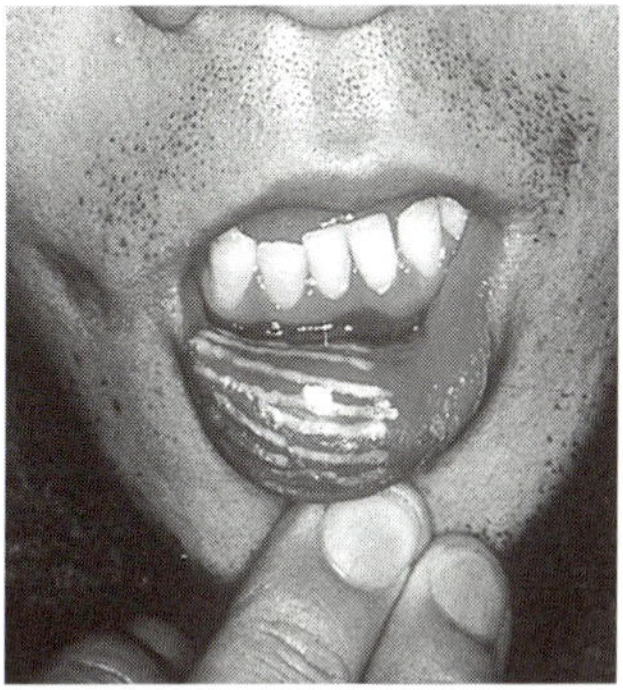

▼写真3c〈治療後〉

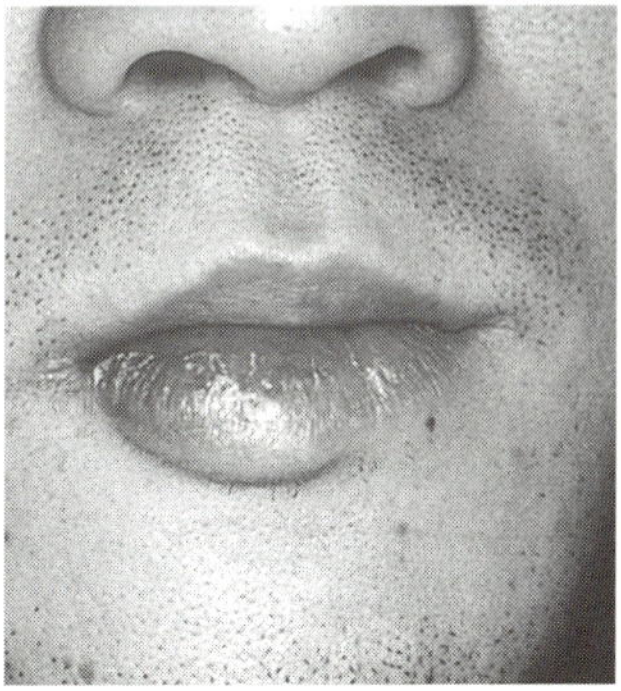

2 メラニンからできたアザ

よく有色人種とか白色人種とかいいますが、これはメラニンが決め手になっています。メラニンは色素細胞でつくられます。黒人はこの色素細胞でのメラニンの形成が多いから、皮膚が黒いのです。これに比べて白人は、チロシナーゼという酵素の働きが押さえられているため、メラニンの形成が悪く、皮膚が白いのです。色素細胞の数は、黒人でも白人でも変わりません。

メラニンは黄褐色の顆粒で、タンパク質からできています。メラニンは皮膚の表面から深くなるにしたがって、青味が増してきます。メラニンの量が多くなると黒が強くなり、メラニンの量が少なくなると黄味が強くなります。メラニンは皮膚のほかに、目の網膜などでつくられています。メラニンについては、ホルモンとの関係をPart2で、またシミ・ソバカスとの関係をPart3で詳しく説明しました。メラニン系のアザには、シミ・ソバカスのほかに、扁平母斑、白斑、太田母斑、ホクロなどがあります。

メラニン系のアザは再発しやすいため、黒や青の強いアザや太くて濃い毛の生えたアザが、治療の対象になっていました。もともとのアザがはっきりしすぎているため、ある程度改善されていればいいという治療法しかありませんでした。小さいアザの場合には、切除縫縮術できれいになりますが、植皮術や放射線治療、入れ墨による方法ではあまりいい結果は得られていませんでした。しかしレーザー光線治療が出現して、この治療法は大きく変わったといえます。赤アザのレーザー治療同様、レーザーによる単独治療と、レーザーと従来の治療とを併用する方法があります。

①扁平母斑（27歳）

両親から聞いたところによると、生まれつき左肩から上腕にかけて薄茶色の扁平母斑があったようです。成長と共に相似形にアザが大きくなってきました。小学校の時、夏のプールは一番いやな時間でした。女の子は肩までの水着を着けますが、肩は隠れても腕の部分が隠せなかったからです。男の子は私の腕を見て「汚れがついてるよ」と初めは親切に言っていましたが、そのうち意地悪な子は「プールが汚れるから来るな」という子もいて、泣かされたことも何度かありました。そのようなわけで、レーザー治療する前までは、水泳は苦手中の苦手でした。会社に入って5年目になり、思い切ってレーザー治療を受けてみることにしました。レーザーで2種類のテスト治療を2回ほど行った3ヶ月後に、5000万分の1秒というQスイッチルビーレーザーで本治療に入りました。面積が広いため、5等分した面積を治療しました。1箇所を4~5回治療しましたが、治療をくり返す度に色がまだらになり、薄れてきました。最後の治療から6ヶ月して、私は水泳に挑戦しました。今では胸を張って人前で泳げるようになりました。レーザー治療をして本当に良かったと思います。

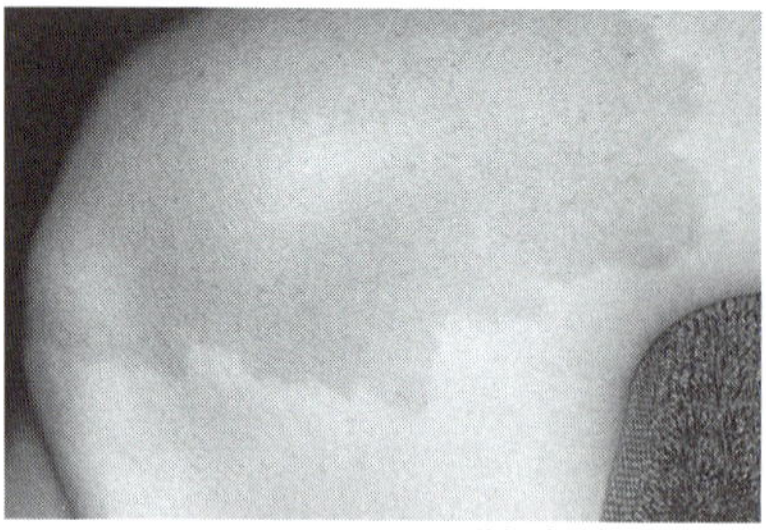

▲写真1a

〈治療前〉

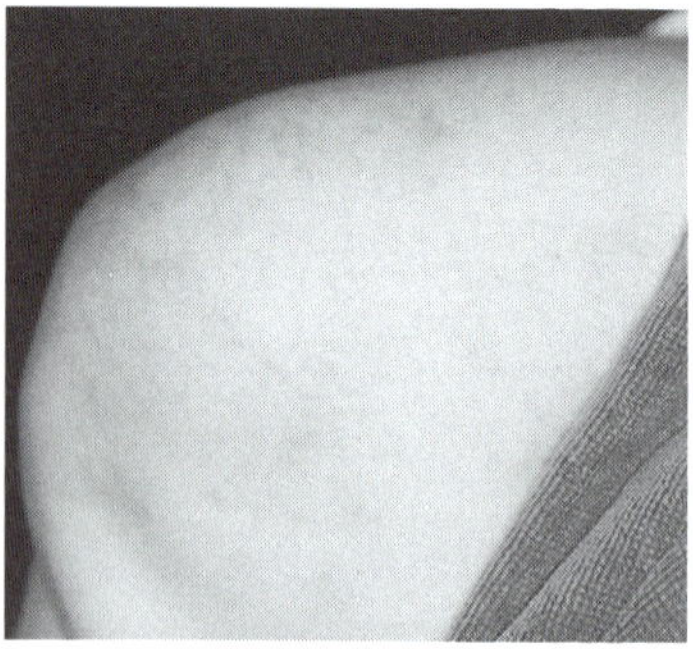

▶写真1b

〈治療後〉　（7ページ参照）

ドクターメモ

扁平母斑にはいろいろな種類がありますが、小児の時に治療した方が治りやすいようです。小児の時は、脱色素軟膏を塗るだけで消えるような扁平母斑もありますから、できるだけ早く治療をすることを勧めます。しかし、扁平母斑は外見が同じでも性質が異なるようです。弱い出力に反応があるものもあれば、強い出力、いろいろな出力のレーザーを組み合わせて初めて消えるものもあります。熟練した先生を選ぶのも治療のコツと言えます。

写真２a▶
〈治療前〉

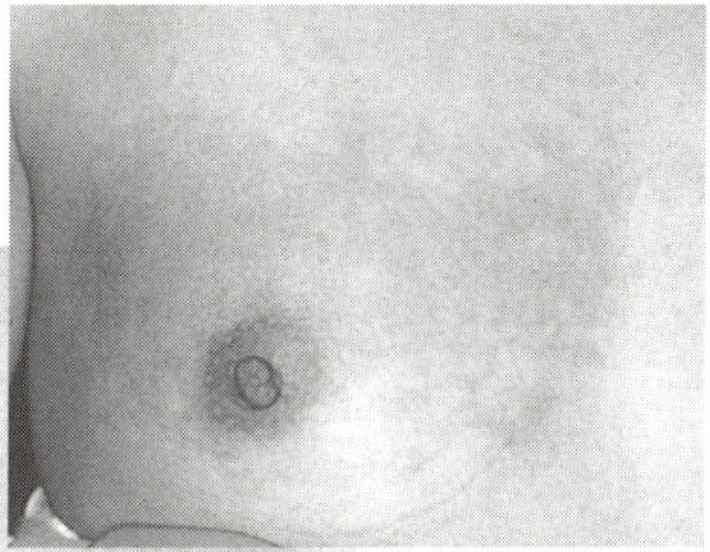

▼写真２ｂ〈治療後〉

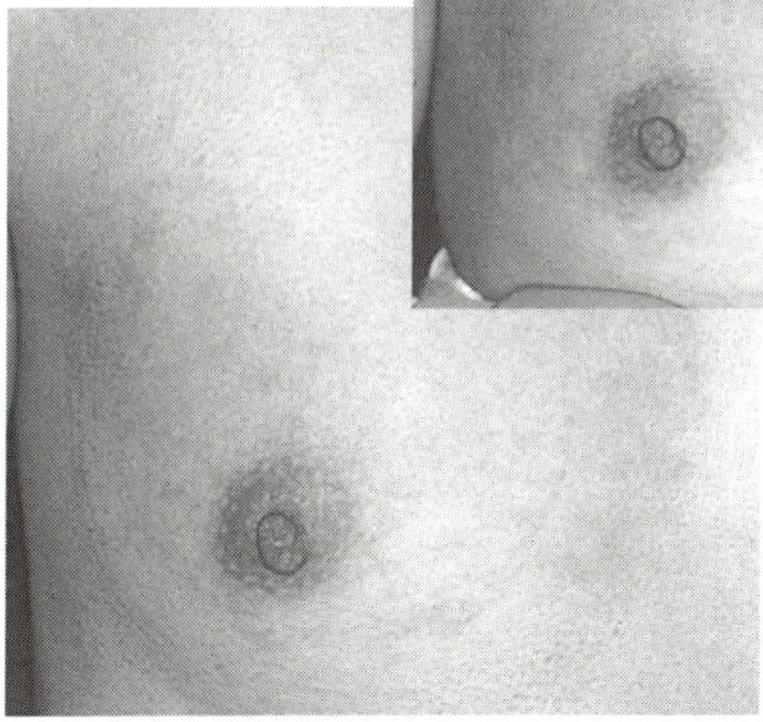

（７ページ参照）

②遅発性扁平母斑（20歳）

14歳の時に左胸からワキ下にかけて地図状の茶色いアザができてきました。アザは乳輪の部分にもかかっていて、アザと重なった乳輪は色が濃くなっています。中学では水泳は必修科目でしたが、何とかごまかして水泳の時間は避けてきました。高校時代は水泳がなかったので気になりませんでしたが、夏にみんなで泳ぎに行こうといわれるのが、辛くて困ってしまいました。このアザができる前は私は水泳の選手をしていたこともありますが、アザができて以来泳いだことはありません。20歳になったのを機に、両親に相談して治療をしてもらいました。３分間ずつ11回の治療を行いました。今では乳輪部の色もきれいになり、以前のように水泳を楽しんでいます。

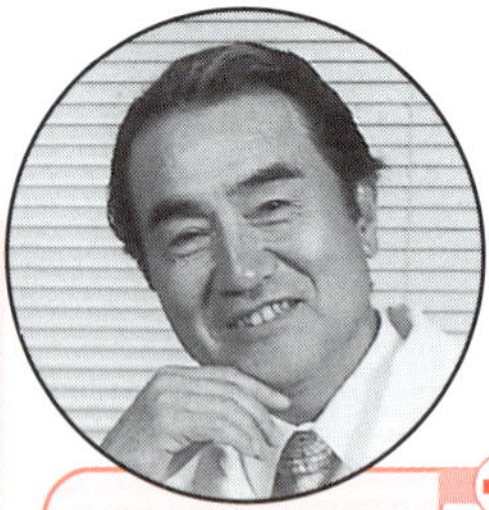

ドクターメモ

思春期にできるアザの1つですが、もともと感情の起伏の大きい時期ですから、できるだけ早く取ってあげたいものです。レーザー治療で表面のザラつきも取れ、アザの色も薄くなりますし、精神的な安定も得られます。

③母斑細胞母斑（5歳）

ドクターメモ

腰から臀部にかけての有毛性色素性母斑です。写真3aの左の小さな円の部分は、1ヶ月前にテスト治療したところです。大きな円の部分はテスト治療をした直後に、表皮をガーゼで拭き取ったところです。小さな円の部分は色が取れていますが、大きな円の部分は黒い皮膚が見えています。写真3bの小さな円の部分は治療後3ヶ月を経たもの、大きな円の部分は２ヶ月経たものです。このように、時間の経過で黒いアザが治療部から消えていくのが分かります。これは、黒いメラニンがレーザー光を多く吸収し破壊され、正常な皮膚細胞は光をあまり吸収せず、その結果残ったということからくる現象です。２ヶ月目と３ヶ月目の部分の皮膚には、皮膚の模様（波紋）が現れます。良く観察すると、レーザーで治療した部分の毛が細く短くなっているのが分かります。

（７ページ参照）

▼写真３ａ〈治療前〉

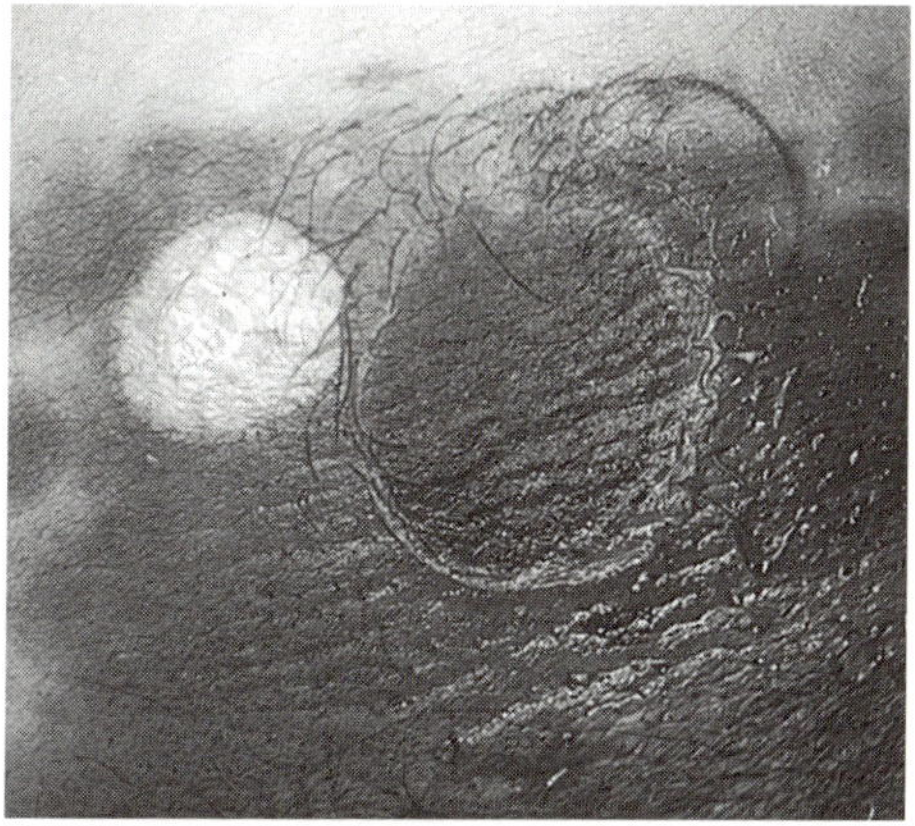

▼写真３ｂ〈治療後〉

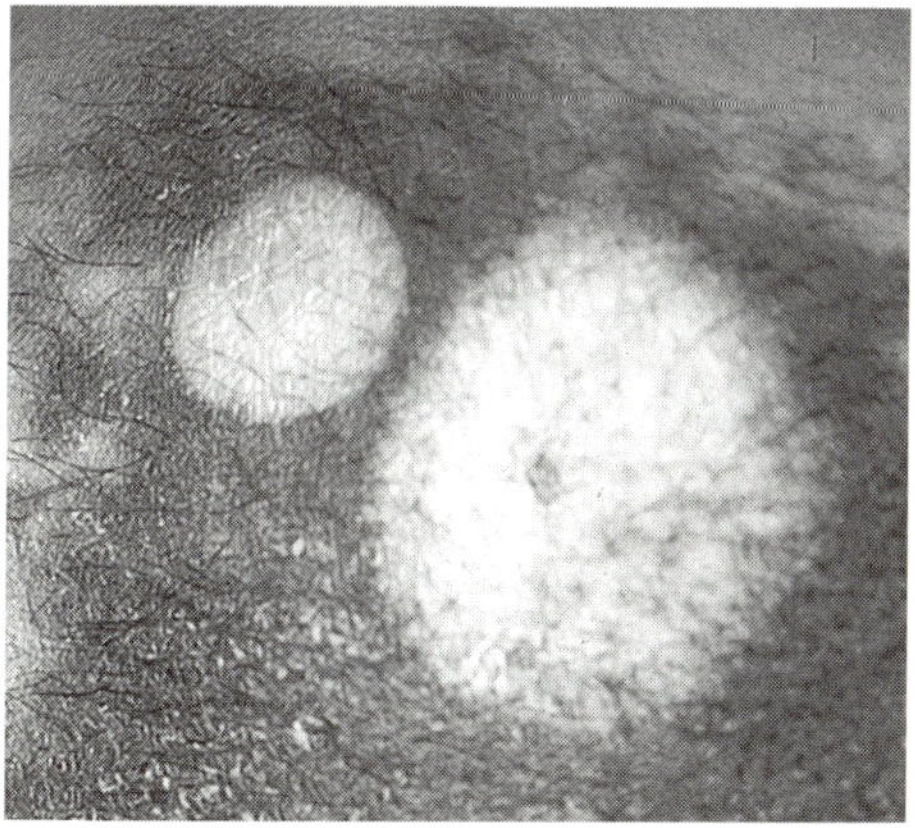

（8ページ参照）

④有毛性色素性母斑（5歳）

▼写真4a〈治療前〉　▼写真4b〈治療後〉

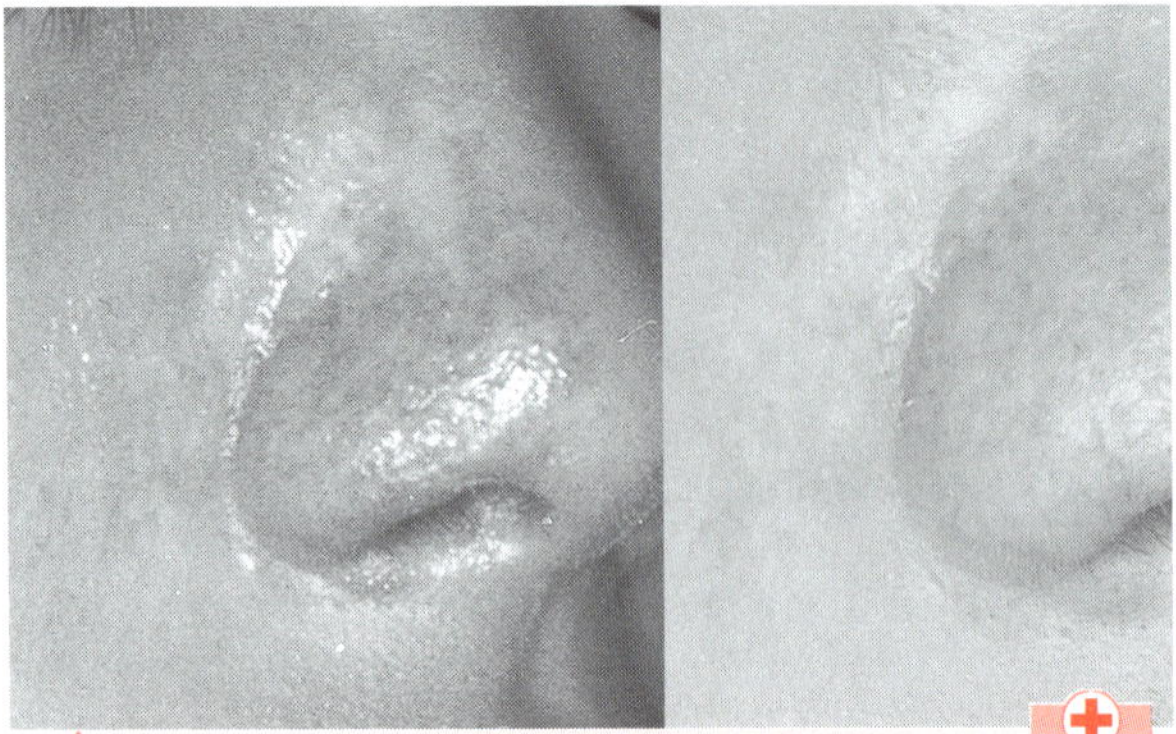

ドクターメモ

右頬から鼻にかけて、有毛性の母斑がありました。右頬の部分は、ほかの病院で一部切り取られていました。写真4aはルビーレーザーでゼブラ治療を3回受けた状態を示しています。写真4bは5年後の状態を示しています。色もきれいに取れ、毛もかなり薄くなっています。鼻は皮膚の下に軟骨が密着していますので、強い治療をすると軟骨の発育が阻害されるので、出力を弱くしてくり返し治療しました。治療間隔も通常よりも長くして時間をかけて治療しました。少し光沢のある軽い火傷をした状態の皮膚で仕上がっていますが、当時の形成外科の手術の技術からすれば、比べ物にならない程度のでき映えと思われます。

⑤太田母斑（29歳）

両親から聞いた話ですが、私のアザは生まれた時からあったそうです。生まれた時は、下瞼の部分から頬にかけて、今より薄いアザだったそうです。幼稚園に行く頃から、カバーマークで化粧をして通園していたのを今でも思い出します。母がまず化粧をして、「あなたも女の子だから」と言って、化粧をしてくれたのを覚えています。そのため、抵抗なくカバーマークで化粧をして通園したことを、後になって聞きました。小学校６年の頃、生理が始まりました。12歳の頃には色が濃くなって、範囲も頬から髪の生え際、さらに側頭部へと広がっていきました。鼻翼にもアザが広がってきましたので、どこまで広がるか不安でなりませんでした。当時は反抗期と重なったこともあり、何かと両親に八つ当たりしたのを覚えています。16歳頃まで範囲は拡大し、その後は広がっていません。大学を卒業した後、就職もしましたが、自分の給料では治す手立てもなかったのですが、父が退職し退職金の一部を治療費にと援助してくれましたので、日本で最も古くからレーザー治療を行っている大城クリニックに相談に行きました。Ｑスイッチルビーレーザーで

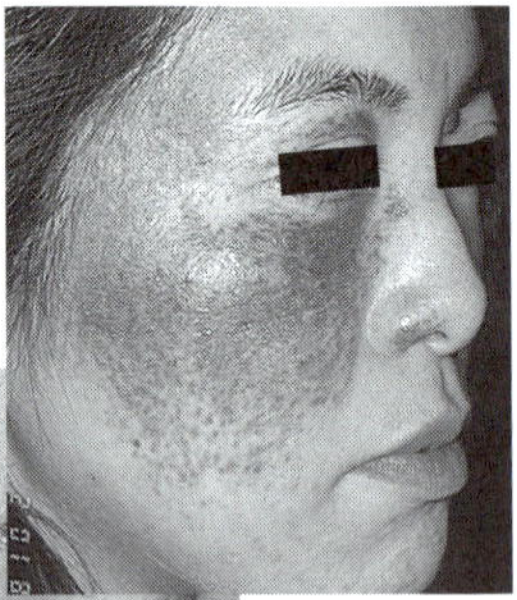

（8ページ参照）

▲写真5a〈治療前〉

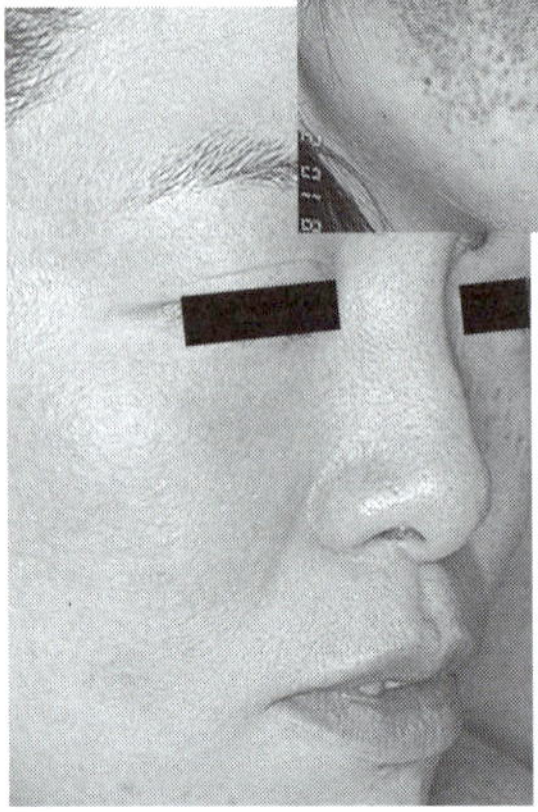

◀写真5b〈治療後〉

6回治療を行いました。2ヶ月ごとに2回治療した後、目に見えて薄くなってきましたので、だんだんと治療が楽しみになってきました。本当に治療をして良かったと思うと同時に、今では私を生んでくれた両親に感謝しています。その後、結婚し二人の子供にも恵まれましたが、双方ともアザがなく、遺伝性のものでないと言われた先生の言葉を信じ、子供を作って良かったと感謝しております。

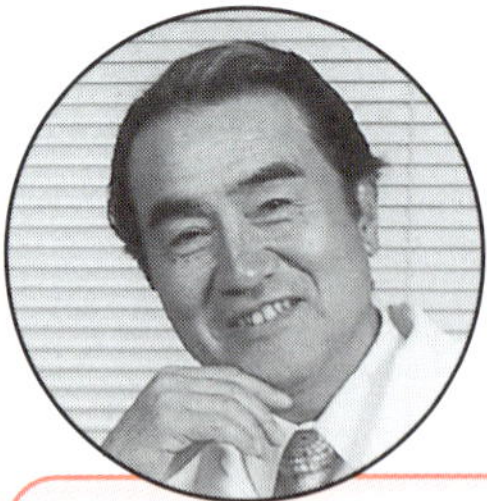

ドクターメモ

Qスイッチルビーレーザーは約30万分の1秒で治療します。日本は湿度が高いこともあって、この機械を安定させるための環境作りが非常に難しく、初期の頃はよく故障したものです。米国に注文し、機械を改良させ、かなり良質のものとなっています。通常2〜3回の治療で目に見えた改善が見られます。4〜8回の治療で完治する場合が多いようです。色素の深さの違いにより、治療回数が異なってきます。

⑥白斑（4歳）

私は晩婚で33歳で子供を出産しました。お陰様ですくすく成長し、幼稚園にも通わせていましたが、4歳の誕生日の後、突然白いアザが右頬にでき、急に広がってきました。当初子供は気にしませんでしたが、園児に白いものがくっついている、と指摘されてからは気にするようになってしまいました。

白いアザはだんだんと大きくなり、近所の医者で塗り薬をもらい治療を受けましたが、症状は軽減せず逆に広がってきました。親としても心配になり、本や雑誌、新聞などを手当たりしだいに読んだり、人に聞いたりしておりましたところ、レーザーでこのような白斑が治ると知り、夫と二人で大城クリニックに駆け込みました。治療は半導体レーザーというものを使って、2～5分で終わるとのことでした。これまでに治った患者さんの写真をいくつか見せてもらい、痛くない治療であるということを、私自身で体験させてもらいました。子供にも手にレーザーを当てて痛くないということを知らせた後、早速治療を受けることにしました。看護婦さんが「これはピコピコレーザーですよ」と言って優しく治療してくださったので、次の治療からは子供が進んで「今日はピコピコレーザーの日だね」と積極的に通うようになりました。2週間に1回の治療で1ヶ月程すると、白斑の中に毛穴に沿って黒い斑点が見えてきました。半信半疑ではじめた治療ですが、1年程するとほとんど分からなくなりました。再発を恐れて、2ヶ月に1度、4年近く通院しました。今は白アザがあったのが、分からない状態です。新聞でレーザー治療の記事を見つけられた、私はラッキーでした。子供がピコピコレーザーといって喜んで通ったのは、今では懐かしく思い出されます。

▼写真6a〈治療前〉 (8ページ参照)

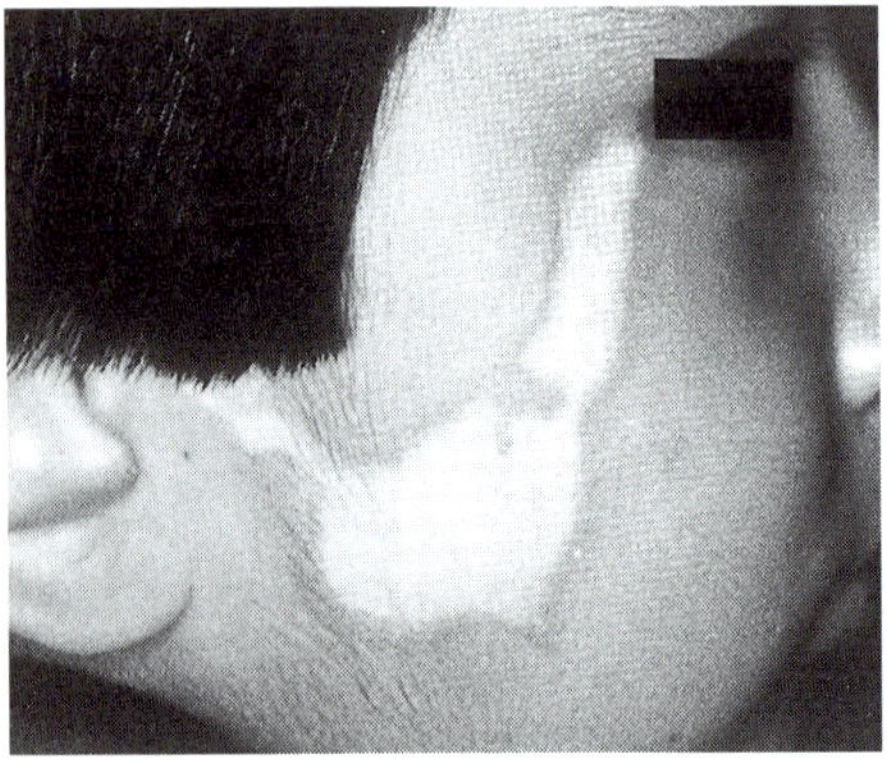

▼写真6b〈治療後〉

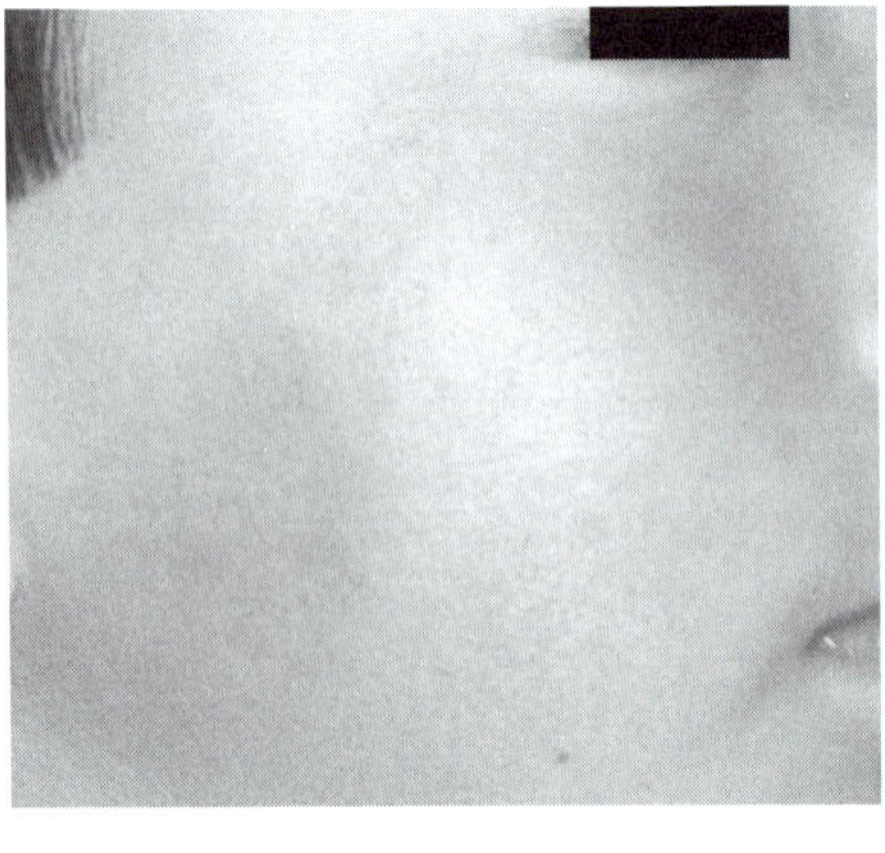

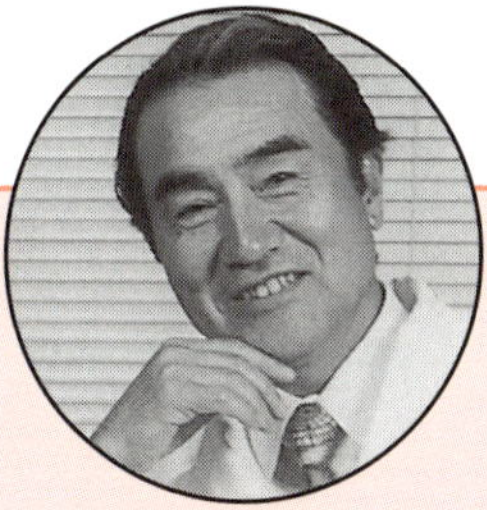

ドクターメモ

アルゴンレーザーで血管腫を治療したところ、治療した部分に二次性色素沈着が強く出てきました。この反応を白斑の治療に応用してみようと重い、白斑で悩んでいらっしゃる患者さんの白斑の片隅にレーザー治療しましたところ、思った通り色が着いてきました。その後、研究を重ねるうち、弱いレーザーでも色が入ることを知り、半導体レーザーによる治療が生まれました。白斑にはいろいろな種類があり、個人差もありますので、弱いレーザーで治るものもあれば、強いレーザーを使う場合もあります。また、時には異なった種類のレーザーを使うことで色を着けることもあります。従来のＰＵＶＡ療法と併用して治る場合もあります。いずれにしても白斑の治療は難しい治療ですが、治療の糸口を見つけることが、成功の秘訣と言えるでしょう。

3 女性特有の病気のレーザー治療

私はもともと形成外科医でしたが、アザが治りにくいということでレーザーに取り組みました。赤アザの治療をしているうちに赤アザばかりでなく併せ持っていた帯状疱疹後の肋間神経痛が治り、レーザーで痛みが取れることを教えてもらいました。痛みの治療をしているうちに鼻の通りが良くなることも知り、閉経後3~4年の患者さんが腰痛症を治療していたところ、二人のご婦人に生理が再開しました。この現象が女性不妊症の治療へとつながりました。このように新しい治療は患者さんに教えられるものなのです。

生理痛・更年期障害などについて

女性のからだの悩みといえば、月経に伴う生理痛や乳房痛、またさまざまな不定愁訴を伴う更年期障害などです。また最近話題の骨《こつ》粗《そ》鬆症《しょうしょう》（骨のもろくなる病気）による腰痛症も比較的女性に多い疾患といえるでしょう。

こうした女性特有のからだの悩みに対して、最近では内服薬やホルモン療法などを用いた、西洋医学的な治療に加え、鍼灸《しんきゅう》や漢方などの東洋医学的な治療また運動療法など、さまざまな治療法が研究、確立されつつありますが、こうした治療の中でも、最近特に注目を集めているのが、半導体などによる弱いレーザー治療です。

例えば、生理痛の強い女性は全身の血行、とくに骨盤内の血行が悪くなっている場合が多いようです。その結果、骨盤周囲にうっ血が起こり、生理痛、冷え症の症状があらわれてくることが多いのです。こうした方にはそのうっ血をレーザーで取り除いてあげるだけで、かなり痛みが軽くなっていく場合が多いようです。もちろんそれと同時に軽い運動療法やほかの療法を併用されても、体内の血液循環はよくなり、一層の効果が期待できます。またレーザー治療で、全身の血行が良くなると、生理痛だけでなく乳房痛や冷え症も同時に軽くなっていくことも多いようです。

女性は更年期にさしかかると、からだや心に大きな変化が生じて、いわゆる更年期障害によるさまざまな不定愁訴にひどく悩まされる方も少なくありません。この原因としては、女性ホルモンの急激な減少や、精神的なストレスがその主因として考えられています。その結果、身体に変調をきたし千差万別の症状が現われてくるのです。比較的早期には、血管運動性障害による、のぼせ、熱感、発汗、どうき、精神神経障害による不安、不眠、頭痛、物忘れなどの症状が現れます。慢性期には、皮膚の乾燥や知覚異常、神経痛、しびれ、筋肉痛、また、骨粗鬆症《こつそしょうしょう》による腰痛症などを併発してくる方も多いのです。

これらの症状も、主に全身の血管系、リンパ系、神経系（特に自律神経系）に対して弱いレーザー治療を行うことで、緩和させることが可能となりました。

最近では、各科領域のさまざまな疼痛《とうつう》に対し、弱いレーザー治療が増えてきました。とくに、産婦人科領域においても、前述した生理痛、月経困難症、乳房痛や更年期障害により生ずるさまざまな身体のトラブルに加え、陣痛の緩和や、不感症、膣炎、膀胱炎、尿失禁などにも応用されています。すでに、不妊症治療などへも応用されてきており、一層の発展が期待されております。

●レーザー光線で痛みがとれる理由

レーザー光線を生体に照射するといろいろな反応が起こります。次のような反応を使って痛みの治療がなされます。

①血行の改善
②リンパの流れの改善
③神経の活性化
④筋肉の緊張を取る
⑤瘢痕《はんこん》の軟化
⑥発痛物質の除去
⑦免疫力の増進
⑧ホルモンなどの機能を高める
⑨その他

①生理痛（40歳）

28歳のとき、子宮筋腫の手術を受け、2週間程度で退院しました。退院した月は、生理がありませんでしたが、翌月から生理痛に悩まされておりました。私の場合、普通の痛みと同時に、背中の方に強い痛みが走ります。とくに2日目には、あまりの痛さに夜中に目が覚めるほどであり、七転八倒することもあって、産婦人科で診てもらったこともありますが、とくに異常はありませんでした。整形外科でのレントゲン検査でもとくに異常はなく、「生理時の腰痛でしょう」と言われました。ハリ、灸、電気、低周波、漢方などありとあらゆる治療を試みましたが、改善の傾向はありません。私は生理痛が出ますと、内服薬では効きめがなく座薬を使用してまし

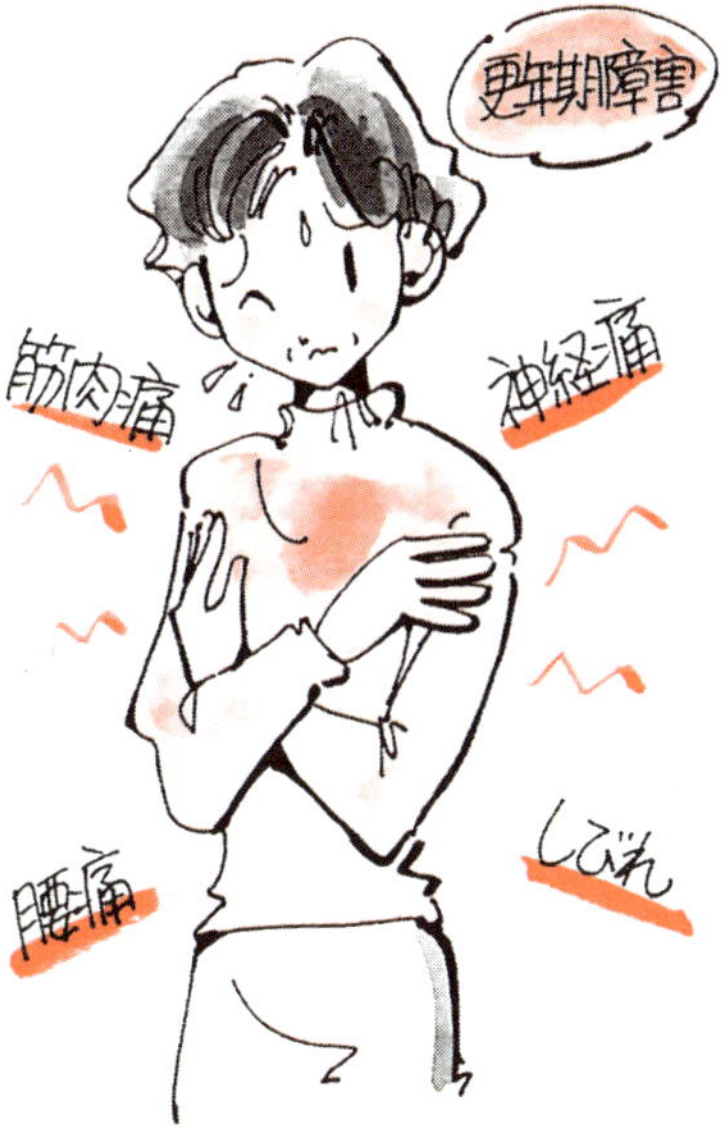

た。不幸なことにそのたびに便秘がちになり、肌があれ、吹き出物が増えるようでした。

腰痛がレーザー治療で治った友人のすすめもあり、レーザー治療を受けてみました。第1回目の治療はなぜか首から治療が始まりました。お腹の子宮筋腫のあとが癒《ゆ》着しているとのことで、先生がレーザーをあてながら、お腹をひっぱったりつまんだりして、癒《ゆ》着した部分をはがしていただきました。レーザーをあてる前は、キズ口が深くもぐり込んでおり、それを引っぱるとものすごい痛みがありましたが、レーザー治療の後ではキズ口が少し平らになり、ひっぱってもあまり痛くありませんでした。

最初の2週間は、週2回の治療をしていただき、5回目の治療で、お腹の傷口はほとんど平らになっていました。この時点でお腹を引っぱったりつまんだりしても以前のつっぱったような、糸を引くような痛みはなくなっていました。そのあと週1度の治療を6〜7回続けました。治療を開始して3週間目頃に生理がありましたが、あれほど苦しんでいた生理時の腰痛はすっかりなくなっており、びっくりしてしまいました。私は生来、便秘がちで不眠症のタイプではありますが、レーザーをかけるようになってから、便秘も治り、不眠症も治りました。

レーザー治療と関係あるかどうかわかりま

せんが、手足の冷え症もなくなりました。今では予防のため、月に1度ずつレーザーをかけています。

【ドクターメモ】

この患者さんの場合、手術のために腹膜、腸、子宮が癒《ゆ》着しておりました。そのため、生理のときになるといろいろな症状が起こっていたようです。便秘や、手足の冷え症、腰痛はこのような手術による癒《ゆ》着が原因となっていることが多いようです。癒《ゆ》着がとれますと、そこの部位の血行がよくなりますので、卵巣や子宮の機能もよくなって生理不順も改善されるようです。癒《ゆ》着のひどい場合は頭痛、食欲不振、吐き気、肩こり、背部痛などが起こります。

②肩こり（39歳）

私は肩こりの家系なのか、両親、3人の姉妹全員とも肩こりがひどく、私自身も20歳頃から肩こりに悩まされ続けました。とくに40代前半くらいからひどくなり、疲れがたまってくると頭痛、めまい、吐き気もときどき起こるようになりました。心配なので近所の整形外科でレントゲンを撮ってもらったところ、「骨の異常はありません」と言われました。5〜6年の間に指圧、低周波治療をはじめ、けん引、電気治療、温泉療法、ハリ、灸、整体などいろいろな治療を試してみましたが、ハリでいくらかよい感じがしたほかはほとんど効果がありませんでした。

最近では左腕にしびれがあらわれ、こりの範囲も背中の方まで広がっていきました。これだけいろいろ治療しても遺伝的なものだから治らないのかと思っているところに、会社の取引先の方がレーザー治療で肩こりが治るという話を教えてくださいました。どうせま

と冗談まじりに笑っていたら「日頃のからだの手入れをしっかりして、痛みが出ないようにすることが一番ですよ」と先生に叱られてしまいました。

【ドクターメモ】

「アラベスク」というポーズができなければバレエにならないといわれています。イラストのように片足でつま先立ちとなり、飛行機の形をつくったようなポーズです。

このポーズは腰に強い負担がかかるため、腰痛があると、とてもつくれないようです。彼女の場合、レントゲン上では腰椎の間隔が一部狭くなっていましたが、幸いにも数回の治療で復帰できました。

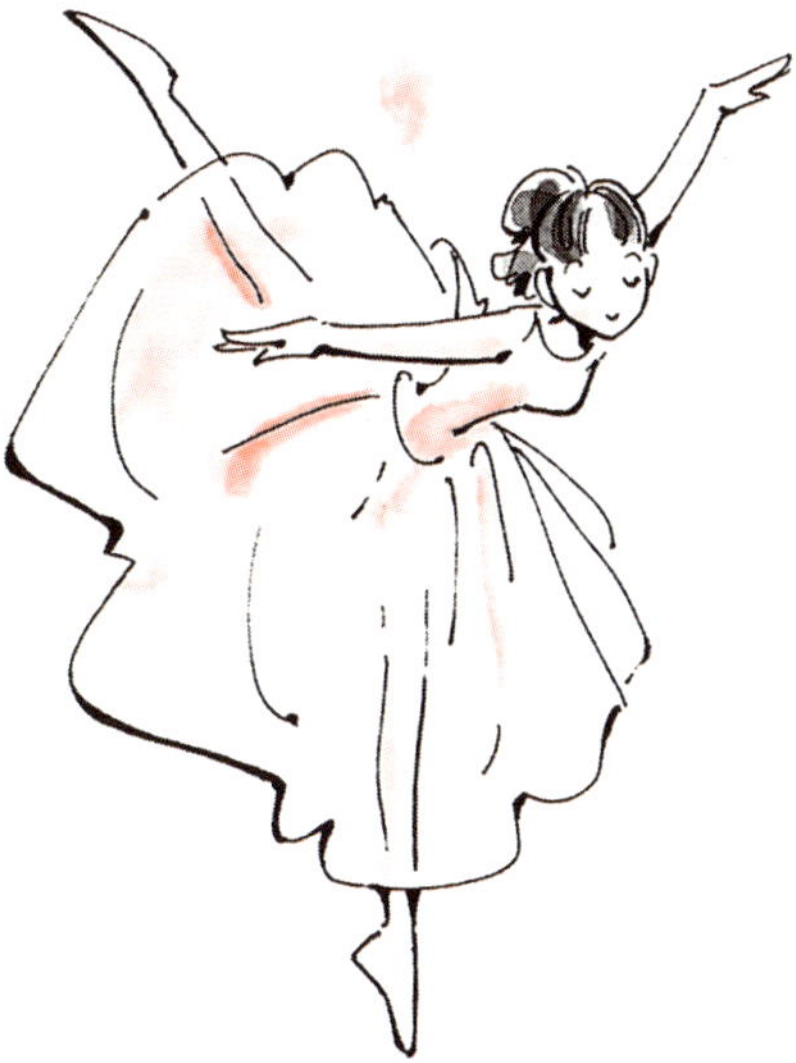

④花粉症（36歳）

私は18歳の時に上京し、看護学校に入りました。４年目の春、戴帽式を終え国家試験も通り正看護婦となりました。そのまますぐに大学病院で働きました。病棟勤務、手術室勤務、外来勤務と三交代制で働きいろいろな課をまわり、現在病棟主任として働いておりますが、30歳を過ぎてから花粉症の症状が出てきました。点鼻薬や飲み薬で何とかごまかしてきましたが、花粉症の季節になると目がむず痒くなり鼻水がでて咳がでるという状態が続きます。花粉の量と体調によって症状が変化するようです。病棟勤務なのでマスクをしても不自然ではありませんが、毎年経験するこれらの症状とお友達づき合いするのもうんざりしてきましたし、最近になってアトピーの症状もでてきましたので、レーザー治療を受けることにしました。

耳鼻科での治療は、炭酸ガスレーザーで粘膜の「炭化凝固」するとのことです。即効性はなく3~5ヶ月後に効果があらわれるとの説明だったので、できるだけ早く効果が得られる治療はないかと相談したところ、ヤグレーザーでの治療を勧められました。大城クリニックでの治療法はこのヤグレーザーを使用して粘膜の「タンパク変性」をねらった方法により、3~7日後に効果が現れるとのことなので、早速治療を受けることにしました。

まず、スプレー式の粘膜麻酔を鼻内に噴霧させ、その後、光ファイバーの先端から出るレーザー光線を鼻内に照射されました。0・5秒の照射を左右20回前後行い数分程度で治療はすみました。治療後、すぐに鼻の通りが良くなりましたが、その日の夕方からリバウンド現象として鼻水がかなり大量に出てきました。この症状は2日程続きましたが、その後は鼻の通りが良くなりました。不思議なことにアトピーの症状も良くなりました。治療後はマスクをつけることもなく、花粉に悩まされることもなくなりました。現在治療してから2年間の花粉の時期を経験しましたが、2年間に1回風邪をひいた時に鼻がつまっただけで、他の原因で鼻がつまったことはありません。この治療の欠点といえば鼻の麻酔薬が苦いことと、治療後2日間の鼻汁です。しかし、こんなにもうまくいくのであれば、もっと早く治療していれば良かったと思います。

【ドクターメモ】

レーザー治療にはご存知の通りＨＬＬＴとＬＬＬＴがありますが、鼻のつまりは半導体やヘリウムネオンの弱いレーザーでもある程度は軽くなります。炭酸ガスレーザーによる甲介切除は組織を炭化、蒸散させるＨＬＬＴによる治療法です。ヤグレーザーは熱にかえて軽く粘膜をいじめます。粘膜を部分的にタンパク変性させ、ヤグレーザーの組織の中に深く入る性格を利用し、散乱した光によってＬＬＬＴ効果をださせる治療なのです。そのため炭酸ガスレーザーに比べより早い効果がでますし、持続性もあります。約70％の患者さんが１回の治療で約60％、２回の治療で約90％の患者さんがよくなります。炭酸ガスレーザーによる治療は症状が改善するのに３〜５ヶ月かかりますが、Ｎｄ：ヤグレーザーは即効性があって２〜４日で効果があらわれます。従って花粉症の予防にも使えますし、花粉の時期ばかりでなく、１年中治療することも可能です。炭酸ガスによるレーザーの場合は、花粉症のはじまる３〜５ヶ月前に治療しなければ花粉症の時期に間に合いません。

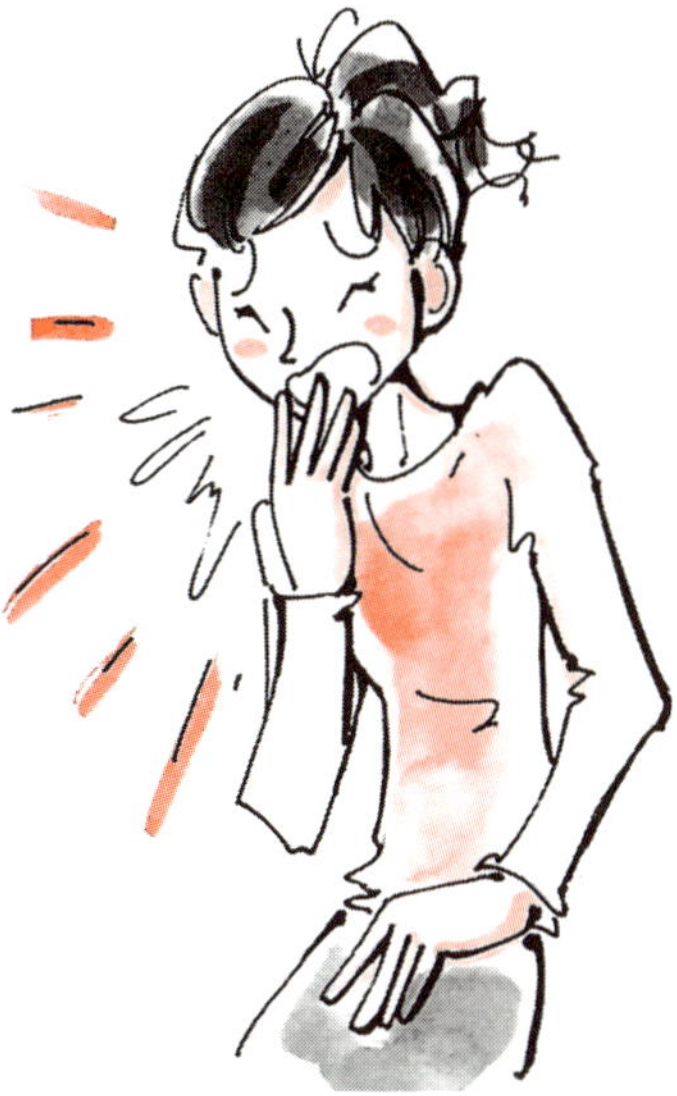

⑤更年期障害（45歳）

2〜3年前より不眠症に悩まされ、近所の病院で自律神経失調症と診断されて、内服薬で治療を行っていました。初めは効いていた薬が、徐々に効かなくなり、だんだん強い薬を飲むようになりました。1年ほど前より頭にモヤモヤした感じが出てきて、時々ピリピリする痛みと背部の重苦しさを感じるようになり、それと前後してからだの動きがとても悪くなり出しました。

ママさんバレーボールや家事すらもできずに、主人や高2と中2になる二人の息子たちにも迷惑をかけてしまう始末でした。そんな折り、以前新聞で見てスクラップしていたレーザー治療の記事を思い出しました。

不安を感じつつ最後の手段として藁《わら》をもつかむ思いで、治療を受けました。実際治療を始めて3、4回めくらいまではからだ中がだるくなり家にたどりつくのがやっとでしたが、先生の話では、「血行がよくなるとからだがだるくなったり、今まで薬でおさえられていた神経がはたらき出すので、悪くなった感じが出ることがありますよ」とのことでした。5回めごろからだんだんにからだの動きがスムーズになりはじめました。指導を受け朝、昼、晩と1日3回ストレッチングを行うことにしました。ストレッチングを夜就寝前に行うようになってから良く眠れるようになり、精神安定剤の量は確実に減っていきました。

2か月くらいするうちに動きはほとんど正常に戻りましたが、からだのしびれていた部分がだんだん痛みに変わっていくようでした。初めに「レーザー治療の効果が出てくるとしびれは痛みに変わることがありますよ」と説明を受けていたので、この変化は良好だと思い、治ることを確信しました。痛みのある場所をていねいに治療してもらい、４～５か月治療しただけでほとんどしびれや痛みがなくなり、元の状態に戻ったようでした。家事はもちろんできるようになり、あきらめていたバレーボールも再開できるようになりました。また30年来の生理痛、生理不順もなくなり、薬もまったく飲まずにすむようになりました。

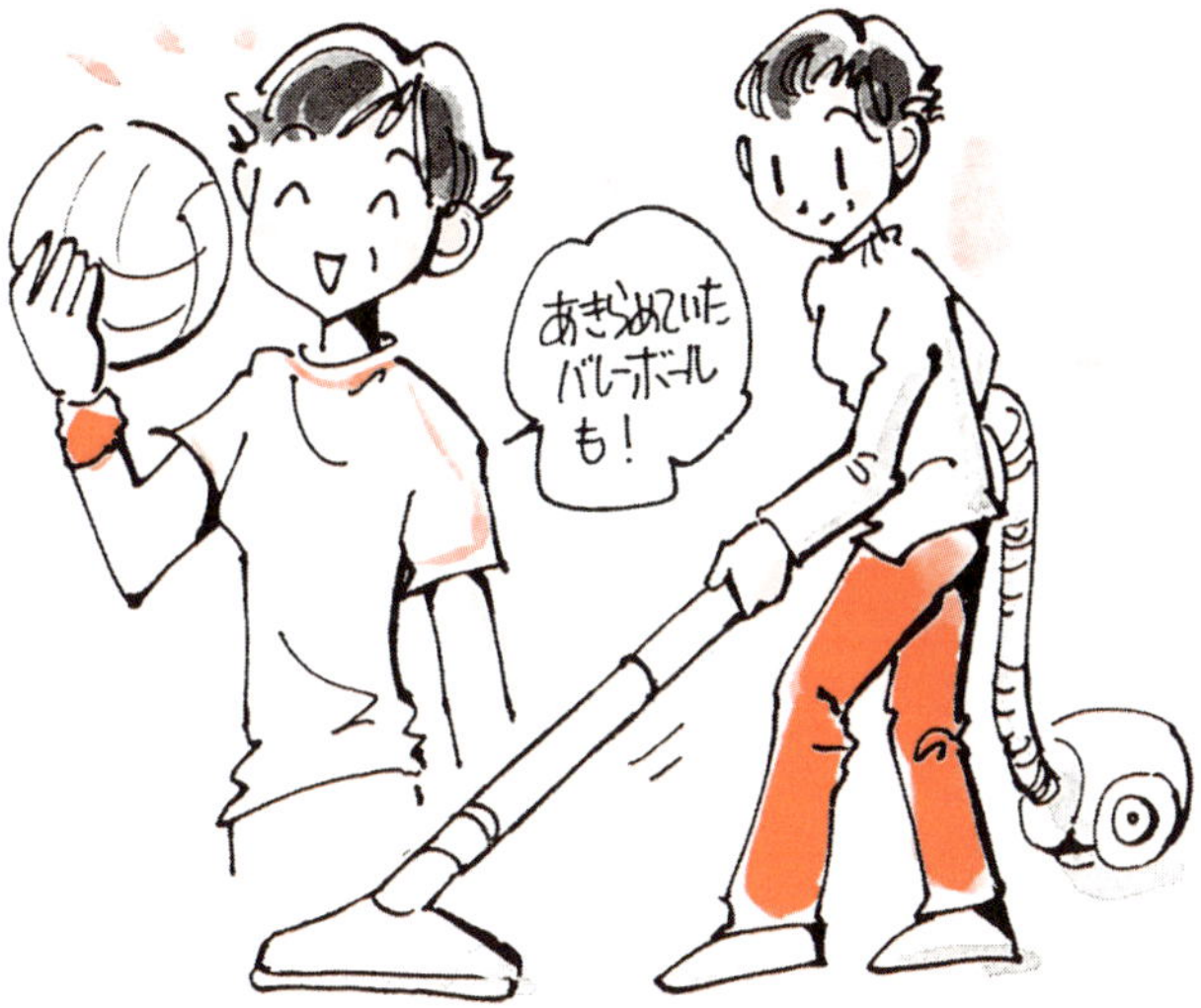

【ドクターメモ】

自律神経失調症のため、全身の機能がかなり低下した状態で来院されました。サーモグラフでの皮膚温もかなり低下していました。１回のレーザー治療で、体温の上昇が顕著で、レーザーにかなり反応していました。はじめ週２回、１か月間治療して、２か月めから週１回の治療に変更、４か月めには月２回の治療で普通の生活ができるようになりました。しばらくようすをみながら、月１度の治療に変えたいと思っています。

４ 不妊症のためのレーザー治療

１９８７年頃、55歳近くになる閉経後３年近く経った婦人の腰痛症を治療していましたら、性器出血があったことを聞きました。初めはガンによる不正出血の可能性も疑い、その検査もしましたが、実際には生理が甦っていたことが判明しました。

その後、数年して二人めの閉経後の婦人に生理が甦ったのを知った時に、産婦人科医の友人にこのことを話しましたところ、不妊症治療に効くのではという話になりました。

１００人に１人でも妊娠させるのも難しい難治性の不妊症の患者だけに、レーザー治療を体験させるプロジェクトを１９９６年11月から３年半にわたって組むことになりました。その結果を、２０００年５月にギリシャで開催された第３回世界レーザー治療学会と、第３１４回日本産婦人科学会東京地方部会で発表しました。その後、朝日新聞やＴＢＳのニュースの森などで取り上げられ、大きな反響を呼びました。

●女性不妊症（31歳・自然妊娠）

４年前に結婚し妊娠しましたが、子宮外妊娠のためやむなく中絶をして以来、何度か妊娠はするものの出産には至りませんでした。生理不順もあり、漢方療法を行いながら、産婦人科では性交タイミング法で治療を行っていました。

そんな時、新聞で不妊患者にレーザー治療を行い、良い成果を収めていると言う記事を見ました。レーザーと聞くと、手術などに使う危険の伴う器械というイメージが強く、どんな治療か不安がありましたが、取りあえず話を聞くだけでもと思い、銀座四丁目大城クリニックに問い合わせてみました。

診察を受け、大城クリニックと山王病院との3年半のプロジェクトの話に加え、レーザーがなぜ妊娠に効くのか、どのようにして治療をするのかなどの詳しい話を、1時間ほど説明していただきました。とにかく私が一番感激したのは、「出力の弱いレーザーで、体を傷つけることなく血行を改善して、卵の発育をよくする治療です」という説明でした。わたしは、産婦人科でのエコー診断でいつも卵の発育が悪く、内服薬や注射を使用していましたので、初診の日にさっそくレーザー治療を受けてみることにしました。

全身くまなく治療を受けました。びくびくしながらの治療でしたが、「案ずるより生むが易し」でほとんど痛みを感じない治療で、物足りなく感じるほどでした。ふだんあまり運動をしていないので、体を伸ばされる時少し痛みを感じましたが、5～10秒でその痛みが消えて、体が伸びるのがわかりました。そして、お腹の血流をよくするというレーザー治療も受けました。最初お腹を押されると、お腹が硬く非常に痛かったのですが、しばらくすると痛みが「スーッ」と軽くなりました。

およそ、30分程度で治療が終わりました。わたしはもともと冷え症で、この時期はクーラーで体が冷えていつもつらいのですが、治療後は体がぽかぽか温かくなっていました（サーモグラフィ・8ページ参照）。家に帰る

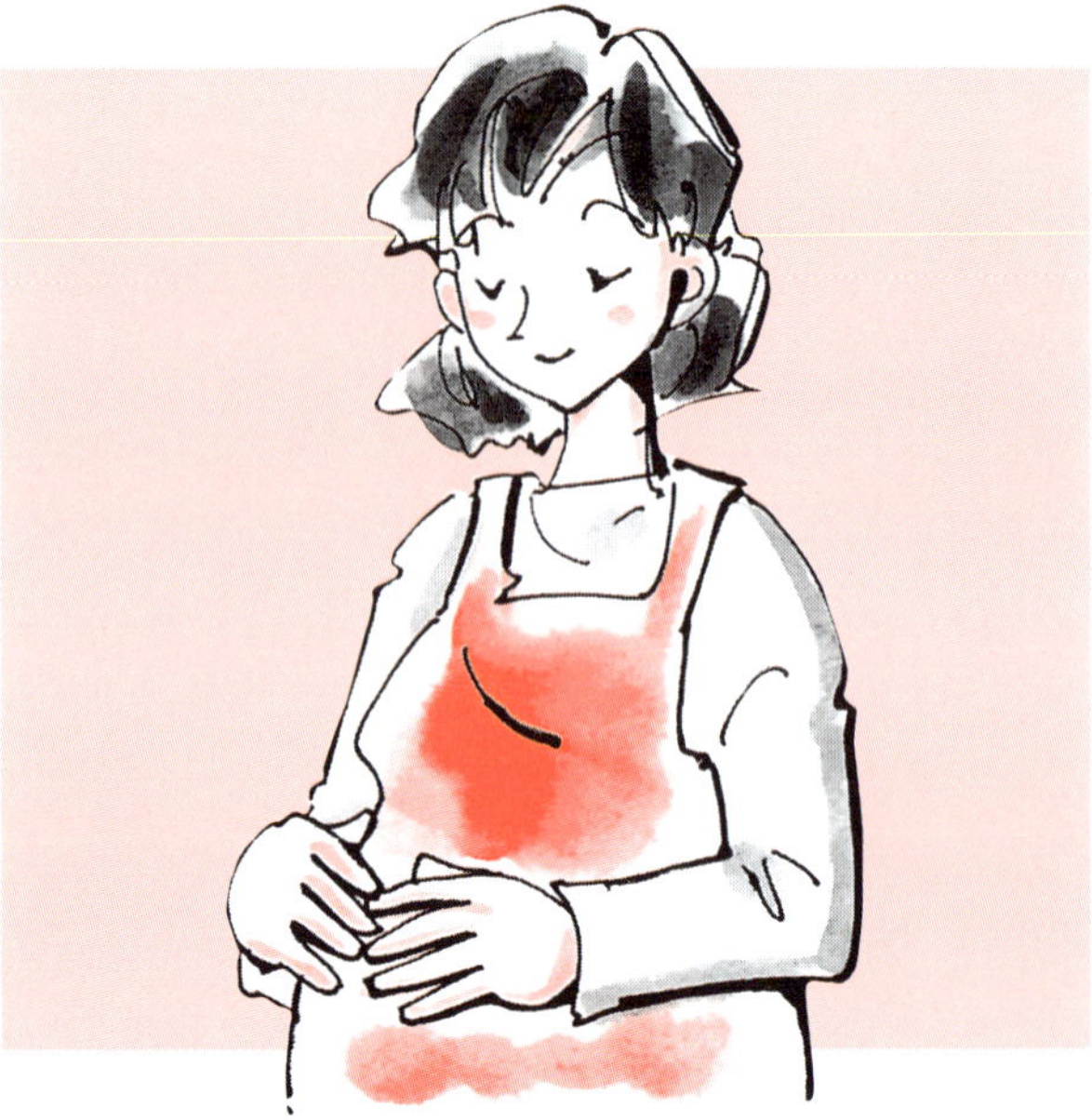

と少しだるい感じがしましたが、1日中体が温かく、夜もぐっすり眠ることができました。

レーザー治療を始めてすぐの産婦人科のエコーでは、あまり質のよい卵ではなかったのですが、10回近くレーザー治療を行ってからエコーで見てもらうと、「卵の質がよくなっている」といわれました。お腹も柔らかいし、体調も非常によく、体が温かい状態が続いているので、「これなら妊娠できる！」と実感しました。しかし、残念ながらこのときには妊娠しませんでした。このままレーザー治療を続けていれば妊娠に結びつくと確信し、その後も治療を続けました。

わたしは、これまで何回かの妊娠はすべて右の卵巣からの卵だったので、今度右によい卵があったら、ＡＩＨ（人工受精）をやろうと産婦人科から言われていました。今回は左の卵巣にしか卵がない様子なので、あまり期

待せずにタイミングを試みました。その後、生理の前兆があり「今回もダメか」と思いつつ産婦人科で調べていただくと、なんと妊娠していました。１週間に１度の間隔で合計14回のレーザー治療を行い、妊娠に結びつけることができました。

現在妊娠６ヶ月です。お腹の中で、私の赤ちゃんがスクスクと育っています。胎動を感じるとき母になるのを実感し、出産予定日を指折り数えております。

【ドクターメモ】

山王病院とプロジェクトで、74名中15名が妊娠し、その内の１人が自然妊娠でした。自然妊娠は数少ない症例ですが、二〇〇〇年、朝日新聞、ＴＢＳニュースの森などで自然妊娠の症例も紹介されて以来、自然妊娠を希望される患者が増えています。この患者も、朝日新聞を見て当院に飛び込んできました。

昨年の8月から、8名の方が妊娠し、そのうち2名が自然妊娠ですから、レーザー治療は自然妊娠にもかなり有効と思われます。

レーザー治療は、子宮や骨盤内の血行を増やすことで、自然に妊娠しやすい環境を作っていきます。頭を中心として、全身の治療を行い、神経、血管、リンパ管、免疫ホルモンなどのバランスをとることを第一に行っていますので、自然妊娠を希望される方にも、役に立つ治療法だと考えています。また、自然妊娠を希望される方には、男性不妊症も大きな要因となりますので、時にはご主人も一緒に治療していただいております。

■著者プロフィール■

大城　俊夫（おおしろ・としお）

1939年生まれ。1965年慶應義塾大学医学部卒業。1966年慶應義塾大学付属病院形成外科入局後、米国シンシナティ大学留学を経て、静岡日本赤十字病院形成外科初代部長、国際レーザー治療学会初代会長を歴任。

現在、

●日本医用レーザー研究所所長

●大城クリニック院長

●慶應義塾大学医学部客員教授

●世界レーザー治療学会名誉会長

●日本レーザー医学会理事

●日本レーザー治療学会理事

●国際レーザー外科内科学会事務局長

●ゆうもあくらぶ常任理事

など、数多くの役職を兼任し、医用レーザーの普及に努めている、レーザー医学の第一人者である。著書多数。

【レーザー医療についてのお問い合せは下記まで】

☎03-5269-1403・日本医用レーザー研究所

女性の美を追及する最先端レーザー治療

大城医博のレーザー美容

著　者………大　城　俊　夫

発行者………廣　瀬　和　二

印刷所………協友印刷株式会社

製本所………株式会社セイコーバインダリー

発行所　〒160-0022　東京都新宿区新宿 2-15-14 辰巳ビル

(株) 日東書院本社　TEL　03（5360）7522

振替・00180-0-705733

落丁・乱丁は本社でお取替えいたします

ISBN978-4-528-01376-6 C2077

Printed in Japan